HEYNE BÜCHER

Ingeborg Münzing-Ruef

So stärken Sie Ihr Immunsystem und schützen sich vor Schaden an Leib und Seele

Originalausgabe

WILHELM HEYNE VERLAG
MÜNCHEN

HEYNE-RATGEBER
08/5040

Umwelthinweis:
Dieses Buch wurde auf chlor- und säurefreiem Papier gedruckt.

8. Auflage
1. Auflage dieser Ausgabe

Printed in Germany 1996
Umschlaggestaltung: Atelier Adolf Bachmann, Reischach
Umschlagillustration: Dieter Schönauer
Innenillustration: Vera Solymosi-Thurzó, Reichenbeuern
Satz: Layer, Ostfildern
Druck und Bindung: Ebner, Ulm

ISBN 3-453-09366-6

Inhalt

Vorwort

Durch Schmerz und Schaden wird man klug (Die Krankheit als Lehrmeister)

> *»Ich habe unter denen, die sich einer unerschütterlichen Gesundheit erfreuen, noch keinen getroffen, der nicht nach irgendeiner Seite hin ein bißchen bescheuert und beschränkt gewesen wäre, wie Leute, die nie gereist sind.«*

Diese witzige Bemerkung, liebe Leser, stammt leider nicht von mir, sondern von dem französischen Dichter André Gide.

Ich möchte an sie eine Geschichte anknüpfen, quasi ein Lehrstück, das erstens erklären soll, warum ich dieses Buch geschrieben habe, und das zweitens zeigen soll, wie Krankheiten plötzlich über einen Menschen hereinbrechen können, fast den Lebensplan umstürzen können – und wie, allen Widerwärtigkeiten und medizinischen Absurditäten zum Trotz, menschliche Zuwendung guter Ärzte und die Mobilisierung von Selbstheilungskräften oft helfen können, die Krankheiten zu bewältigen und mit dem, was von ihnen zurückbleibt, zu leben.

Sie saß auf dem Bettrand, hielt die Hand ihrer Mutter. Es war frühmorgens um sieben. Sie mußte 50 Kilometer in die Stadt zur Arbeit fahren. Sie wußte nicht, daß ihre Mutter schon in drei Stunden tot sein würde. Die Mutter weinte. »Ach, ich bin so traurig«, sagte die Mutter, »ich weiß selbst nicht, warum.« Auch die Mutter wußte nicht, daß sie in drei

Stunden tot sein würde. Aber vielleicht hatte sie eine Ahnung. Es gab eine kurze, heftige Diskussion. Denn offenbar hatte auch die Tochter eine böse Ahnung. »Bleib doch zu Hause, fahr heute nicht auch in die Stadt. Es ist schrecklich heiß, und du bist müde und nicht ganz in Ordnung.« Aber die Mutter sagte: »Ich muß fahren. Es ist so viel zu erledigen.« So küßten sie sich. Zum letzen Mal.

Drei Stunden später rief der Vater an, mit schluchzender Stimme: »Es ist etwas Furchtbares passiert.« Die Mutter hatte im Dorf noch etwas besorgt; beim Überqueren der Straße – auf »ihrer«, der linken Seite, hatte sie ein Motorrad-Rowdy mit seiner schweren Maschine voll erfaßt, noch 100 Meter weit geschleift. Der Vater hatte es von der anderen Straßenseite hilflos mitangesehen.

Die Mutter wurde sofort ins Krankenhaus gebracht. Vergeblich. Hier konnte kein Arzt mehr helfen. »Mitten aus dem Leben gerissen«, so heißt es doch immer in den Todesanzeigen. Sie war nicht alt. Sie hätte noch gut 20 Jahre leben können.

Nun war die Tochter ohne ihre beste Freundin, der sie so viel verdankte, ihre Trösterin, ohne die, die in schweren Stunden die Hand auf ihre Stirn legte, ihr zuhörte, ihr Rat gab, ihr Mut machte.

Und nur drei Monate vorher war ihr Chef gestorben. Ein Mann von brillantem Geist, der erkannt hatte, wie leidenschaftlich sie ihren Beruf liebte, der sie ermutigte, ihre Kreativität förderte, ihr bewußt schwere Nüsse zu knacken gab – weil er wußte, sie würde die Herausforderung annehmen. Damit war auch eine »Vaterfigur« aus ihrem Leben verschwunden. Durch Herzinfarkt, Sekunden-Herztod. Auch der Weggang dieses Ermutigers, Förderers, hinterließ eine klaffende Wunde.

Zwei solcher Verluste in einem Vierteljahr! Sie vergrub sich verbissen in ihre Arbeit und ihre familiären Pflichten. Aber sie merkte es selbst: Die Wunden saßen zu tief. Es wühlte und bohrte und schmerzte in ihr. Sie war selbst eine Wunde. Sie grübelte in vielen schlaflosen Nächten, sie fühlte sich oft grenzenlos verlassen. Zu wem sollte sie je solch ein vertrautes Verhältnis wieder aufbauen können wie zur Mutter? Wer würde sie beruflich je wieder so gut verstehen wie dieser väterliche Mann, mit dem sie 20 Jahre lang zusammengearbeitet hatte?

Sie ging allen Freunden aus dem Weg. Sie schlich herum, war unkonzentriert, unmotiviert, streitsüchtig einerseits mutlos-defensiv andererseits. Nachts lag sie schweißgebadet da und weinte bitterlich.

Ein Vierteljahr später, auf einer Dienstreise in Prag, warf die Hongkonggrippe sie nieder. Mit 40 Grad Fieber und Lungenentzündung lag sie im Hotel. Eine Prager Freundin schleppte den berühmtesten Internisten der Stadt an. Der pumpte sie voll mit Penicillin, so daß sie wenigstens nach Hause fliegen konnte. Denn Weihnachten stand vor der Tür. Die Familie – zum ersten Mal ohne Mutter – wartete dringend auf sie. Am 26. Dezember brach sie zusammen: Herzmuskel-Entzündung!

Es folgten viele Wochen Krankenhaus. In der Silvesternacht, als draußen die Raketen knallten, geriet sie außer sich vor Verzweiflung. Wie sollte sie noch solch ein Jahr überstehen! Todesangst überkam sie. Sie läutete. »Mein Herz«, stammelte sie, als die junge Ärztin hereinkam. »Ich sterbe.« Nichts wünschte sie sich in diesem Augenblick sehnsüchtiger – als jenen nachzusterben, die im letzten Jahr von ihr gegangen waren.

Die Ärztin schaute sie an. Nahm ihren Puls. Legte das Ohr auf ihre Brust. Streichelte sie sanft. Sagte ganz ernsthaft: »Ich höre es noch schlagen, Ihr Herz. Sie werden nicht sterben. Sie werden weiterleben. Und wenn Sie vernünftig sind, werden Sie auch wieder gesund.«

Am nächsten Morgen war von Sterben keine Rede mehr. Aber vom Gesundwerden auch noch lange nicht. Sie kam nach der Klinik noch in ein Sanatorium. Dort traf sie wieder eine Ärztin, die sie schon kannte. Eine mütterlich-liebevolle Frau, die genau wußte, was sie jetzt brauchte: nicht viel Medizin, keine Chemotherapie, keine Frischzellen, keinen Hokuspokus, sondern nichts als Da-Sein, Zu-Hören, Zu-Wendung, An-Sprache, Auf-Munterung.

Ein weiteres Vierteljahr danach ging alles wieder ganz gut zu Hause und am Arbeitsplatz. Sie fühlte sich tatsächlich »aufgebaut«. Doch dann kam dieser gräßliche Rückschlag: Ihr war plötzlich ständig sterbensübel, alle Gelenke schmerzten fürchterlich. Sie schleppte sich durch die Tage, total schlapp. Unfähig, richtig zu arbeiten. Sie lief von Arzt zu Arzt. Jeder zuckte die Achseln. »Sie brauchen Urlaub.«

An das Nächstliegende dachte keiner. Arzt Nummer drei behauptete schließlich gar, er habe ein großes Blutbild gemacht – alles genau untersucht. »Fahren Sie endlich in Urlaub, Ihnen fehlt sonst nichts.«

Zwei Tage später, in Italien, war sie von Kopf bis Fuß quittengelb, konnte sich kaum mehr auf den Beinen halten. Ein Doktor dort im Hotel, ein Freund des Vaters, untersuchte sie, sagte wörtlich: »Scheiße, Kind, du hast Gelbsucht.«

Am nächsten Tag hatte man sie wieder heimtransportiert. Als sie dort endlich in eine Klinik kam – in Quarantäne –, ragte die Leber viereckig unter den Rippen heraus. Die Befunde waren pathologisch. Sie wurde an Strippen gehängt, Tag und Nacht liefen die Medikamente in ihren Körper. Die Übelkeit ließ langsam nach, aber sonst war sie fix und fertig. Verfiel in tiefe Depression. Wozu das alles noch?

»Ihr Immunsystem ist zusammengebrochen« – das hörte sie hier zum ersten Mal. Es machte sie auch nicht fröhlicher. Sie grübelte und grübelte. Wie kam sie aus diesem Teufelskreis bloß wieder heraus – sie, die früher kaum gewußt hatte, daß sie ein Herz, daß sie eine Leber hatte, lag hier mit Symptomen, die man sonst bei Quartalssäufern findet! Sie war tiefgekränkt: Warum mußte ausgerechnet sie eine Hepatitis bekommen – von einer verseuchten Arztspritze? (Damals wurden Spritzen noch nicht weggeworfen.)

Man drehte sie im Krankenhaus durch die Diagnostik-Mühle: Man nahm ihr literweise Blut ab, durchleuchtete sie nach Strich und Faden. Man schob sie in den Operationssaal, blies ihren Bauch auf mit mehreren Litern Gas, man bohrte in diesen Bauch Rohre, an denen sich Optiken und ein Fotoapparat befanden, und der Arzt, der das alles mit ihr machte, jubelte ein ums andere Mal, als er über ihrem aufgeblähten Bauch lag, um noch bessere Fotos zu schießen. Alle Studenten befahl er her, die greifbar waren, so etwas »Schönes« hatte er offenbar noch nicht gesehen. Diese Krankheit, dieses Innenleben mußten für ihn eine Delikatesse ersten Ranges sein!

Nach weit über einer Stunde, die Zunge klebte ihr am Gaumen, schob man sie wortlos vor die Tür des Operationssaales – und vergaß sie dort einfach. Sie fühlte sich immer elender, das Gas in ihrem Bauch setzte sich unter ihren Schlüsselbeinen fest, bereitete ihr furchtbare Pein. Weil Zunge und Gaumen vor Durst völlig verquollen waren, konnte sie nicht einmal um Hilfe rufen. Drei Stunden lag sie dort, als in der Station endlich auffiel, daß sie noch nicht wieder zurück war.

Man hob sie in ihr Bett. Ihr Blutdruck war ins Uferlose abgefallen, der Puls flackerte nur noch. Nun wäre sie wirklich fast gestorben. Der alarmierte Oberarzt holte sie mit allen Mitteln ärztlicher Kunst »wieder zurück«. Im Flur draußen hörte sie ihn später schreien. Dann wurde es – barmherzig – dunkel um sie.

Wenige Tage nachdem sie diesen Schrecken überwunden hatte, rieb ihr eine Krankenschwester die schmerzende Schulter mit einer Salbe ein. Auf die Frage, ob diese auch bestimmt kein Salicyl enthalte, weil sie dagegen allergisch sei, sagte die Schwester bissig »nein«. Und kleisterte ganze Salbenstränge auf ihren Arm. Keine Viertelstunde später hatte sie einen allergischen Schock. Wurde feuerrot auf ihrem quittegelben Leib, japste nach Luft – Asthma! Ihr Herz jagte. In ihrem Kopf tobte ein Orkan! Sie läutete Sturm. Wieder raste der Oberarzt herbei. Wieder gab es eine Schocktherapie, wieder hörte sie den Oberarzt draußen im Flur schreien: »Saustall!«

Das war noch längst nicht alles: Wenige Tage später – sie lag in ihrem öden Quarantäne-Zimmer und starrte die kahlen Betonwände an, traurig, hilflos, hoffnungslos – kam, trotz Quarantäne, ein Mann in den Raum, von Kopf bis Fuß schwarz gekleidet wie ein Lemur!

Er hielt sich am unteren Bettgestell fest, sah sie tiefernst an, sprach mit Grabesstimme: »Ich bin Ihr Klinik-Seelsorger.« Dann weiter: »Sie haben Hepatitis. Das habe ich auch gehabt. Ich kann Ihnen jetzt schon sagen: Sie werden nie mehr die sein, die Sie waren. Sie werden eine völlige Veränderung Ihrer Persönlichkeit erfahren. Und Sie werden auch nie mehr ganz gesund.«

Die Kranke im Bett, sprachlos vor Staunen, starrte ihn an. In diesem Augenblick rief ein lieber Freund an. Sie griff zum Hörer, sagte »Moment mal«, dann wies sie dem »Seelsorger« die Tür. Und als der betreten das Zimmer verlassen hatte, fing sie plötzlich an, schallend zu lachen. Sie konnte sich kaum halten, so mußte sie lachen. Es war, als wäre der berühmte »Reifen an ihrem Herzen« gesprungen.

Sie lachte und kicherte und lachte am Telefon weiter. Berichtete dem Freund, was geschehen war. Der erbot sich natürlich, »dem Kerl erst mal ein paar Kinnhaken zu verpassen«.

Aber sie meinte: »Laß mal, du, ich glaube, der hat mich gesund gemacht.« Mit einem Schlag war ihr Widerspruchsgeist, ihr Lebenswille zurückgekehrt. Nein, so leicht ließ sie sich nicht fertigmachen!

Sofort schmiedete sie Pläne mit dem Freund. Wenige Tage später, als die Quarantäne vorüber war, war sie schon voller

Aktivitäten, bestellte Freunde ins Krankenhaus, konferierte mit der Familie.

Noch während der Nachkur lernte sie autogenes Training, ließ sich zahlreiche Bücher kommen, traf Vorbereitungen für neue Arbeiten. Und in der letzten Erholungszeit – sie war in diesem Jahr fast 24 Wochen in Krankenhäusern und Sanatorien gewesen – machte sie als Über-40jährige ihren Führerschein. Wieder ein neues Stück Freiheit.

Ihre Gesundheit stabilisierte sich erstaunlich. Mit Alkohol-Verzicht (für ein Jahr) und Nikotin-Verzicht (für immer), einer gemäßigten, vollwertigen Diät, den notwendigen Leberaufbau-Präparaten und einem leichten Fitneß-Training fürs Herz kam sie wieder so gut auf die Beine, daß sie seither mit ihren Krankheiten locker leben kann. Mittlerweile sind über 15 Jahre vergangen.

Sie ist in vielem vorsichtiger geworden, geht liebevoller mit sich selbst um und denkt dabei tatsächlich auch immer an ihr »Immunsystem«: Wie sie es stärken kann, wie sie geschwächte Abwehrkräfte wieder aufbauen kann, natürlich auch, wie sie unnötige Risikofaktoren für die Gesundheit und das Immunsystem vermeiden kann.

Sie reist viel (ohne in Strapazen zu geraten), sie hat den Streß reduziert – bei aller Freude an ihrem Beruf –, hat sich viel stärker als früher von der »Zivilisation« weg und zur Natur hingewendet. Sie genießt sehr bewußt alles Schöne, was das (wiedergeschenkte) Leben ihr bietet – Musik, Malerei, Literatur, und sie pflegt heute statt vieler Bekanntschaften wenige ausgelesene Freundschaften.

Irgendwann faßte sie dann den Entschluß, ihre gesundheitlichen Erfahrungen anderen Menschen mitzuteilen, in mehreren Büchern. Weil sie glaubte, daß sie damit auch anderen ein wenig helfen könnte, die mit einer Krankheit geschlagen waren und nicht richtig mit ihr zu Rande kamen. Dann sammelte sie alles erreichbare wissenschaftliche Material über das Immunsystem. Sie führte unzählige Gespräche und Korrespondenzen mit Experten, sie las jede erreichbare Zeile über das Thema.

Jetzt hat sie alles, was sie erfahren konnte, wieder in einem Buch zusammengefaßt, mit viel Mühe und Sorgfalt. Sie hofft daß dieses Buch – eines das es in dieser Form noch nicht gibt – von einigem Wert für die Leser sein wird. Für Sie, liebe Leser...

Und sie schließt dieses Vorwort mit Karl Kraus:

»Fürs Leben gern wüßt' ich: Was fangen die vielen Leute nur mit dem erweiterten Horizont an?«

Einleitung

Sag, Spieglein an der Wand:
Wer hat die schönste Krankheit im Land?

> *Wenn die Menschen nur halb soviel Sorgfalt darauf verwenden würden, verständig zu leben und gesund zu bleiben, wie sie heute darauf verwenden, um krank zu werden, die Hälfte ihrer Krankheiten bliebe ihnen erspart.*
>
> *Sebastian Kneipp*

Es gibt Krankheiten, die sind »in« und schick und garantieren Ansehen und abendfüllende Gesprächsthemen. Es gibt Krankheiten, die sind immerhin gesellschaftsfähig und gelegentlich auch diskussionsfähig, sie haben noch einigen Unterhaltungswert. Und schließlich gibt es Krankheiten, die verschweigt man besser, schämt sich ihrer, leidet stumm. Und einige gibt's, die verbreiten Horror um sich.

Wie schizophren die öffentliche Meinung immer schon im Zusammenhang mit Krankheit war, das sah man um die Jahrhundertwende bis in die zwanziger Jahre an der Tuberkulose.

Lange war sie die Krankheit armer Leute, die in Massenquartieren, in miserablen hygienischen Verhältnissen lebten, unterernährt und ohne Möglichkeit, sich von guten Ärzten behandeln zu lassen. Das waren die »Zille- und Kollwitz-Menschen« und die Kinder mit den ausgemergelten

Körperchen, dünnen Beinchen, Wasserbäuchen und riesengroßen Augen.

Und doch machte Thomas Mann in seinem »Zauberberg« zu gleicher Zeit die Tuberkulose zu einer Krankheit, nach der man sich förmlich sehnen mochte – die von einer dekadenten Gruppe wohlhabender, meist junger Menschen in hochnoblen Sanatorien weitab in den Schweizer Bergen gepflegt wurde wie ein Hätscheltier und der sie sich lachend, singend, flirtend, tanzend, intrigierend, ausschweifend ergaben – bis das Tier sie totbiß.

Heute ist Tbc kaum mehr ein Thema. Unsere Schickeria kennt anderen Gesprächsstoff. Man hat ja seinen Tennis-Ellenbogen, bei dessen Beschreibung alle, die es wissen müssen, gefühlvoll mit dem Kopf nicken. Vielleicht hat sich auch der eine oder andere beim Golfen die Bandscheibe verzogen, auf jeden Fall ist das »Schleudertrauma« nach einem Autounfall durchaus dazu geeignet, seinen Inhaber zum Mittelpunkt einer Gesellschaft zu machen.

Bandscheiben sind überhaupt der große Schlager – und Syndrome natürlich: das »Schulter-Arm-Syndrom«, das »Lumbal-Syndrom« (was immer das ist), die sind riesig »in«.

Auch Heuschnupfen und Asthma – solange sie nicht verunstalten, mit Triefnase, geschwollenem Gesicht und roten Augen einhergehen, darf man des langen und breiten diskutieren, die erregen Mitleid. Streß ist »modern«, zuviel Cholesterin auch interessant, ebenso Sinusitis.

Hämorrhoiden, Darm-Divertikel, die verschweigt man tunlichst, still-leidend, während der Blinddarm oder die Mandeloperation durchaus für einen unterhaltsamen Abend gut sind, und der Leistenbruch zumindest ein Witzchen hergibt.

Sehr unfein und *kein Gesprächsthema* sind dagegen alle Hautausschläge, Fußpilze oder gar Scheidenpilze. Schuppenflechte, die vieltausendfach Menschen heimsucht, wird sehr distanziert betrachtet, oder man schaut lieber ganz weg. Hier ist allenfalls das »heilende Tote Meer«, wohin die armen Betroffenen flüchten, Thema. Herpes, mal ein Bläschen, das verrät, daß die gnädige Frau »in den Tagen« ist, wird goutiert, Gürtelrose (Herpes zoster) auch, über Genital-Herpes schweigt man eisern. Da ist der durch Pistenraserei selbstverschuldete Beinbruch doch viel amüsanter, schon deshalb, weil sich auf dem Gips so schön malen läßt.

Und dann ist da noch die Bulimie, die »Freß- und Kotzkrankheit«, unter der immer mehr Frauen und Mädchen leiden, die als Opfer unserer schönheits- und schlankheitsbesessenen Gesellschaft sich Leib und Seele ruinieren – wenn sie nicht an den richtigen Arzt oder Psychotherapeuten geraten: Mütter können sich endlose Kaffeestunden darüber unterhalten, Stunden, die sie besser ihren Töchtern gewidmet hätten ...

Ein Kapitel für sich aber ist das *Immunsystem.* Die »geschwächte Abwehr« war lange Zeit ein höchst interessanter Gesprächsstoff. Wenn jemand sagen konnte, daß sein Immunsystem »nicht richtig funktioniert«, aus welchem Grund auch immer, konnte er, sie, es der allgemeinen Anteilnahme sicher sein. Ausgerechnet hier hat sich ein Wandel vollzogen, der betroffen macht: Seit die Krankheit Aids als »erworbene Immunschwäche« sich mehr und mehr ausbreitet, hat das Immunsystem einen Ruch von Unheimlichkeit bekommen.

Aids schnürt die Kehle zu. Und jene, die das immer gern tun, sprechen von einer »Geißel Gottes« und denken, »mir kann so was nicht passieren. Lieber Gott, ich danke dir, daß ich nicht bin wie jene da.«

»Aids paßt gar nicht zu uns Deutschen«, hörte ich neulich jemanden sagen. Als wenn Aids zu irgendeinem Menschen »passen« würde.

Aber, so meinte er wohl, zu »uns Deutschen« passen Ordnung, Sauberkeit, Ehrlichkeit, Pünktlichkeit, Zuverlässigkeit, all jene Kardinaltugenden, die immer wieder in psychosozialen Fragebogen auftauchen – als Ideale und Grundwerte unserer Bürger.

Leider sind wir aber in der Realität zum Teil weit entfernt von diesen Zielen. Wie wäre es sonst möglich, daß wir eine immer höhere Kriminalitätsrate haben, an Raub, Mord, Totschlag, daß die Gewalttätigkeiten an Frauen und Kindern von Jahr zu Jahr in erschreckendem Maße zunehmen? Daß – vor allem – viele ein so schrecklich *»unordentliches« Leben* führen, was ihre *Gesundheit* angeht?

Aids – um das noch kurz zu bemerken, befällt eine nur verschwindend kleine Menschengruppe im Vergleich zu den millionenfachen tödlichen Erkrankungen, die wir uns *selbst heranzüchten* durch Fettleber, Alkoholismus, Nikotinmißbrauch, Trägheit und die ständige leichtfertige Mißachtung gesundheitlicher Grundregeln.

Unser Immunsystem, das machen wir (von Aids, wo ein Virus der Untäter ist, und den Autoimmunkrankheiten abgesehen) schon meistens selber kaputt. Da aber kaum jemand genau weiß, was das überhaupt ist, das Immunsystem, geschweige denn, wie es funktioniert, wie es in der Kindheit aufgebaut und mit zunehmendem Alter unter körperlichem und seelischem Dauerstreß wieder abgebaut wird, treiben gewisse »Heilsbringer« gewaltig Schindluder damit.

Und weil auch die meisten Ärzte davor zurückscheuen, ihren Patienten richtig zu erklären, wie das Immunsystem funktioniert und was diese tun können, um es zu stärken (vielleicht wissen es auch Ärzte oft selber nicht genau), haben Wunderheiler und Scharlatane da meistens leichtes Spiel. Mit »Regenerationsmitteln, Immunstimulantien, abwehrstärkenden Rezepten« aller Art und für große Scheine haben sie sich da eine obskure therapeutische Nische geschaffen, in der ihnen fast keiner dreinzureden wagt.

Diese Beobachtung und die Erfahrung, daß die Wissenschaft in Sachen Immunologie in wenigen vergangenen Jahren einen Riesenschritt nach vorn gemacht hat, haben mich ermutigt, mich an einem Buch zu versuchen, das dem Laien erklären will, was *das Immunsystem* ist, wie man es vor unnötiger Schwächung bewahrt und wie man es in jedem Lebensalter stimuliert und stärkt. Denn dies sei jetzt schon gesagt: *Ohne das Immunsystem geht gar nichts!*

In unserem gesamten Organismus gibt es kein Blutplättchen, keine Zelle, keine Nervenfaser, die nicht – direkt oder indirekt – mit dem Abwehrsystem in Verbindung stünde! Die richtige, *gesunde Balance zu* finden in diesem Wunderwerk der Natur, das »Mensch« heißt, hängt weitgehend von einem gutfunktionierenden Immunsystem ab.

Krankheiten kommen nicht aus heiterem Himmel

Krankheiten treffen uns nicht aus heiterem Himmel, sondern sie entwickeln sich allmählich aus kleinen, wider die Gesundheit begangenen Sünden, und erst dann, wenn letzte sich angehäuft haben, brechen die Krankheiten scheinbar plötzlich hervor.

Hippokrates

Von den rund 700000 Deutschen, die im vergangenen Jahr gestorben sind, starben fast 386000 an Krankheiten des Herz-Kreislauf-Systems, das waren zwei Prozent mehr als im Vorjahr. Und bei den fast 170000 Krebstoten waren es auch 2,3 Prozent mehr. In den Krankenhäusern ließen sich im vergangenen Jahr mehr als zwölf Millionen Bundesbürger behandeln, das sind volle zwei Millionen mehr als noch vor zehn Jahren.

Nach Darstellung der Bundesregierung ist die Gesundheit unserer Bürger »so gut wie noch nie«. Dies, meine ich, kann man so nicht stehenlassen. 175 Milliarden Mark betrugen die Ausgaben der gesetzlichen Krankenkassen im vergangenen Jahr, 1970 waren es erst 70 Milliarden.

Man fragt sich da schon, ob die Deutschen (von der Kostenexplosion mal abgesehen) tatsächlich in solchem Maß gesünder wurden, wie die »Erhaltung und Pflege« ihrer Gesundheit teurer wurde.

Die Umwelt – das sind wir!

Sollten Sie, liebe Leser, dieses Thema irgendwo in einer Diskussion anschneiden, dann werden Sie natürlich sofort hören: »An allem ist *die Umwelt* schuld. Die Umwelt macht uns krank und tot, die Umwelt muß besser werden!« Als wenn die Umwelt ein böser Drache wäre, der immer wieder aus seiner Höhle kommt, um sich unschuldige Jungfrauen zu holen und sie zu fressen. Nein, und noch mal nein – so unschuldig sind »wir Jungfrauen« nicht. Denn: *»Die Umwelt, das sind wir!«* Wir alle, Sie und Sie und ich.

Und nur wenn wir alle jeden Tag darüber nachdenken, was wir tun können, um die Umwelt, die wir verdreckt, vergiftet, verstümmelt haben, wieder einigermaßen heil zu machen, und wenn jeder von uns jeden Tag ganz bewußt einen Schritt dazu mittut, eine der vielen Wunden zu kurieren, die wir der Umwelt geschlagen haben (auch wenn das kleine persönliche Opfer an Luxus und Bequemlichkeit kosten kann), nur dann werden auch unsere Kinder und Kindeskinder noch in einer Um-Welt leben können, die einigermaßen lebenswert ist.

Und vor allem: Wer denkt eigentlich daran, solange er noch leidlich gesund ist, daß es ja die von uns krankgemachte

Umwelt ist, die wiederum uns krank werden läßt? Sehen wir uns dazu doch einmal einige *Statistiken* an, die überwiegend von der WHO, der Weltgesundheitsorganisation, stammen:

- ***Chemikalien:*** Insgesamt werden heute in Europa allein rund 60000 Chemikalien für kommerzielle Zwecke hergestellt, und jedes Jahr kommen noch zwischen 200 und 1000 Stoffe hinzu. Was *Umweltgifte* alles in unserer Gesundheit anrichten, ist statistisch schwer meßbar. Immerhin kennt man aber 30 Chemikalien und industrielle Prozesse, die als *direkte Auslöser von Krebs* anzusehen sind. Aber auch Mißbildungen, Hautschäden, neurologische Störungen, Immundefekte und Erbänderungen sind chemischen Einflüssen anzulasten.

- ***Ionisierende Strahlung:*** Daß Radioaktivität im Organismus – und vor allem im Immunsystem – Schäden anrichtet, besonders Leukämie und Krebs verursachen kann, ist eindeutig nachgewiesen. Schwere Störfälle wie in Tschernobyl können sich jeden Tag wieder ereignen. Und wie absurd das Wettrüsten mit Atomwaffen ist (bis vor wenigen Jahren verging keine Woche, in der nicht irgendwo ein Atombombentest stattfand), beweist schon dies: Im Ernstfall, sprich Kriegsfall, für den ja all dieses Teufelszeug gemacht wird, würde schon ein einziges lächerliches »konventionelles« Bömbchen oder eine kleine läppische Mittelstreckenrakete, *auf eines unserer Atomkraftwerke geworfen,* genügen, um den Super-GAU auszulösen und aus unserem schönen, mit diesen Kernkraftwerken gespickten Deutschland eine öde *nachatomare Wüste zu* machen. Als »legalisierte Bewilligung zur willkürlichen Tötung von Menschen« bezeichnet der prominente Atomphysiker und Arzt John W. Gofman, USA, den Betrieb von Atomkraftwerken ...

- ***Lärm:*** In den Stadt- und Industriegebieten nimmt die Lärmbelastung immer weiter zu. Schätzungsweise 16 bis 20 Prozent aller Menschen in Europa, so die WHO, sind Geräuschbelästigungen ausgesetzt, die weit über die Toleranzgrenze hinausgehen. Und auch Lärm schädigt nachweislich das Immunsystem!
- ***Fehlernährung:*** Ernährungsabhängige Krankheiten kosten allein im Bundesgebiet jährlich 42 Milliarden Mark – an der Spitze steht die Karies, es folgen Herzkrankheiten, Bluthochdruck, Leberzirrhose, Diabetes, Fettsucht (Überernährung).

Das sind die Hauptgruppen der diskutierten »ernährungsabhängigen Krankheiten«, nach einer Zusammenstellung des Bundesgesundheitsministeriums:

- Koronare Herzkrankheit und ihre Folgen (z. B. Herzinfarkt, Angina pectoris), Arteriosklerose und Stoffwechselkrankheiten mit Komplikationen im Herz-Kreislauf-System (z. B. Zuckerkrankheit, überhöhte Blutfettwerte, Gicht, Übergewicht).
- Krankheiten der Gehirngefäße und Bluthochdruck.
- Krankheiten des Kauapparates und der Verdauungsorgane.
- Alkoholbedingte Krankheiten.
- Mangelkrankheiten (z. B. Kropf durch Jodmangel).

Mit Ausnahme vieler Krebserkrankungen (auch hier weiß man schon, daß einige in engem Zusammenhang mit Fehlernährung stehen) finden wir fast bei all diesen Leiden, die den Betroffenen gewiß schwer zusetzen (wer je einen Gichtanfall gehabt hat, kann ein Klagelied davon singen), immer auch ein gehöriges Quantum *Mitverschulden* bei den Kranken.

Wir essen zu fett, zu süß, zu viel

In den Not- und Hungerzeiten des Krieges und der ersten Nachkriegsjahre gab es viele dieser Krankheiten so gut wie gar nicht. Zum Beispiel war eben *die Gicht* vor 30 Jahren fast verschwunden, hat aber zwischen 1948 und 1964 um mehr als *1200 Prozent zugenommen!*

Diese schauerliche Entwicklung ist eng verknüpft mit unserem enorm gestiegenen Fleischverzehr (die Bundesbürger halten hier den absoluten Weltrekord) und dem extrem hohen Alkoholkonsum. Auch solche »Plagen der Menschheit« sind also oft unter den »vermeidbaren Krankheiten« einzuordnen ...

- Dazu kommt aber auch noch die wahrlich erschütternde Tatsache, daß heute drei Viertel oder mehr der angebotenen Lebensmittel nicht »rein«, also »natürlich« sind, sondern *verarbeitete Produkte!*

In den USA, so entnehme ich einer hervorragenden Dokumentation des AID-Verbraucherdienstes, hatte anno 1928 der größte Supermarkt ganze 867 Lebensmittelprodukte in seiner Palette, und heute sind es über 12000, und landesweit wurden 60 000 verschiedene »Nahrungsmittel« gezählt. Auch bei uns hat ein gutsortierter Supermarkt schon bis zu 5000 Artikel im Sortiment.

Und dabei zaubert unsere große Lebensmittelindustrie mit wahrhaft magischen Künsten eigentlich aus nur *sechs* Grund-Ernährungsprodukten ein kunterbuntes, schillerndes, klebriges, plastikverschweißtes Sortiment chemisch präparierter, gefärbter, aromatisierter, geschönter »Leckereien«, die oft auch noch bis fast zum St. Nimmerleinstag haltbar gemacht sind. Viele von ihnen sind, wie man heute weiß, *starke Allergene;* nicht selten wird vermutet, daß sie auch *kanzerogene Wirkung* entwickeln können.

- Dazu kommt ferner, daß sich in all diesen reizend-aufreizenden »vorgekochten« oder präparierten Schlemmerangeboten auch so gut wie alles verstecken läßt, was wir »pur« ablehnen, auf keinen Fall essen mögen, angefangen von unbekömmlichen tierischen Fetten wie Rindertalg über verstrahlte Molke bis zum überschüssigen Zucker.

Bei zahlreichen Knuspereien und Fernseh-Futtereien (die obendrein meist teuflisch viel Geld kosten) sollte man ruhig immer wieder die Inhaltsangaben studieren. Für den, der sich die Mühe macht, »zwischen den Zeilen zu lesen«, sprechen diese Bände.

Doch das Hauptübel dabei: Wer »Vorpräpariertes« ständig ißt, das meist auch noch sehr kalorienreich ist, dem fehlen dann auch noch aus »Platzmangel im Bauch« die vollwertigen Vitalstoffe und Ballaststoffe.

Auch *Ernährungsfehler,* das wissen wenigstens einige wenige Experten, die frei von Lobby-Zwängen geblieben sind und die Problematik durchleuchten, *können das Immunsystem beträchtlich schwächen* und letztlich schwere Schäden in seinen Funktionen hervorrufen.

»Gesundheit für alle«

»Gesundheit für alle« – das ist, aus der Sicht der WHO, ein *Konzept für den Menschen,* eine Kampagne, an der sich *»die Menschen als Partner«* beteiligen sollen, für die alle gemeinsam die Verantwortung tragen sollen.

- Bis zum Jahr 2000, so wünscht sich die WHO, sollte die durchschnittliche Zahl der Lebensjahre, die frei von schweren Krankheiten oder größeren Funktionsbehinderungen verbracht werden, um mindestens *zehn Prozent* erhöht werden.

Das würde allerdings die *drastische Verringerung* der *vermeidbaren Krankheiten und Unfälle,* die von der Lebensweise abhängig sind, bedeuten.

Doch was helfen noch so kostspielig vorbereitete »Gesundheitskampagnen«, sagen wir mal, in Sachen Aids oder gegen das fette Essen, gegen Alkohol oder exzessives Rauchen, wenn viele einfach nicht begreifen wollen, daß es um ihre *eigene Gesundheit* geht?

- Wenn nach WHO-Schätzungen z. B. allein *zehn Millionen Menschen* im europäischen Raum so leben, daß sie bis zum Jahr 2000 den Tod durch Krankheiten riskieren, die *eine Folge des Rauchens* sind?
- Wenn sich der *Alkoholverbrauch* in vielen »zivilisierten« Ländern in den letzten 30 Jahren mehr als verdreifacht hat?
- Wenn immer mehr Menschen buchstäblich an *Verfettung des Herzens* und der Gefäße umkommen?

Wir »verschenken« etliche Lebensjahre

Die *Lebenserwartung* der Deutschen ist innerhalb von 100 Jahren auf das Doppelte gestiegen. Ein Junge, der 1880 geboren wurde, hatte eine Lebenserwartung von 35,6 Jahren, ein Mädchen von 38,5 Jahren. Dagegen kann ein 1984 geborener Bub damit rechnen, 70,8 Jahre alt zu werden, ein Mädchen sogar fast 78 Jahre. Dennoch: In anderen Ländern, die unseren Lebensstandard haben, wie Schweden und Japan, werden die Menschen im Schnitt noch um drei bis vier Jahre älter. Die durchschnittliche Lebenserwartung der

Frauen hat dort schon die Grenze zum 80. Jahr überschritten.

Wir Bundesbürger *»verschenken«* eine ganze Reihe von kostbaren Jahren unseres Lebens. Wir könnten beträchtlich länger leben – der das herausgefunden hat, Bernhard Junge, ist ein Fachmann des Instituts für Sozialmedizin und Epidemiologie im Bundesgesundheitsamt. Er hat den – *vermeidbaren – Tod* vieler Bundesbürger untersucht.

- Danach sind die ausgesprochenen Gesundheitssünden wie Rauchen, Alkohol, Fehlernährung und Unfälle *mit fast 80 Prozent* für eine »vorzeitige Sterblichkeit« verantwortlich.

Diese leichtsinnig verschenkten Lebensjahre der Deutschen gehen nach Junge zum überwältigenden Teil auf das Konto von folgenden Hauptkillern: Kraftfahrzeugunfälle, Herz-Kreislauf-Krankheiten, Lungenkrebs (Männer), Leberzirrhose und Brustkrebs (Frauen).

Junge zieht das Fazit: »Wenn die Bevölkerung gesundheitsbewußter leben würde, in vieler Hinsicht, *dann könnte sie wesentlich länger leben.* Eine gute Gesundheitsaufklärung und -erziehung wäre ein Weg.« Wie effektiv aber auch gesetzliche Maßnahmen sein *können,* beweise die Entwicklung bei Kraftfahrzeugunfällen: »Nach Einführung des Bußgeldes für das Nichtanlegen des Sicherheitsgurtes im Auto sank die jährliche Zahl der Verkehrstoten um fast 20 Prozent.« Junge meint auch: »Die Einführung von Tempo 30 in Wohngebieten könnte ähnlich günstige Folgen haben.«

Vorläufig aber stirbt immer noch in jeder Stunde bei uns ein Mensch im Straßenverkehr. 27 Tote sind es am Tag. In jeder

Minute wird ein Verkehrsteilnehmer verletzt, alle zwölf Minuten wird ein Kind verletzt oder getötet (diese Zahl steigt seit Jahren) und alle 17 Minuten ein alter Mensch. Auf jeden Unfalltoten im Straßenverkehr kommen rund 15 *schwer*verletzte und 30 *leicht*verletzte Verkehrsopfer. Und: Über 50 Prozent aller Verkehrsstraftäter im vergangenen Jahr standen *unter Alkoholeinfluß!*

Am Arbeitsplatz ist die Unfallzahl zwar zurückgegangen, aber wahrscheinlich spielen hier Spätfolgen, z. B. durch chemische Gifte, Strahlen etc. – die womöglich erst nach der Pensionierung ausbrechen –, eine erhebliche Rolle und sind statistisch gar nicht faßbar.

Heim und Freizeit – gefährlich wie nie!

Da wir aber auch eine ausgesprochene *Freizeitgesellschaft* geworden sind (zwischen 1960 und 1986 konnten wir einen Gewinn an *398 freien Stunden* pro Jahr einheimsen!), ist, logisch, auch die Zahl der Heim- und Freizeitunfälle enorm gestiegen:

- 1985 verunglückten in der Bundesrepublik 20968 Menschen tödlich, davon knapp 9000 im Straßenverkehr, weitere 9000 bei Heim- und Freizeitunfällen (am Arbeitsplatz, zum Vergleich, rund 1400). Die meisten *Verletzungen* (fast drei Millionen) gab es auch im *Heim- und Freizeitbereich:* Insgesamt wurden 5,98 Millionen Menschen einmal bei einem Unfall verletzt – das ist tatsächlich jeder zehnte Bewohner unseres Landes!
- Rund 1,3 Millionen Männer, Frauen und Kinder verunglücken hierzulande pro Jahr bei *Sport und Spiel.* Fast die Hälfte (600000) beim Ballspielen, überwiegend beim Fußball. Rund 250000 Unfälle gibt es bei Tennis, Squash, Badminton, Turnen und Gymnastik. Wie der HUK-Verband

mitteilt, ereignen sich beim Wintersport »nur« 160000 Unfälle – allerdings oft mit schwersten Folgen. Rund zwei Millionen erleben einen Unfall im eigenen Haus.

Kuriose »Freizeitkrankheiten«

Eine wohl einzigartige, kuriose Liste von »Freizeitkrankheiten« hat der Freiburger Privatdozent Dr. med. Jobst Thürauf zusammengestellt. Die internationale Medizin hat dafür eine eigene Terminologie gefunden. Hier einige der bemerkenswertesten:

Athlete's foot – Fußpilz
Bowling-Ellenbogen
Basketball-Impotenz
Disco-Schwerhörigkeit
Fußballer-Knie
Fahrrad-Harnträufeln
Fernseh-Thrombose (durch Dauer-Ruhestellung)
Goggle-migraine (Schwimmerbrillen-Migräne)
Golf-Schulter
Jeansknopf-Dermatitis
Jogger's nipples (Entzündung der Brustwarzen nach Dauerlauf)
Moon-Boot foot syndrom (schmerzende, pelzige Füße durch Moon-Boots)
Penile frostbite (Penis-Erfrierungen nach Dauerlauf)
Prayer nodules (Hautausschlag durch Gebetsutensilien)
Slot-machine tenditis (Entzündung der Bizepssehne durch Bedienung des »Eisernen Banditen« im Spielkasino)
Space-invaders wrist (Überlastung am Handgelenk nach Steuerknüppel-Betätigung beim Videospiel)
Surfer-Knoten
Tennis-Bein

Die »Segnungen der Zivilisation«

Die Menschen sterben lieber, als daß sie nachdenken.
Henry Ford

Was die Menschen auch anderswo mit falsch verstandener »Lebensqualität« oder den »Zivilisationserrungenschaften« sich selbst antun, beweisen folgende Beispiele:

In nur 30 Jahren, zwischen 1948 und 1978, sprang die durchschnittliche Lebenserwartung in Singapur von etwa über 40 auf 70 Jahre. Am Anfang dieser Periode hatten die Herz-Kreislauf-Erkrankungen nur einen fünfprozentigen Anteil an den Todesfällen. Heute sollten – dank der Impfkampagnen und systematisch verbesserter Hygiene – die Menschen »gesünder und lebensfähiger« sein. Und nun schnellte die Zahl der Herz- und Kreislauftoten auf 32 Prozent hinauf!

Wie kürzlich auf einem Kongreß des Internationalen Grünen Kreuzes berichtet wurde, fand man bei einer Untersuchung in einem der größten Krankenhäuser Europas heraus, daß dort drei von vier Krankenbetten belegt sind mit Patienten, deren Krankheit in Zusammenhang steht mit ihrer Lebensweise, eingeschlossen Rauchen, Alkoholmißbrauch, Bewegungsmangel und falsche Ernährung.

Zur gleichen Zeit wurde im gleichen Krankenhaus die Dialyse, der Anschluß an die »künstliche Niere«, auf Patienten unter 40 Jahren beschränkt – weil die Krankenhausverwaltung angewiesen war, mit allen Mitteln die Kosten zu senken ...

Rund 30000 Krankheiten kennt die Forschung

Rund 30000 Krankheiten kennt heute die Forschung rund um den Erdball. Das sollte doch eigentlich genügen, da muß man sich die Krankheiten doch nicht noch »selber machen«! Viele Herausforderungen haben die Forscher angenommen: Die Pocken sind weltweit ausgerottet, es gibt große Erfolge in der Behandlung von Masern, Polio, sogar von Hepatitis. Nieren werden verpflanzt und einige hundert andere Transplantate. Neue Hüftgelenke reißen Betroffene aus Qual und Schmerz und verhelfen ihnen zu einem neuen Lebensgefühl. Neun von zehn leukämiekranken Kindern, die vor zehn Jahren alle noch sterben mußten, werden heute gerettet, und hochwirksame neue Medikamente können schwerste Entzündungs- und Infektionszustände wirksam bekämpfen.

Aber es gibt auch *neue* Herausforderungen, denen unsere Wissenschaft noch nicht gewachsen ist:
Die Immunschwäche AIDS ist das deprimierendste Beispiel, dazu kommt die enorm wachsende Zahl der Malariakranken, weil die Erreger »resistent« geworden sind, immer neue Allergien, zunehmender Hautkrebs und eine dunkle Zahl von Erkrankungen aus »dunkler« Ursache – die eben wahrscheinlich »Umweltvergiftung« heißt.

Verkrustete Hierarchie von Medizin-Funktionären

Es heißt, »das Wissen in der Medizin verdoppelt sich alle sechs Jahre«. Eigentlich müßte man den Schluß daraus ziehen, daß wir nun »alle sechs Jahre doppelt so gesund werden«. Aber das ist wirklich eine Utopie. Schon gar in unserem Lande. Wir haben zwar eine Überversorgung an

Ärzten, weil wir viel zu viele Ärzte haben, aber wir haben deshalb noch lange keine optimale Versorgung.

»Deutschlands Gesundheitswesen wird regiert von einer verkrusteten Hierarchie der Medizin-Funktionäre«, sagte mir kürzlich ein deutscher Forscher, der vor Jahren nach Amerika gegangen war, sich dort mit seiner Arbeit am Nationalen Krebs-Institut einen Namen gemacht hatte und nun eigentlich beabsichtigte, sich bei uns niederzulassen. Er hat es nicht getan. Er lebt und arbeitet heute wieder im Ausland – weil er »diesen Medizin-Mief« in Deutschland nicht ertragen kann.

Die angesehene »Medical Tribune« brachte vor einiger Zeit in großer Aufmachung den Artikel »Eine neue Patienten-Generation kommt, und die verlangt eine neue Medizin«. Sie berief sich dabei auf eine Umfrage des Münchner Instituts *Infratest,* aus der hervorging, daß die Zahl potentieller Patienten pro Arzt in den nächsten Jahren um 30 bis 40 Prozent sinken werde.

Wörtliches Zitat: »Als Folge ihres wachsenden Umweltbewußtseins wird sich ein Teil der Patienten immer mehr nach ganzheitlicher, ›sanfter‹ Medizin umtun. Vom Arzt in Krankenhaus und Praxis wird somit immer weniger *symptom*-orientierte, dafür mehr patienten-orientierte Therapie und Beratung verlangt werden. Als Mittel gegen ihre Leiden werden diese Patienten auch verstärkt *Naturheilmittel* anstatt *chemischer Präparate* begehren, und die Sensibilität der Patienten gegenüber Arzneimittel-Nebenwirkungen wird noch weiter zunehmen.«

Und weiter: Zukünftig »wird es der Arzt ganz allgemein zunehmend mit selbstbewußten, informierten und kritischen neuen Patientengruppen zu tun haben.« Nämlich solchen aus der Generation des Bildungsbooms, mit der »68er Generation« und der »Ökologie-Generation« ...

Heilmittel und Heilkräfte

Schon vor Jahren sagte der – leider viel zu früh verstorbene Professor Paul Lüth, ein leidenschaftlicher Verfechter einer humanen Medizin: »Wir Zivilisationsgeschädigten leiden vor allem darunter, daß unser Immunsystem, die körpereigene Abwehr, nicht mehr richtig funktioniert. Die *Apparate-Medizin* kann dieses Immunsystem nicht erfassen, aber die *Ganzheits-Medizin* kann es. Ein Arzt sollte nie nur *gegen die Krankheit* kämpfen, sondern auch immer für *die Gesundheit* etwas tun. Bei jeder Behandlung sollte er unterscheiden zwischen *Wirkung = kurzer Erfolg* und *Wirksamkeit = Dauererfolg.* Der aber ist nur herzustellen, wenn auch der Patient aktiv mitarbeitet. Weil es ja außer den Heil-*Mitteln* auch Heil-*Kräfte* gibt ...«

- Ein *guter* Arzt weiß, daß er nicht »ein Organ« bzw. »den Dünndarm auf Zimmer 43« behandeln darf. Er weiß, daß alle Grundfunktionen des Körpers zusammenhängen. Alles ist miteinander verwoben, und wenn das eine Teil sehr gut funktioniert, dann tun es fast immer auch die anderen Teile.

In diesem Buch, lieber Leser, werden Sie erfahren, warum es so wichtig ist, immer wieder »das Immunsystem zu stärken« – zum Beispiel nicht jeden Schnupfen oder Husten schon gleich in den Anfängen mit chemischen »Blockern« zu unterdrücken, nicht jedes mäßige Fieber sofort mit scharfen Medikamenten niederzukämpfen, statt unserer alarmierten Abwehr erst einmal die Chance zu geben, im Selbstheilungsverfahren mit der wunderbaren körpereigenen Biochemie wieder »innere Ordnung« zu schaffen. Und damit wieder einige Bausteine auf den Schutzwall aufzutürmen, der uns gegen wirklich schwere Krankheiten »gefeit« machen soll.

Es ist längst bekannt, daß schwere Krankheiten wie Krebs *häufiger* jene Menschen heimsuchen, die vorher »nie krank waren«, d. h. die auch nie Immunisierungsprozesse, also ein *Abwehr-Training,* durchgemacht haben.

Von der seelischen Seite des Problems ganz abgesehen:

In diesem so perfekt von der Natur ausgeklügelten System, das unsere Gesundheit beschützt (dem Immunsystem also), ist ja alles vernetzt wie in einem Großcomputer neuester Bauart, »der alles weiß und kann«: Psyche + Gehirn + Nervensystem + Herz + alle inneren Organe + Blut- und Lymphbahnen + Haut sogar.

Wenn nun jemand, sagen wir mal bildlich, einen groben Schraubenschlüssel in dieses feinstverdrahtete System schleudert, dann kann das den sicheren Zusammenbruch des Ganzen bedeuten. Ist nämlich erst einmal ein Leitungsdraht oder eine kleine Schaltstelle in diesem Netzwerk zerstört, »außer Betrieb«, dann sind ja auch sämtliche Wechselwirkungen in dem komplexen System gestört.

Wo alles sonst mühelos fließt, von Schaltstelle zu Schaltstelle gleitet und leitet, fängt der »Apparat Mensch« an, körperlich zu stottern. Irgendwo beginnen dann Störungen und Schmerzen.

Und dann eilt der Mensch natürlich beleidigt zum Arzt und verlangt, daß dieser das »kaputte Einzelteil« sofort repariert – wie der *Mechaniker* in der Werkstatt das Getriebe oder den Auspuff des Autos.

Und der schlechte – oder überforderte – Arzt, der betätigt sich dann tatsächlich als Mechaniker und beweist, welch guter Techniker er ist.

- Der verlangt vom Patienten nicht, mitzumachen, der hinterfragt nicht lange, der ist selbst der alleinige Macher und Manager. Und tatsächlich mag der Mensch oft aus dieser Therapie zunächst »runderneuert« wieder hervorgehen. Doch hinter der frischen Lackschicht lauert weiter der Rost. Und irgendwann frißt sich der wieder durch ...

Die Verlockungen der Ärzte sind riesig

Die Verlockungen für die Ärzte sind auch riesig, nach der *schnellen Therapie,* z. B. der Spritze mit Cortison oder einem Antibiotikum, zu greifen, um einen schnellen, sichtbaren – wenn auch keineswegs anhaltenden – Erfolg zu erzielen. Und, mal ehrlich, die Verlockungen der Ärzte durch die Pharma-Industrie sind auch riesig. Die läßt sich nicht lumpen, die zeigt sich auch gerne erkenntlich, wenn der Herr Doktor gut funktioniert, in ihrem Sinn.

Sie fragt ja heute per Computer ihre Umsätze und die ärztlichen Verschreibungen ab, sie weiß genau, wie erfolgreich ihre Pharma-Vertreter bei Dr. X. und Dr. Y. sind. Dann finanziert man eben auch mal in der freien Praxis, nicht nur in den Kliniken, kleine *»Forschungsaufträge«,* durchgeführt am häufig ahnungslosen Patienten.

So greift halt mancher Arzt gern in den überquellenden Topf voller Wundermittel. Die eventuellen Spätfolgen kriegt er ja oft gar nicht mit. Darum braucht er sich über sie jetzt, hier und heute keine Gedanken zu machen. (Jeder Bundesbürger schluckt im Jahr weit über 1000 Tabletten.)

Umstimmung der Immunlage braucht ihre Zeit

Daß eine »holistische«, eine »sanfte« Medizin, eine *Ganzheitsmedizin,* z. B. mit der systematischen Umstimmung der Immunlage, der allmählichen Stärkung der Abwehrkräfte, viel mehr Zeit in Anspruch nimmt als das Verordnen einer ordentlichen Portion Antibiotika, Sulfonamide oder künstlicher Hormone, das weiß der Doktor genau. Aber – auch dies muß gesagt werden – oft sind es ja *die Patienten,* die vor allem ihren *schnellen Erfolg.* bei der Behandlung sehen wollen! Auch die haben keine Geduld, keine Zeit, keine Lust, alles allmählich, aber dafür gründlicher anzugehen. Hauptsache, der Schmerz oder die momentanen Beschwerden sind weg. Dadurch gerät dann der Doktor oft regelrecht in *Zugzwang.*

Und so gibt es eben dann beim nächsten Rückschlag die nächste Portion Antibiotika oder Cortison. Das Magengeschwür oder andere Folgen stellen sich ja oft erst nach Jahren ein – und wer weiß dann noch, was damals war?

Weil aber – aus der Sicht und der täglichen Erfahrung der Ärzte – Krankheiten keineswegs immer nur »Schicksal« sind, ist wohl auch der mitunter verzweifelte Zorn der Ärzte zu begreifen, wenn sie Patienten sehen, die sich selbst todkrank gemacht haben, ob sie sich die Leberzirrhose angetrunken, den Lungenkrebs angeraucht oder durch blinde Raserei mit dem Auto fast alle Knochen gebrochen haben.

Und diese Ärzte *müssen* ja obendrein auch nicht nur einen armen Bechterew-Patienten oder Allergiker freundlich und sorgsam behandeln, sondern auch den mit der Säuferleber oder dem dritten Touristen-Tripper. Unterschiede dürfen sie – eigentlich – keine machen!

Der ideale Arzt – der ideale Patient

Wie aber sähe denn nun der »ideale« Arzt, der »ideale« Patient aus? Das hat der Medizin-Historiker Professor Dr. Heinrich Schipperges ganz wunderbar gesagt:

- *Zum Arzt:* »Leiten, anleiten, geleiten, begleiten, das alles bedeutet ja nicht, daß einer vortapst und der andere hinterhertrottet, auch nicht, daß man dabeisteht und sieht, wie es läuft, sondern eher mitgeht, nachkommt, dabeibleibt, oft sich auch mitreißen läßt im Mitgehen, aber wieder nicht so, daß der eine den richtigen Weg schon wüßte und der andere der Richtung nur folgt. Beide stehen im Grund im Geleit.«

- *Und zum Wunsch-Patienten* (der gewiß nur gelegentlich den Arzt braucht): »Der gesunde Mensch wäre demnach jener durch und durch kreative Mensch, der sich dem anderen und der Welt zuwendet, der aus Erfahrung lernt und seine Meinung äußert und ändert, der die Kraft hat und den Mut gewinnt, etwas im Leben zu investieren, sich einzusetzen, dranzugeben, der Spannung aushält, Konflikte löst, den Streß meistert, der jeden Tag geschenkten Lebens als Chance nimmt und sich zeitlebens im Prozeß des Geborenwerdens weiß, ein Mensch, der stirbt in der Lehrzeit ...«

Unsere Wunderwaffe Immunabwehr …

… und wie sie zündet

Das Immunsystem in einer Träne

- Dr. Markus G., der Oberarzt des Krankenhauses für Naturheilweisen in München, rennt mit flatterndem Arztkittel in die Zimmer seiner schwer darmkranken Patienten: In der Hand hält er ein Schüsselchen frisch geriebener Zwiebeln oder frischgeraspelten Meerrettich, in der anderen eine Glaspipette. Sofort muß der Patient tief den scharfen Geruch der senfölhaltigen Zwiebel- oder Meerrettich-Stückchen einatmen – und fast im selben Moment schießen ihm die Tränen in die Augen. Genau darüber freut sich der Oberarzt. Er nimmt mit der Pipette im Augenwinkel so viele Tropfen der Tränenflüssigkeit auf, wie er erwischen kann. Und die trägt er sofort ins Labor. Hier wird an der Tränenflüssigkeit (oft auch im Speichel der Patienten) untersucht, ob sich bestimmte »Immunglobuline« im Organismus verändert haben, was darauf hinweisen würde, daß die Funktion der kranken Darmschleimhaut sich unter einer speziellen Therapie, z. B. mit starken Bitterstoffdrogen, schon gebessert hat. Oder mit anderen Worten: Ob das Immunsystem, das vorher darniederlag und zu dessen Hauptorganen der Darm gehört, schon wieder aktiver geworden ist ...
- »So, jetzt machen wir einen kleinen Pieks, der ist gleich vorbei«, sagt die »Tante Doktor«, sprich Kinderärztin, zum kleinen Thomas – und bevor der Thomas überhaupt Zeit hat, zum Gebrüll anzusetzen, ist alles schon längst passiert, und es hat auch gar nicht besonders weh getan. Aber der Thomas ist »geimpft«. Er ist in Zukunft »immun« gegen eine bestimmte Kinderkrankheit, der früher zahllose Kinder zum Opfer fielen. Manchmal wird Thomas nicht mal gepiekst. Er muß nur ein paar Tröpfchen schlucken oder einen Zucker lutschen. Aber vor einst lebensgefährlichen Krankheiten wie Diphtherie, Masern, Kinderlähmung ist er in Zukunft gefeit.

Heilfasten stärkt die Abwehrkräfte

- »Drei Wochen Heilfasten«, verordnet der Chefarzt eines Sanatoriums für gestreßte Manager seinem Patienten. Dieser, erst ein Mann in mittleren Jahren, weist alle Anzeichen sogenannter »Zivilisationskrankheiten« auf, erhöhten Blutdruck, hohe Blutfettwerte, erhebliches Übergewicht, Herzjagen, Schwindel, schwere Erschöpfungszustände, »und alle paar Wochen, Herr Doktor, bin ich so erkältet, daß ich kaum mehr schnaufen kann«.

Die Fastenkur wirkt wahre Wunder: Durch eine »Umstimmung der Immunlage« hat der Manager seine Gesundheit ganz erfreulich stabilisiert. Wenn er jetzt auch noch etwas »vernünftiger« lebt als vorher – nach Anweisungen des Arztes –, wird er bestimmt ein weitaus »besseres Immunsystem« haben.

Abhärtung macht hart gegen Krankheiten

- »Nun kommen Sie mal her«, sagt der Bademeister in einer Kneipp-Kuranstalt in Bad Wörishofen. Und sehr bedächtig, sehr sorgfältig, beginnt er mit der »Anwendung«, die in diesem Fall aus einem Wechselguß der Beine besteht, rauf und runter, warm und kalt, warm und kalt. Anschließend muß der Kurgast sich »trockenlaufen«. Auch hier wird – im Labor meßbar – etwas für die »Immunstimulation« getan. Der Patient – vorher total abgeschlafft – ist nach einigen Wochen wieder fit für den Alltag.
- Marga S., eine vitale Großmama von 69 Jahren, will eine Studienreise durch Thailand unternehmen. Vorher geht

sie in ein Tropeninstitut. Der Arzt empfiehlt ihr die notwendigen Impfungen und die Malaria-Prophylaxe und spritzt ihr vorsorglich auch noch »Gammaglobulin M«. Damit hat sie, wenn sie nicht extrem leichtsinnig ist, für kurze Zeit einen zusätzlichen Schutz erhalten gegen bestimmte Krankheitserreger und Gifte, eine »passive Immunisierung«, z. B. auch gegen Hepatitis und schwere Infektionen der oberen Luftwege.

Angst kann man wegatmen

- In einem Kreiskrankenhaus in Niederbayern sitzt Dr. Siegfried H. vom Institut für Klinische Psychologie der Universität München am Bett einer Patientin, die am nächsten Tag operiert werden soll und schreckliche Angst hat. Er nimmt sich viel Zeit für das Gespräch. Er bespricht die Operation und die Chance, ihr gelassener zu begegnen, unverkrampfter, weniger ängstlich. Er übt mit der Patientin geduldig eine bestimmte Atmung, tief in den Bauch einatmen und dann noch viel tiefer – aus dem Bauch – ausatmen.
  Anspannen und entspannen, einatmen und tief, tiefer, am tiefsten wieder ausatmen. Er erklärt der Patientin, daß der kurze, flache, verkrampft-stoßartige Atem die Angst- und Schmerzzustände nur noch verschlimmert. Daß der dadurch entstandene Streß im Körper das Immunsystem schwächt.

Aber das genügt Dr. H. noch nicht. Er spricht auch mit den Krankenschwestern, berät sie, wie sie die Patienten psychisch besser auf die Operation vorbereiten können, sie nach der Operation seelisch wieder gut aufbauen können. Das Ergebnis ist verblüffend: Die Patienten sind *vor* der Operation ruhiger, weniger ängstlich, Herz und Kreislauf sind stabiler. Sie sind *während* der Operation ruhiger, ausgeglichener, sie brauchen *nach* der Operation weniger Medikamente. Und sie verlassen bis zu drei (!) Tage früher als üblich die Klinik!

Der »heiße Draht«: Seele – Hirn – Immunsystem

Die Liste der Möglichkeiten, das Immunsystem zu stärken, zu mobilisieren, ließe sich beliebig fortsetzen. In diesem Buch wird es noch viele praktische Beispiele und Ratschläge geben.

Auch Beispiele, die wenig bekannt sind, obwohl Wissenschaftler es schon lange nachgewiesen haben – im Blutbild, im Gehirn, im Streßhormonspiegel usw. –, daß eine *direkte* Beziehung besteht, sozusagen ein »heißer Draht«, zwischen Psyche, Gehirn und Immunsystem.

- Dieser allerneueste Forschungszweig heißt *Psychoneuroimmunologie*.

Er ist so jung, daß selbst die meisten deutschen Ärzte nichts davon wissen, obwohl internationale Medizin-Datenbanken schon meterlange Dokumentationen zum Thema gespeichert haben. Die wissenschaftlichen Unterlagen stammen heute noch fast ausschließlich aus Amerika, England und Skandinavien.

Bei uns im Bundesgebiet forschen erst einige Pioniere, zäh und tapfer und meist ziemlich einsam auf ihren Posten: wie »Angst krank macht«, wie Streß das Immunsystem schwächen kann, wie man mit »Antistreß-Programmen« das Immunsystem stärken kann.

Und vor allem: wie überlebenswichtig es sein kann, wenn Menschen in Zeiten großen Herzeleides, nach schweren Verlusten, aber auch nach schweren Verletzungen, eine helfende Hand, Geborgenheit, Freundschaft, Liebe, Zärtlichkeit, Mitgefühl, Trost und Aufmunterung bei anderen finden – damit ihnen nicht »das Herz bricht«, was ebenfalls gleichzusetzen ist mit dem totalen Zusammenbruch des Immunsystems ...

Immunologen – ein exklusiver Club

Seit langen Berufsjahren fasziniert mich dieses geheimnisvolle, rätselhafte Immunsystem, und mindestens zwölf Monate lang habe ich mich jetzt fast pausenlos damit beschäftigt, ihm auf die Schliche zu kommen. Und je mehr ich darüber erfuhr, je mehr ich diese komplizierte Materie verinnerlichen konnte, desto mehr hat sie mich erregt, aufgeregt und zu hartnäckigem Weiterfragen angeregt. Es war keineswegs leicht, da zu recherchieren.

Immunologen sind ein äußerst exklusiver Club, manche von ihnen wollen möglichst in den heiligen Hallen ihrer Labors ganz unter sich bleiben – aus welchem Grund auch immer.

Einige geben sich gar unnahbar wie Großmeister einer Geheimloge, sie wollen ihr Wissen partout nur an »Eingeweihte« weitergeben, halten ihre Erkenntnisse und Kenntnisse ängstlich unter Verschluß und sind sowieso überzeugt davon, daß jeder außenstehende Dummkopf die komplizierten Zusammenhänge nur miß-, falsch- oder überhaupt nicht verstehen kann.

Idealisten suchen »Terra incognita«

Andere freilich, große Idealisten, begeistert von ihren Forschungen und von der Tatsache, daß es hier noch soviel »Terra incognita«, unentdecktes Gebiet, gibt und daß sie heute fast täglich die Chance haben, Neuland voller Überraschungen zu betreten, öffneten weit die Türen, gaben bereitwillig Auskünfte, antworteten geduldig auf gewiß oft naive Fragen.

Gschaftlhuber und Scharlatane

Bei vielen Gelegenheiten lernte ich aber auch, daß es hier – wie fast überall – Gschaftlhuber und Scharlatane gibt: Die einen geben nur an und wissen in Wahrheit nicht die Bohne vom Immunsystem und haben auch nicht mehr Ahnung von den Zusammenhängen als gewöhnliche Sterbliche; die anderen aber, noch gefährlicher, wittern ein Riesengeschäft, versprechen ihren ehrfürchtig staunenden Patienten, die oft von schwerer oder unheilbarer Krankheit geschlagen sind, das Blaue vom Himmel herunter und machen ihnen vor, sie bräuchten nur nach dieser oder jener jeweils einzigen und unfehlbaren Methode »das Immunsystem zu stärken«, und schon sei die totale Genesung gewiß – womöglich auch von Krebs oder Aids.

Aus dem Mund dieser Sorte von »Heilern« kann ich die Worte »Immunsystem« oder »Abwehrkräfte« einfach nicht mehr hören.

> Manche Menschen sollten wirklich vorsichtiger sein, wem sie da ihre Gesundheit oder Krankheit – und ihr gutes Geld – anvertrauen!

Wie Alice im Wunderland

Doch zurück zu meinen Recherchen: Ich kam mir oft vor wie Alice im Wunderland – inmitten all dieser skurrilen, geheimnisvollen, oft auch unheimlichen Geschöpfe, die unser Immun-Land bevölkern: wundersame Gestalten, wie von G. R. Tolkien oder Michael Ende erdacht, die alle in unwahrscheinlicher Geschäftigkeit an Unglücksorte eilen, Alarm schlagen, mobil machen, Kämpfe ausfechten, Feinde fesseln, töten, fressen, schließlich in fieberhafter Eile die Trümmer beseitigen, Schäden reparieren, Wunden heilen, Lücken wieder füllen, Ruhe wiederherstellen ...

Viele Vergleiche drängen sich auf, wenn man das Immunsystem beschreiben will. In der Regel wird gern von »der Schlacht in unserem Körper« berichtet, »vom Krieg der Zellen«, vom »Kampf auf Leben und Tod«, von Eroberung, Gefangennahme, Unterdrückung, von Verteidigung und Kapitulation, von Vernichtung und In-die-Flucht-Schlagen. Das ganze Repertoire von Kriegsberichterstattern wird aufgeboten, um unser so hilfreiches, unentbehrliches Immunsystem zu beschreiben.

»Kampf, Krieg, Waffen, Soldaten ...«

»Kampf, Waffen, Krieg, Soldaten, Tarnungsmechanismen – diese Terminologien haben sich leider im Zusammenhang mit dem Immunsystem eingebürgert«, seufzt Prof. Dr. Volker Schirrmacher vom Deutschen Krebsforschungszentrum in Heidelberg (DKFZ). »Schöner wäre vielleicht ›UNO-Friedenstruppe, Schutztruppe‹ oder so ähnlich.« Aber auch er hat keine rechte sprachliche Alternative zum »Kriegsgeschrei« der Wissenschaftsjournalisten parat.

Der bekannte Erlanger Immunologe und Rheumatologe Dr. Gerd Burmeister, sichtlich ein Pazifist, aber einer mit

Sinn für größtmögliche innerstaatliche Ordnung, meint, ein guter Vergleich mit diesem System wäre eine Polizeistation: »Das Polizeipräsidium wäre vergleichbar mit einem lymphatischen Organ, beispielsweise einem Lymphknoten; hier sind ständige Einrichtungen vorhanden und bestimmte Personen beschäftigt, die polizeiliche Aufgaben wie Erkennungsdienst und Mitteilungswesen wahrnehmen. Die Streifenbeamten, dle sich nur zeitweise im Präsidium aufhalten, entsprechen den weißen Blutkörperchen, die zwar ihre Informationen im Lymphknoten erhalten, dann jedoch weitere Aufgaben im Rest des Körpers wahrnehmen.«

»Biologische Demokratie«

Weil das Immunsystem *kein Organ* im eigentlichen Sinn ist und auch nicht von einem einzigen übergeordneten zentralen Organ oder einer Schaltzentrale kontrolliert wird, vergleichen amerikanische Immunologen es gern mit einer Art *»Biologischer Demokratie«,* in der sämtliche Mitglieder der Gemeinschaft in einem allumfassenden *Netzwerk* zusammenarbeiten, um ihre Ziele zu verwirklichen. Dieses Netzwerk reicht von den Haarspitzen bis zum kleinen Zeh und in die allerletzte Zelle und steuert zahlreiche Funktionen unseres Körpers. Technik-Verliebte können es unbedenklich mit einem »Super-Computer samt integrierter Datenbank« vergleichen. Nur daß sich kein einziger Computer auf der Welt mit der Großartigkeit, Exaktheit und Vielseitigkeit des Immunsystems vergleichen könnte! Und doch sind die Parallelen verblüffend – wahrscheinlich wird es erst jetzt im »Computer-Zeitalter« und mit Hilfe der Kybernetik den endgültigen »Aufbruch ins Immun-Zeitalter« geben. Sie werden staunen, wie eng das alles verknüpft ist.

Der sechste Sinn des Menschen

Das Immunsystem ist der *»sechste Sinn des Menschen«*. Es ist ein so hochentwickeltes, hochleistungsfähiges biologisches System, daß Experten wie der Heidelberger Krebs-Immunologe Prof. Dr. Volker Schirrmacher meinen, es sei »in vielen Leistungen mit dem Gehirn vergleichbar«.

Das Immunsystem nimmt jedes Eindringen, jede Aufnahme von Krankheitserregern oder fremden Stoffen in den Körper wahr, die zu erkennen das übrige System unserer Sinne nicht in der Lage ist. Und es beginnt sofort, diese Fremdlinge zu bekämpfen. Es »trifft Abwehrmaßnahmen«.

Dabei arbeitet es mit derart fanatischem Einsatz, daß es schon auch mal übers Ziel hinausschießt, eine der sogenannten *Hypersensitivitäts-Reaktionen* auslöst, wie etwa Allergien, oder sich gegen den eigenen Organismus wendet, wie z. B. bei bestimmten rheumatischen Erkrankungen und wahrscheinlich auch beim Jugendlichen-Diabetes. (Ich komme später noch ausführlich darauf.)

Ohne Abwehr keine Überlebenschance

Ohne unser körpereigenes Abwehrsystem hätten wir keine lange Überlebenschance, geschweige denn je Aussichten, ein hohes Alter zu erreichen. Das funktionierende Immunsystem ist »überlebensnotwendig«. Wenn es versagt, droht uns fast unausweichlich der Tod durch Infektion. Schon der kleinste Schnitt in den Finger, der harmloseste Schnupfen würde uns umbringen! Aber zu unserem Glück ist es meist einsatzbereit, von der Geburt bis zum Tod, Tag und Nacht, ob wir wachen oder schlafen!

- Das Immunsystem, dieses Wunder der Evolution, der Entwicklung des Lebens von der Urzelle an – moderne Immunologen nennen es gern den »größten Geniestreich der Natur in Sachen Mensch«.

Dabei ist es noch keine 20 Jahre her, da wurden diese Immunologen auf Kongressen belächelt, wenn sie nicht in dem *Popanz »Chemie«* das Allheilmittel sahen, sondern beteuerten, hier, in der *Erforschung des Immunsystems,* liege der Schlüssel zur Bekämpfung vieler, bis heute noch unheilbarer, lebensbedrohlicher Krankheiten, nicht zuletzt des Krebses. Der Schlüssel auch zu einem hohen Alter in hoher Lebensqualität, der Schlüssel zur Rettung von vielen Millionen Menschen in der Dritten Welt, die bis dahin als »rettungslos«, als »unrettbar« galten.

Aids trieb die Forschung voran

Es ist schon ein bißchen makaber, daß (neben der Auto-Immunität, wo das System »entgleist« ist) ausgerechnet die *Aids-Krankheit* und die Aids-Forschung in wenigen vergangenen Jahren die Immun-Forschung geradezu hektisch vorangetrieben haben. Denn Aids ist bekanntlich eine *»erworbene Immunschwäche«.* Und die Tatsache, daß die Seuche bisher unheilbar ist, muß ja eine Herausforderung für jeden Immunforscher sein!

Vor allem zwei geniale Entwicklungen, Entdeckungen haben geholfen und werden in Zukunft noch helfen, mehr Licht in die Geheimnisse des Immunsystems zu tragen:

- das *Elektronen-Mikroskop,* für das sein Erfinder, der deutsche Physiker Ernst Ruska, 1986 den Nobelpreis bekam –
- und die *»Monoklonalen Antikörper«,* jene mit Hilfe der Gentechnologie in der »Retorte« hergestellten Abwehr-

stoffe, die 1984 ihrem Mitentdecker, dem Deutschen Professor Georges Köhler, ebenfalls einen Nobelpreis eintrugen.

Genau gesagt, in den letzten Jahren gab es fast immer mindestens *einen* Wissenschaftler bei der Nobelpreisverleihung in Stockholm, der sich der Immunforschung verschrieben hatte. Auch diese Tatsache beweist, wie ungemein wichtig, ja unentbehrlich sie für die Menschheit geworden ist.

Eine Billion Zellen – drei Kilo Gewicht

Unser Immunsystem hat immerhin ein Gewicht von zwei bis drei Kilo, und seine »Bevölkerung« besteht aus einer Zahl mit zwölf Nullen, das heißt, aus 10^{12} oder 1000 Milliarden bzw. einer Billion Zellen. Etwa jede zehnte dieser Zellen wird pro Tag erneuert!

Das Immunsystem hat, wie gesagt, keinen festen »Sitz« im Körper, sondern ist überall, weil die Zellen und Moleküle des Systems und die eigentlichen Träger der Immunabwehr, die weißen Blutkörperchen oder »Lymphozyten«, unaufhörlich kreisen – im Blut und in den Lymphbahnen –, stets auf dem Sprung, bei Bedarf sofort an Ort und Stelle zu sein, die Feinde außer Gefecht zu setzen.

Verteidigung gegen alles Fremde

Unseren Organismus verteidigt das Immunsystem gegen alles, was *körperfremd* ist, gegen die sogenannten *Antigene.* Das können Bakterien, Viren, Parasiten, Pilze oder andere Krankheitserreger sein, aber auch tierische oder pflanzliche Gifte – oder ganz allgemein jegliches fremde Eiweiß. Weshalb es z. B. immer wieder mal bei Frischzellenspritzen

(fremdes Eiweiß) zu schweren Schocks kommt. Und weshalb der Körper bei Organtransplantationen (fremdes Eiweiß) in der Regel erst einmal versucht, das Transplantat abzustoßen.
Um das zu verhindern, müssen in diesem Fall vorsorglich die Abwehrreaktionen des Immunsystems unterdrückt werden. (»Immunsuppression« nennt man das.)

»*Antigen*« ist demnach die Bezeichnung für alle Substanzen, welche vom Körper als »*nicht-eigen*« erkannt werden und welche die Fähigkeit haben, eine »Immunantwort«, sprich die Reaktion des Immunsystems, auszulösen.
»*Antikörper*« setzt der Organismus ein, um sich gegen die Giftstoffe aller Art zu schützen. Diese Antikörper neutralisieren sozusagen die Giftstoffe, machen sie unschädlich. Antikörper gehören, genau gesagt, der Klasse der *Immunglobuline* an.

- Das Fantastische: Die Zellen und Moleküle des Abwehrsystems können eine schier unbegrenzte Vielfalt fremder Zellen und Substanzen erkennen und von körpereigenen unterscheiden!

Sie *erinnern* sich außerdem später an jede Infektion, die der Körper früher schon durchmachte, so daß sie bei einem neuen Zusammentreffen mit den gleichen Erregern diese meist noch wirkungsvoller bekämpfen können. Man weiß heute, daß das Immunsystem gegen bis zu zehn Millionen verschiedene Antigene genau passende Antikörper zu bilden vermag. Darüber später Genaueres.

Also noch mal:

Antigene: Alle Substanzen, die den Körper bedrohen und die in der Lage sind, eine Immunantwort auszulösen.

Antikörper: Gegen die Antigene gerichtete, vom Körper selbst produzierte Eiweißstoffe, die Schutzfunktionen haben.

Der Schnitt in den Finger …

Nehmen wir nun an, lieber Leser oder liebe Leserin, Sie haben sich soeben bei der Gartenarbeit oder beim Gemüseputzen in der Küche in den Finger geschnitten. Nur eine ganz kleine Wunde ist das. Aber sofort werden im ganzen Umfeld Abwehrsubstanzen gebildet, um den Defekt zu beseitigen. Und zwar sorgen diese Substanzen nicht nur dafür, daß die Wunde sich wieder schließt, sondern sie sind auch bemüht, daß jenes Gemisch aus Mikroorganismen, der »Dreck«, der mit dem Schnitt in die Wunde kam, wieder rauskommt. Um ihn aber rauszuwerfen, wird eine Flüssigkeit abgesondert, in der Abwehrzellen zu der Wunde hinschwimmen und dann den Schmutz herausschwemmen können. Dadurch kann die Wunde nachher besser und schneller heilen.

Schnupfenblocker – nein danke!

Nicht viel anders ist es, wenn Sie sich einen Schnupfen holen. Da versucht das Immunsystem zunächst, die Erreger – Bakterien oder Viren – zu finden. Die werden in der Regel im Organismus durch den Ordnungsdienst aufgespürt – und bekämpft. Wie das genau geschieht, auch das werde ich später noch im Detail schildern. Gleichzeitig aber werden – wir sind immer noch beim Schnupfen – die Schleimhäute zur Absonderung von reichlich Sekret angeregt, wiederum eine Art Schwemmvorgang, mit dem Ziel, daß alles Schädliche, was im Kopf nichts zu suchen hat, wieder herausläuft.

Leider ist aber diese Art von Heilarbeit des Immunsystems nur dort möglich, wo es Körperöffnungen gibt. Wenn solche Öffnungen nicht in der Nähe eines Erkrankungsherdes sind, dann kann, logisch, nichts »rauslaufen«, und der Kampf, die Aufräumarbeit, spielt sich im Körperinneren ab – dann wird es manchmal sehr problematisch!

Gewiß ist Ihnen jetzt auch schon klar, liebe Leser, daß Sie nicht gut daran tun, einen beginnenden Schnupfen sofort mit (meist teuren und obendrein gar nicht ungefährlichen) »Schnupfenblockern« der Pharmafirma X oder Y zu stoppen – ebenso, wie es nicht gut ist, einen Husten sofort mit Codein oder Ähnlichem stillzulegen.

- Für naturheilkundlich orientierte Ärzte ist dies das A und O: »Der Dreck, der drin ist, muß erst mal raus« – ob Schnupfen oder Bronchialsekret (Hustenschleim) oder sonst etwas. Viele Ärzte vertreten die – schon erwähnte – These, daß Menschen, die nie das »*Training*« der vielen kleinen Infekte durchgemacht haben, dann später auch nicht genügend »Immunkräfte« haben, wenn eine schwere Krankheit zum Großangriff übergeht – nicht zuletzt eine Krebserkrankung ...

Ganz raffinierter Mechanismus

Das Immunsystem besteht aus dem vielfältigen System der Körperzellen (»zellulär«) einerseits und der Körperflüssigkeiten (»humoral«) andererseits.

Antikörper werden übrigens nur bei der »humoralen« Immunantwort gebildet. Meist spielen aber diese beiden Systeme in einem ganz raffinierten Mechanismus zusammen, wenn es darum geht, fremde Stoffe und Strukturen, die entweder von außen in den Körper eindringen oder sich im Körper selbst bilden, zu erkennen, zu zerstören und zu beseitigen.

»Ungeheuer primitive Chemotherapie«

»Für jeden Laien ist es kaum vorstellbar, wie ausgeklügelt dieses System ist. Man kann das alles niemals besser machen, als es die Natur gemacht hat«, meint dazu Professor Schirrmacher. »Wir alle können nur ständig davon lernen. Die ganze Chemotherapie versucht ja eine Therapie mit hochgiftigen Substanzen – und das ist, verglichen mit der Natur, ungeheuer primitiv.«

- Erst jetzt, seit einigen Jahren, versuchen vor allem die Immunologen Stoffe aus der Natur, die ihnen die Natur in die Hand gibt (und deren Namen Sie sicher schon mal gehört haben), z. B. Interferone, Interleukine, den Tumor-Nekrosefaktor, monoklonale Antikörper etc., gegen Krankheiten und Krebs einzusetzen.

Dazu Schirrmacher: »Wir haben damit zwar heute einige neue ›Werkzeuge‹, aber wir wissen noch längst nicht genau, wie wir diese – natürlichen – Substanzen anwenden müssen, bei dieser oder jener Krankheit, bei diesem oder jenem Krebs.

Das ist vor allem eine Frage der Dosierung und der Lokalisierung. Das Immunsystem selbst weiß das aber meistens ganz genau.

Die Kommunikation *zwischen den Zellen in unserem Körper* ist so gesteuert, daß die Substanzen genau unter Kontrolle kommen. Wenn es sich z. B. nur um einen *lokalen* Defekt handelt, sollen und dürfen die Stoffe ja nicht *das ganze System* überschwemmen, sondern sie dürfen auch nur lokal wirken. Man muß mit Immunstoffen vollkommen umlernen.«

Datenbanken im Dienst der Medizin

Zum Glück gibt es heute bereits auf der ganzen Welt in Forschungszentren große Datenspeicher von »Nukleotiden« (Trägern unserer Erbanlagen und gleichzeitig Schlüsselsubstanzen von Eiweißstoffen).
Wenn nun ein Forscher heute etwas Neues findet, fragt er im Computer ab. Zu unserem großen Vorteil können hier

> Auch dies hat eng mit dem Immunsystem zu tun, weil man ein besser oder schlechter funktionierendes Immunsystem auch erbt.

modernste Kommunikationsmittel eingesetzt werden: Informationen, die man momentan nicht braucht, werden niedergelegt und erst bei Bedarf abgerufen.

Alljährlich findet ein Internationaler Kongreß der amerikanischen »Gesellschaft für Experimentelle Biologie« statt. Und vom letzten Kongreß wurde aus Amerika gemeldet, daß ein einzelner Wissenschaftler, allein in seinem Kämmerlein, mit herkömmlichen Methoden etwa 30000 Jahre bräuchte, um den Gen-Code für die menschliche Erbsubstanz vollständig zu entziffern. Heute hofft man aber, es schon etwa *bis zum Jahr 2000* geschafft zu haben. Denn viele Forscher überall auf der Erde sind an der Arbeit. Die »New York Times« schrieb kürzlich von einer »Eruption der Entdeckungen«, die im Gange ist.

Und jedes Forscherteam für sich hat schon den einen oder anderen Puzzlestein aus den Erbanlagen im Zellkern und den Chromosomen des Menschen herausgefunden und einen Computer damit »gefüttert«. Eines Tages dann soll dieses *»Gene-Mapping«,* diese Landkarte der Gene, zu einem grandiosen Puzzlebild zusammengefügt werden. Wenn der letzte Puzzlestein eingesetzt ist, wird man vielleicht den »gläsernen Menschen« haben, der so gut wie keine Geheimnisse mehr birgt. (Manche Wissenschaftler haben, gewiß nicht unberechtigt, davor auch Angst.)

Die revolutionären Datenspeicher aber, die diese Arbeit leisten sollen (die »Super-Sequencer« kommen meist aus Japan), kosten die Forschung ganz sicher noch viele Milliarden.

- Aber vielleicht, man kann es nur hoffen, wird hier die Technik wirklich mal der Natur unter die Arme greifen können: indem sie Gene oder Gendefekte entdeckt, die an der Entstehung heute noch unheilbarer Krankheiten schuld sind.

Dabei geht es u. a. nicht nur um Krebs oder bestimmte Geisteskrankheiten oder um Geburtsdefekte wie etwa die Kiefer-Gaumen-Spalten, sondern auch z. B. um jenes Gen, das an der unheimlichen Alzheimerschen Krankheit beteiligt ist und das gerade in allerjüngster Zeit gefunden wurde. (Die einstige »Hollywood-Göttin« Rita Hayworth starb im Mai 1987 als Opfer dieser Krankheit.)

Die Experten erwarten, daß eine sehr frühe Erkennung und genaue Diagnose einer solchen Krankheit eine frühzeitige Therapie einleiten kann und daß man damit vielleicht manche der bisher unheilbaren Leiden zunächst zumindest abmildern und ganz sicher eines Tages auch heilen kann.

Forschung – von allen für alle

Lassen Sie sich also jetzt einladen, liebe Leser, zur Reise durchs Immunland, zu einem der größten Abenteuer, das die moderne Forschung kennt, eine Forschung »von allen für alle«, zu deren Fortschritten Wissenschaftler der verschiedensten Fachrichtungen mit ihren Erfahrungen beitragen können. Das Immunsystem geht jeden von uns ganz persönlich an. Das Immunsystem ist unser Leben, unsere Gesundheit und auch unsere »erträglich« werdende unvermeidbare Krankheit ...

Freunde und Helfer

Der Immunstaat ist ein äußerst komplexes System und setzt sich aus vielen Einzelvölkern zusammen. Diese haben oft recht komplizierte Namen (die aber meist griffig übersetzbar sind), und wenn wir weitergekommen sind, dann vereinfachen wir die Namen dieser »Freunde und Helfer«. Bitte also keine Angst, liebe Leser, wenn es jetzt eine Viertelstunde Biochemie und Zell-Informatik gibt – ich glaube, daß Sie selbst später aus diesem Verständnis der Zusammenhänge für Ihre Gesundheit profitieren können.

Die Lymphorgane als Metropolen

Besonders dicht besiedelt sind einige der Hauptstätten des Immunsystems – die *Lymphorgane* voran der Thymus, das Knochenmark, die Milz und das große Netz der Lymphknoten. Zwischen den einzelnen »Metropolen« des Immunsystems herrscht ein reger Verkehr. Unaufhörlich werden Kuriere ausgeschickt, Nachrichten und Botenstoffe ausgetauscht; Wachmannschaften »auf Streife« geben Rückmel-

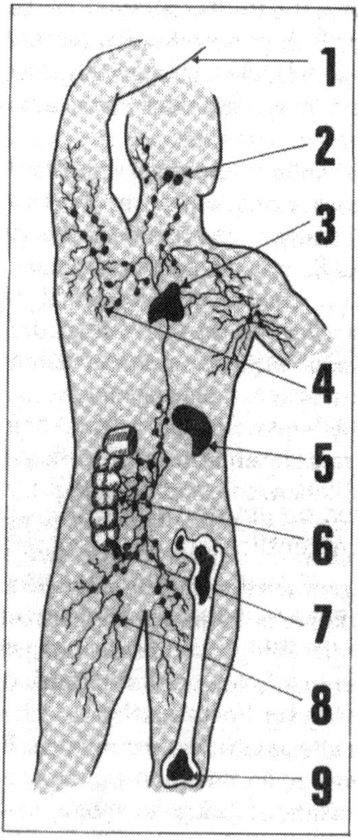

Unsere Lymphorgane

1. Die Haut, 2. Die Mandeln, 3. Die Thymusdrüse, 4. Die Lymphbahnen, 5. Die Milz, 6. Der Darm (die Abwehrzellen befinden sich vor allem im unteren Dünndarm), 7. Der Blinddarm, 8. Die Lymphknoten, 9. Das Knochenmark

500г

dungen, Transporte mit Versorgungsgütern fahren hin und her, und sobald Fremdlinge in den Burgfrieden eindringen – auch routinemäßig anfallende Umweltgifte, an die man im Immunstaat bereits gewöhnt ist –, wird dieser »Müll« sofort neutralisiert, entgiftet, »entsorgt«.

Das große Fressen

Die eigentlichen Träger der Immunabwehr sind die *weißen Blutkörperchen,* das haben wir schon gesagt.

- 1. Die Freßzellen: Das sind einmal die *Granulozyten* und *Makrophagen,* besondere Formen der weißen Blutkörperchen. Sie haben die Fähigkeit, »unbelebte und belebte« Fremdkörper, die im Blut nichts mehr zu schaffen haben oder dort eigentlich nie etwas verloren hatten (wie Bakterien, Viren, Keime, Mikroorganismen, alte Blutzellen, Gewebstrümmer, aber auch chemische Gifte, z. B. Asbest- oder Smogpartikel) –, aufzunehmen und zu verdauen. Die Wissenschaft nennt diese Zell-Esser tatsächlich »Freßzellen«.
  Das »Große Fressen«, auch »Phagozytose« genannt, geht so vor sich, daß die Freßzellen die Partikel entweder »importieren«, d. h. sich einverleiben und spurlos verschlingen – oder sie wie mit einem dichtmaschigen Netz umschließen, dadurch unschädlich machen und verschwinden lassen.
  Dabei helfen ihnen körpereigene Stoffe, die sich an Keime, Fremdkörper o. ä. anlagern, sie »markieren« wie der Hund »seinen« Baum, und damit für die anderen herbeieilenden Freßzellen die Erkennungs- und Vernichtungsarbeit erleichtern. Dies dient besonders der *Infektabwehr.*
- 2. Die Killerzellen: Es ist erst wenige Jahre her, da entdeckten Wissenschaftler noch einen neuen Typ von Zellen

dieses Abwehrsystems: die sogenannten »natürlichen Killerzellen«. Das sind weiße Blutkörperchen, die z. B. auch in der Lage sind, bestimmte Krebszellen, sobald sie diese aufgestöbert haben, sofort abzutöten.
Es ist ganz wichtig, hier bereits zu betonen, daß diese Freß- und Killerzellen, die unsere Gesundheit so leidenschaftlich verteidigen, auch mutwillig oder leichtsinnig geschädigt werden können. So haben die gar nicht wählerischen Phagozyten die Fähigkeit, unsere Lungen einigermaßen sauber zu halten, die von Umweltgiften und vor allem vom Zigarettenrauch verdreckt werden.
Aber: Wenn all das Gift, das wir mit dem *Rauchen* inhalieren, zuviel wird und wenn die Verschmutzung der Lungen über einen zu langen Zeitraum anhält, dann zerstören besonders das Nikotin und andere Giftstoffe aus dem Zigarettenrauch die Phagozyten schneller, als diese ihre Abwehr mit Nachschub-Zellen wieder vervollständigen können. Und man weiß heute auch genau, daß z. B. *Alkohol* die Arbeit der Freßzellen empfindlich stört – und damit unsere Abwehrlage verschlechtert (s. auch Abschnitt »Rauchen, Trinken, Drogen, Pillen – nach dem Genuß kommt die Reue«). Ebenso ist bekannt, daß *radioaktive Strahlen* sich sehr negativ auf die Granulozyten auswirken (s. auch Abschnitt »Der GAU vonTschernobyl und anderes Unglück«).

Super-Müllschlucker

Die oben schon erwähnten Makrophagen (sie sind etwa doppelt so groß wie die Granulozyten) haben übrigens eine gespenstische Fähigkeit: Sie können ähnlich wie Amöben eine Art Lassoarm oder Rüssel nach vorn schleudern und einen Fremdkörper, z. B. ein Virus oder ein Bakterium, damit einfangen, an sich ziehen, einschlürfen, im eigenen Bauch mit giftigen Stoffen bombardieren, dadurch auflösen und schließlich völlig verdauen. Das Ganze sieht unter dem Elektronenmikroskop etwa so aus, wie wenn eine Hausfrau mit dem Staubsauger eine dicke »Wollmaus«, sprich Staubwolke, aufsaugt.

Obwohl die Freßzellen sich oft so tapfer und auch erfolgreich mit in den Körper eingedrungenen Feinden auseinandersetzen, denken sie doch »sicher ist sicher« und rufen in Gefahrensituationen energisch, geradezu befehlerisch, noch andere Schutztruppen zu Hilfe. Auf das Kommando (oder Notsignal) der Makrophagen kommt dann in der Regel die eigentliche hochentwickelte *spezifische* Abwehr ins Rollen.

Denn außer dem ersten, dem *natürlichen Abwehrsystem,* haben höhere Lebewesen noch ein zweites, viel genialer entwickeltes Abwehrsystem – nämlich die *spezifische Abwehr.* Professor Schirrmacher sieht darin »eine Art zweiter Verteidigungslinie, die erst zum Einsatz kommt, wenn die natürliche Abwehr nicht ausreicht«.

- Die Leibgardisten des spezifischen Abwehrsystems sind die *Lymphozyten.* Von ihnen wird später noch viel die Rede sein. Sie sind so perfekt entwickelt, daß sie praktisch gegen jede vorstellbare körperfremde Substanz (Antigen) spezifisch reagieren, sogar gegen künstliche, in der *Fabrik* hergestellte Chemikalien, die in der Natur gar nicht vorkommen. Gott allein weiß, wieso sie dazu fähig sind, wo sie es doch nie gelernt haben können, auch die Begabung dazu nicht »geerbt« haben können!
- Dringt solch ein *Antigen* also in den Körper ein, wird es von »seinen« Lymphozyten aufgespürt, erst von den »*Helferzellen*«, dann von den »*Killerzellen*«, und schließlich von den »*Suppressor- oder Unterdrückerzellen*«.

Diese letztgenannten Zellen sagen »STOP«, wenn der Kampf siegreich beendet ist. Denn sonst würden womöglich übereifrige Helfer- oder Killerzellen mit ihrer Immunaktivität übers Ziel hinausschießen. (Wir haben versucht, das ganze »Kampfgetümmel« unserer Abwehr in einem »Aufmarschplan« darzustellen. Sie finden ihn auf Seite 90/91.)

- Damit das alles aber auch ganz bestimmt klappt, haben die Millionen Lymphozyten-Zellen auf ihrer Oberfläche jeweils einen bestimmten *Rezeptor,* eine Empfangseinrichtung, mit der sie diesen ganz bestimmten Feind, die Antigen-Struktur, erkennen und nun ihre Lebensaufgabe erfüllen können.

Wie Schlüssel und Schloß

Antigen und Zellrezeptor passen genau zusammen, wie ein *Schlüssel* zu »seinem« *Schloß.* Jene Zelle, die den passenden Rezeptor, das richtige Schloß besitzt, wird von dem Fremdkörper, ihrem ganz persönlichen Widersacher, stimuliert, und zwar derartig gereizt, daß sie sich blitzschnell vermehrt und sofort Abwehrreaktionen einleitet.

Diese bestehen darin, daß die sogenannten *T-Lymphozyten* zu Helfer- und Killerzellen ausreifen, die darauf spezialisiert sind, körperfremde Zellen – oder z. B. Krebszellen – direkt »im Nahkampf« (Schirrmacher) zu vernichten.

Oder die Abwehr erfolgt durch die sogenannten *B-Lymphozyten,* die nicht direkt ins Kampfgeschehen eingreifen, aber hochspezifische Abwehrkörper produzieren. Diese können auch über weite Entfernungen in unserem Körper noch neutralisierend und entgiftend wirken. (Auf die B-Lymphozyten kommen wir gleich noch ausführlich.)

Die Elitetruppe in der Schule

Sie haben jetzt schon die wichtigsten Helden aus der Elitetruppe des Immunsystems kennengelernt. Wie aber lernen *die* ihr Handwerk?

Die *Lymphozyten* werden im *Knochenmark* gebildet, dort gibt es bestimmte Stammzellen, die laufend neue Lymphozyten produzieren.

Das *»Gehirn der Abwehr«* aber ist der *Thymus,* ein schmetterlingsförmiger, unscheinbarer grauer Doppellappen, der unter unserem Brustbein liegt, über dem Herzen und den großen Gefäßen. Dorthin, in die Thymusdrüse, wandern bis zu 70 Prozent aller im Knochenmark »geborenen« Lymphozyten, um »in die Schule zu gehen«. Sie lernen dort – vor allem unter dem Einfluß der Thymushormone – alles, was sie für ihre späteren Abwehraufgaben wissen müssen. Und diese Lehrzeit ist hart, der reinste preußische Drill ist das!

Während sie im Thymus also zu T-Zellen heranreifen *(T- von Thymus)* werden immer wieder die unbegabten und ungeeigneten Jung-Lymphozyten aussortiert und verschwinden in der Versenkung. Die strenge Prüfungskommission läßt zum Abschlußexamen nur ein bis drei Prozent aller Kandidaten zu.

Das sind dann jene, die später als hochaktive T-Lymphozyten in der Lage sind, ihre jeweils ganz verschiedenen »Spürhund-Funktionen« mit äußerster Verläßlichkeit zu erfüllen:

Sie werden »ihren« ganz persönlichen Feind – ihr individuelles Antigen – erkennen und es, wie gelernt, angreifen und zerstören. Die Feinde haben Millionen verschiedene Gesichter und Gestalten, und für jeden Feind gibt es einen ganz spezifischen Lymphozyten, wie schon erklärt.

So lernte der eine Lymphozyt z. B., wie man ein Hepatitis-B-Virus erkennt und unschädlich macht, der andere, wie man ein Bronchitis-Virus vernichtet, der dritte, wie man Coli-Bakterien im Darm fertigmacht. Und so weiter.

Ganz ausgereift, mit perfektem Know-how, verlassen die T-Lymphozyten ihr Trainingslager im Thymus, gelangen durch den Hauptlymphstamm des Körpers in die Lymphknoten, die Milz und die Blutbahn. Dort lassen sie neue identische Generationen von T-Zellen entstehen und machen sich im Ernstfall sofort an die Arbeit, greifen eingedrungene Antigene an und vernichten sie.

Geheimnisvolle Thymusdrüse

Machen wir hier kurz Zwischenstation: Kaum ein Organ in unserem Körper ist so geheimnisumwittert wie der *Thymus.* Man weiß eigentlich erst seit wenigen Jahren Genaueres über ihn, nämlich daß diese Drüse von der Geburt an bis in die Pubertät wächst und anschwillt und immer aktiver wird, dann aber bereits wieder zu schrumpfen beginnt.

Besonders das verhältnismäßig häufige Auftreten von Thymus-Abnormalitäten bei Kindern, die gleichzeitig ein mangelhaft funktionierendes Immunsystem hatten, ließ vermuten, daß zwischen dem Thymus und der Entwicklung der »Immunantwort« eine enge Beziehung besteht.

Wieso der Thymus sich so früh schon, etwa nach dem 14. Lebensjahr, zurückentwickelt (auch im Röntgenbild ist er dann nicht mehr zu sehen) und wie er dann trotzdem noch seine lebenswichtige Aufgabe als Lehrer und Zuchtmeister der T-Lymphozyten erfüllen kann, ist bis heute noch keineswegs geklärt. (Weshalb mit dem Thymus und seiner angeblichen »Stimulation« in unserer Außenseiter-Medizin auch allerhand Hokuspokus getrieben wird.)

Zur genauen Illustration: Beim Neugeborenen wiegt der Thymus etwa zwölf Gramm, im zweiten bis dritten Lebensjahr dann bereits 37 Gramm, und dieses Gewicht hält er nun etliche Jahre.

Dann nimmt das Fett- und Bindegewebe des Thymus immer mehr zu, und jene Bereiche der Drüse, in der die Lymphozyten reifen, werden immer kleiner.

»Streß schwächt den Thymus«

- Neue Thesen der Streßforschung besagen: Der Thymus kontrolliert auch den Energiestrom im Körper. Er überwacht und reguliert unsere Lebensenergie.

Wenn die Thymusdrüse nicht richtig arbeitet, z. B. im Streß, wird letztlich ein bestimmtes Organ physisch geschwächt – eine organische Krankheit kann sich entwickeln. Um eine Schwächung des Thymus möglichst zu verhindern, ist »Prävention«, sprich Vorbeugung, sehr wichtig.

Nun gibt es moderne Wissenschaftler, die gehen von der Erkenntnis aus, daß *Thymushormone,* die ja einen Großteil unseres Immunsystems regulieren, auch in Situationen der Gefahr *das Immunsystem stärken* können.

Thymushormon für die kleine Heather

So wurde das Thymushormon Thymosin 1974 klinisch zur Behandlung eines fünfjährigen amerikanischen Mädchens mit Namen Heather eingesetzt. Die kleine Heather war mit einem defekten Thymus zur Welt gekommen, hatte mehrere schwere Infektionen durchgemacht, die sie derart schwächten, daß sie weniger wog als ein normales zweijähriges Kind. Nach Injektionen mit Thymosin erholte sich Heather zusehends, sie wuchs prächtig heran und führt heute ein normales Leben, braucht allerdings immer wieder mal Thymosin.

Der spektakuläre »Fall Heather« hat Forscher dazu veranlaßt, den möglichen Einsatz von verschiedenen Thymushormonen in der Krebstherapie zu studieren – weil sie ja offensichtlich die Abwehrkräfte des Körpers stärken können. Und auch aus dem gleichen Grund bringt man heute den Thymus in Zusammenhang mit dem *Alterungsprozeß.*

Abwehrschwäche im Alter

Es zeigt sich ja beim alternden Immunsystem, daß es vor allem gegenüber den Angriffen »neuer Antigene« sehr viel schwächer und schlechter reagiert als das junger Menschen. Das ist auch das Hauptmotiv, weshalb z. B. die am Anfang des Buches erwähnte 69jährige Touristin Marga S. von ihrem Arzt vor der Thailandreise Gammaglobulin, also Antikörper, zur Stärkung der Abwehr gespritzt bekommt. Und weshalb unsere Gesundheitsbehörden z. B. älteren Leuten, aber auch jüngeren abwehrgeschwächten Menschen, alljährlich im Herbst dringend empfehlen, sich gegen die Virusgrippe schutzimpfen zu lassen ...

- Da die Schrumpfung des Thymus sich offenbar bereits zwischen dem 25. und dem 45. Lebensjahr stark beschleunigt, vermuteten Experten wie der Nobelpreisträger Sir Macfarlane Burnet schon vor vielen Jahren, daß die Thymusdrüse ein primärer Schrittmacher des Alterns sein könne.

Und so ist eigentlich auch die Vorstellung verlockend, daß *Thymushormone,* zur rechten Zeit verabreicht, den Alterungsprozeß und den Abbau des Abwehrsystems *verlangsamen* könnten. Eindeutige wissenschaftliche Beweise dafür gibt es aber leider noch nicht. Nur vielversprechende Experimente …

In den USA klopft man auf den Thymus

Ich möchte Ihnen nicht vorenthalten, liebe Leser, daß eine neue Richtung der Ganzheitsmedizin, die *Kinesiologie,* sich auch experimentell intensiv mit dem Thymus befaßt. Da diese Art von Selbstbehandlung höchst unkonventionell ist und ganz gewiß noch keine klinischen »Doppelblindversuche« zum Beweis ihrer Wirkung existieren (wohl auch gar nicht existieren können), werden Schulmediziner darüber die Nase rümpfen.

Da aber andererseits diese neue Methode weder Sie noch Ihre Krankenkasse einen Pfennig kostet und überhaupt nichts schaden kann – vielleicht aber doch nützen kann –, sollten Sie sie ruhig einmal ausprobieren, was schon Millionen von Amerikanern machen.

Thymus – »Streßorgan Nr. 1«

Die *Kinesiologen* gehen von der Vorstellung aus, daß der Thymus das erste Organ ist, welches vom Streß beeinflußt wird, das erste Organ, dessen Energieniveau von einem Gefühlszustand beeinflußt wird.

Sie sehen den Thymus deshalb als »Bindeglied zwischen dem Geist und dem Körper« an. Und sie meinen ferner, daß der Thymus nicht nur von Streß und Emotionen, sondern auch sehr stark von der körperlichen Umgebung, den sozialen Beziehungen, der Nahrung und der Körperhaltung beeinflußt wird.

Der renommierte US-Psychiater Dr. John Diamond schreibt in seinem Buch »Der Körper lügt nicht«: »Ständiger Streß zieht die Energie von ihrem Sitz oder Stützpunkt, der Thymusdrüse, ab.« Der große Streßforscher und Schöpfer des Begriffes »Streß«, Hans Selye, hat übrigens schon vor Jahrzehnten festgestellt, daß bei einer schweren Verletzung oder plötzlichen Krankheit eines Menschen Millionen von Lymphozyten innerhalb eines Tages zerstört werden können und die Thymusdrüse dabei bis auf die Hälfte zusammenschrumpfen kann.

Diese Feststellung deckt sich auch mit Untersuchungen des bekannten deutschen Biologen Professor Dr. Frederic Vester, der ermittelte, daß während schwerer Erkrankungen der Thymus sich verkleinert, weil sich sein Lymphozytendepot entleert.

Und daß das gleiche unter dem Einfluß abwehrschädigender Chemotherapie geschehen kann. Vester ermittelte sogar, daß dagegen bestimmte biologische Medikamente, u. a. Mistelpräparate, eine Vergrößerung der Drüse bis zum Doppelten ihres Umfangs bewirken können.

Nun, Medikamente dieser wirkungsvollen Art gehören immer in die Hand des Arztes, dürfen nicht unbeaufsichtigt, unkontrolliert eingenommen werden.

- Dr. Diamond aber empfiehlt seinen gestreßten Patienten einfach, *den Thymus durch Klopfen zu stimulieren.*

Das geschieht, indem Sie genau die Stelle suchen, wo er sitzt: unter dem Brustbein, etwa drei Finger breit unterhalb der »Halskuhle«, und hier etliche Male *sanft mit den Fingerspitzen klopfen* (auf keinen Fall grob oder mit Gewalt).

- Diamond will auch festgestellt haben, daß nach starken Streßsituationen die innere Balance rascher wiederhergestellt, »die Lebensenergie wieder geweckt« werden kann, wenn der Betroffene sich eine *»Energie-Pause«* gönnt, um in Ruhe ein schönes, harmonisches Landschaftsgemälde, z. B. von dem englischen Malergenie Turner, zu betrachten oder ein Gedicht zu lesen. »Eine schöne Aussicht in freier Natur kann ebenso effektiv sein.« (Das hat übrigens auch Hildegard von Bingen schon gesagt, die depressiven Menschen empfahl, hinaus auf eine grüne Wiese zu blicken und angesichts dieser »grünen Augenweide« die Seele zu erfrischen und zu erholen ...)

Die Wirkung solcher Entspannungsübungen, so Diamond, werde aber noch erhöht, wenn man zugleich auf den Thymus klopfe. Diamond rät seinen Patienten weiter: »Tragen Sie immer einige Zeilen eines Lieblingsgedichtes oder ein schönes Bild in Postkartengröße bei sich (das paßt in jede Tasche). Wenn Sie merken, daß der Streß größer wird, entspannen Sie sich dabei und klopfen sich einige Male sanft auf den Thymus.«

- Ferner empfiehlt Diamond Menschen, »deren Thymuspunkt sich als schwach erweist«, an eine Person, die sie lieben, oder an etwas besonders Angenehmes, z. B. einen Traumzustand, zu denken. (Diese Bilder-Erlebnisse gehören übrigens heute bereits bei vielen Meditationslehrern und Psychotherapeuten zum Routinerepertoire.)
- Auch die *Körpersprache* soll sich positiv auf den Thymus auswirken: z. B. das Ausstrecken der Arme zum Ausdruck der Zuneigung, in Erwartung einer Umarmung. Man nennt dies so schön *»Madonnen-Geste«.* Ein verängstigtes Kind kann man mit dieser Geste der Zuwendung sofort beruhigen, auch einen ängstlichen alten Menschen.

Gestreßten Leuten rät Diamond, sich diese Geste in akuten Streßsituationen gedanklich vorzustellen »und dabei an das damit verbundene Einströmen der Liebe zu denken«.

Die »*Thymus-Geste*« findet sich übrigens in zahlreichen berühmten Gemälden – auf denen die Muttergottes, Jesus, ein Heiliger, ein liebender Vater oder eine zärtliche Mutter ihre Arme nach vorn ausbreiten, achten Sie einmal darauf. Und im *Tai-Chi,* jenem chinesischen Körpertraining, das der Harmonisierung des Energiestromes dient (in China eine uralte Weisheit), zählt diese Armhaltung zu den elementaren Übungen.

Aber jetzt haben wir schon einen kleinen Ausflug in die »Psychoneuroimmunologie« gemacht, die eigentlich erst viel später »drankommt«. Kehren wir schleunigst wieder zur »*Immunabwehr*« zurück.

Die braven B-Lymphozyten

Wir stellten vorher fest, daß 70 Prozent aller Lymphozyten, die aus den Stammzellen im Knochenmark entspringen, von dort zur Ausbildung in den Thymus wandern, um dann als T-(*T*hymus)-Lymphozyten hochaktive Abwehrzellen zu werden.

Nun bleibt noch eine zweite Hauptgruppe, die sich aus den restlichen 30 Prozent der im Knochenmark gebildeten Lymphozyten rekrutiert. Die Immunologen nennen sie B-Lymphozyten, weil sie erstmals in einer Tasche, der »*B*ursa fabricii«, im Enddarm von Vögeln nachgewiesen wurden.

Vögel konnten den Immunforschern wertvolle Hilfe leisten: Denn sie besitzen zwei lymphatische Organe, die in ihrer Bauart denen der Menschen auffallend ähnlich sind:

einerseits den Thymus (!) am Eingang des Magen-Darm-Kanals, andererseits im Bereich des Enddarms jene Bursa fabricii. Entfernte man diese Organe z. B. bei frischgeschlüpften Hühnchen, so stellte sich heraus, daß die erwachsenen Tiere entsprechende Defekte in ihrem Immunsystem hatten: Nach dem Verlust des *Thymus* waren die *zellularen* Immunreaktionen nicht mehr möglich, wurden *keine T-Zellen* mehr gebildet, während nach dem Ausfall der *Bursa fabricii* die Bildung von *B-Zellen* und den humoralen *Antikörpern,* den Immunglobulinen, ausblieb.

Ist jetzt ganz klar, weshalb man die lymphatischen Zellen

- Thymusabhängige oder T-Zellen nennt und
- Bursa-abhängige oder B-Zellen?

Die Anführer und die Beamten

Der Schweizer Immunologe und Kinderarzt Prof. Dr. Walter Hitzig bemerkt dazu sehr originell: »Die beiden Zellarten können seit längerer Zeit präzise unterschieden werden, man kennt ihre Entstehungsgeschichte (im frühen Embryonalleben und ihre Ausreifung im späteren Leben sowie die Veränderung bei Aktivierung im Laufe einer Immunantwort). Man weiß auch, daß dem *T-Zellsystem die führende, kontrollierende* Rolle zukommt, während die *B-Zellen* vorwiegend mit *ausführenden Beamten zu* vergleichen sind.«

Der dingfest gemachte Feind

Wir sprachen vorher davon, daß das Immunsystem den Organismus gegen alle körperfremden Strukturen und Stoffe verteidigt und daß der Feind, sobald er in den Körper eindringt, von den Lymphozyten aufgespürt wird, wobei *jeder*

Lymphozyt gelernt hat, auf einen einzigen bestimmten (Antigen-)Widersacher zu reagieren, auf diesen einzigen speziellen Feind dressiert ist. Hat er ihn gefunden und gerät mit ihm in Kontakt, so beginnt er sich zu teilen, zu vermehren und im Falle eines B-Lymphozyten – die Antikörper oder »Immunglobuline« freizusetzen.

Diese *Antikörper* sind auch hochspezialisiert. Sie passen, wir sagten es schon, auf das *Antigen* »wie das Schloß zum Schlüssel« und binden sich mit einer Art Saugkappe an dieses Antigen, machen es »dingfest«, vernichten es dann mit Hilfe der inzwischen auch noch herbeigeeilten anderen Abwehrkräfte.

- Es ist klar, daß das Immunsystem einen gewaltigen »Schlüsselbund« bereithalten muß, um einen möglichst lückenlosen Schutz gegen jedes erdenkliche Antigen zu garantieren. Und jetzt ist auch begreiflich, warum die rund eine Billion Lymphozyten, die in unserem Körper auf Patrouille unterwegs sind, bis zu zehn Millionen verschiedene »Spezialisten« umfassen – entsprechend der riesigen Zahl von Antigenen in der Außenwelt.

Wie ein Ei dem anderen gleicht

Da die kleine Sippe von Lymphozyten, die auf ein einziges Antigen spezialisiert ist, sich zu völlig gleichartigen Zellen vermehren, einen sogenannten *Klon* bilden kann (wo eine Zelle der anderen wie ein Ei dem anderen gleicht), nennt man die von ihnen erzeugten, auf ein und dasselbe Antigen geprägten Antikörper »monoklonal«.

Und diese *monoklonalen Antikörper*, die man heute (aber erst seit wenigen Jahren) im Reagenzglas fast schon in jeder gewünschten Spezialität herstellen kann – und bald gewiß auch in jeder gewünschten Menge –, haben 1984 dem damals 38jährigen deutschen Biochemiker Dr. Georges Köhler zusammen mit den Professoren Cesar Milstein und Nils Jerne den Nobelpreis für Medizin eingetragen.

Ich war die erste Gratulantin!

Der Zufall wollte es, daß ich damals, am 15. Oktober 1984, sehr früh am Morgen schon in die Redaktion kam, in der ich als Medizin-Redakteurin arbeitete.

Als die erste Meldung über den »Ticker« des Fernschreibers lief, daß ein in München geborener Wissenschaftler den Nobelpreis erhalten habe, versuchte ich sofort, Dr. Köhler ans Telefon zu bekommen. Denn ich wußte – später würden die Wogen der Gratulationen aus aller Welt über ihm zusammenschlagen.

Und tatsächlich hatte ich das Riesenglück, ihn gleich an seinem damaligen Arbeitsplatz, dem Institut für Immunologie in Basel, an die Strippe zu kriegen. Erst wenige Minuten vorher hatte seine Frau ihm die Freudennachricht, die vom Nobelpreiskomitee aus Stockholm gekommen war, durchtelefoniert. Ich war in der Tat die erste Außenstehende, die gratulierte!

»Mir zittern die Knie«

»Es ist unglaublich, geradezu fantastisch, mir zittern immer noch die Knie«, sagte Dr. Georges Köhler zu mir, und auch seine Stimme zitterte merklich vor Bewegung. Ich notierte damals auf meinem Stenoblock: »Am anderen Ende der Leitung, im Basler Institut für Immunologie (das zum Pharmakonzern Hofmann-La Roche gehört), war heiteres Stimmengewirr zu vernehmen. Dennoch bemühte sich der mit einem Schlag weltberühmt gewordene Dr. Köhler noch ganz geduldig, mir eine ›Blitz-Vorlesung‹ zu halten, wie das funktioniert mit den ›monoklonalen Antikörpern‹.« (Ich hatte vorher, mal ehrlich, noch nie davon gehört.) Dann sagte er: »Nun muß ich aber schleunigst eine Flasche Champagner aufmachen ...«

Dr. Köhler erklärte mir, der neue revolutionäre Weg zur Entwicklung von Antikörpern (körpereigenen Abwehrstoffen gegen Erreger von Infektionen oder gegen Fremdstoffe oder auch Tumore) bestehe darin, daß man jetzt diese Abwehrstoffe auch *außerhalb* des Körpers (und des Immunsystems) »in vitro«, sprich im Reagenzglas, herstellen könne. Und zwar könne man sie in Zellkulturen herstellen, und damit würden sie in großen Mengen verfügbar.

Vorher mußte man noch mühsam versuchen, Antikörper – also Abwehrstoffe – zu erzeugen, indem man bei Patienten künstlich eine Krankheit provozierte, was natürlich für den gesammten Organismus immer eine große Anstrengung bedeutete.

Die Forschung sei, so Dr. Köhler zu mir, »schon sehr weit fortgeschritten«, die monoklonalen Antikörper würden bereits in Kliniken angewendet, z. B. bei der Behandlung von Tumoren.

»Antikörper«, sagte Dr. Georges Köhler, »gibt es ungefähr zehn Millionen verschiedene, und es besteht Hoffnung, daß man mit diesem ›neuen Repertoire‹ eines Tages fast jedes pathologische Geschehen bestimmen und angehen kann – auch in der Therapie seltener Krebs- und Blutkrankheiten.«

Allerdings gestand Dr. Köhler damals, etwas trübe doch seine Freude an diesem schönen Tag: »Nämlich die Angst vor der vorzeitigen Hoffnung der Krebskranken.«

Zum Schluß erzählte er noch lachend, er habe vor Jahren, als er nach England ans Institut des viel älteren und damals schon berühmten Immunologen Prof. Milstein ging (der sich nun mit ihm den Nobelpreis teilte), »so als Witz« zu einem guten Freund gesagt: »Ich geh' jetzt zum Milstein und macht Zell-Hybride, und dann hab' ich sämtliche Antikörper, die wir brauchen.«

Von dieser spaßig hingesagten – prophetischen – Vorhersage bis zur fantastischen Labor-Wirklichkeit war es freilich noch eine ganze Weile hin. Und vor den Nobelpreis hatten die Götter wieder mal den Schweiß und mühsame Kleinarbeit im Labor gesetzt.

- Köhler versuchte in Milsteins Labor und mit dessen Unterstützung, eine Zellart zu finden, die »begabt ist mit dem ewigen Leben«. Eine unsterbliche Zell-Linie, die in der Lage war, immer wieder einen ganz bestimmten, spezifischen Antikörper in einheitlicher Qualität zu produzieren.

Bis dahin war es nicht möglich gewesen, Antikörper außerhalb eines menschlichen oder tierischen Organismus in genügender Menge zu produzieren. Die empfindlichen B-Lymphozyten, die – wie wir gelernt haben – die Antikörper bilden, überlebten im Reagenzglas, wenn überhaupt, meist nur kurze Zeit, und sie teilten sich kaum.

Das Immunsystem in Steckbriefen

Das Schnupfenvirus Nr. 47, von dessen Vernichtung im Körper dieses Kapitel berichtet. Sie finden es auf den nächsten Seiten wieder ...

1

Die Makrophagen – die großen Freßzellen – unsere Verteidiger der ersten Linie. Sie wandern ständig mit dem Blutstrom durch den Körper und reinigen ihn von fremden Organismen, auch von Umweltgiften. Im Notfall rufen sie die T-Zellen zu Hilfe.

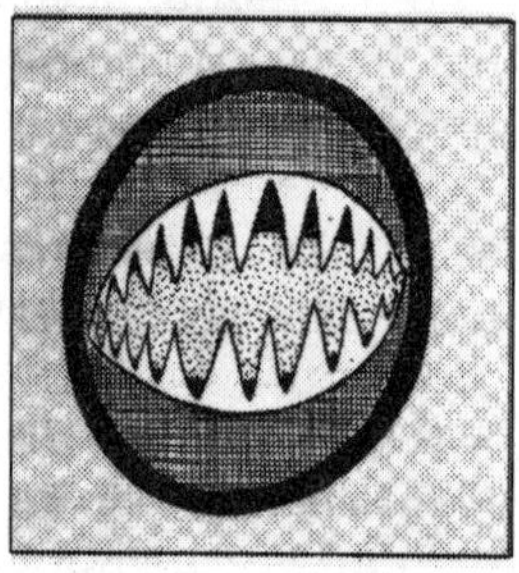

2

Die T-Helferzellen sind die »Bosse« im Immunsystem. Sie identifizieren den speziellen Feind und organisieren via Milz und Lymphknoten mit Botenstoffen, daß genügend Kampftruppen aufgestellt werden, koordinieren auch die Abwehrschlacht.

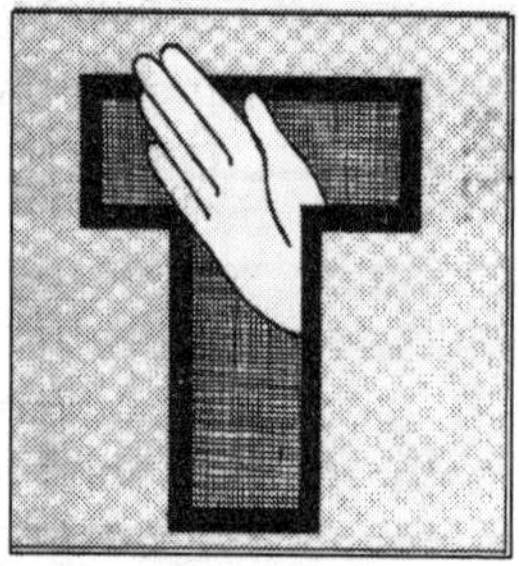

3

Die T-Killerzellen sind speziell dafür ausgebildet, schon infizierte Zellen – und mit ihnen den eingedrungenen Feind – zu vernichten. Sie zerstören aber auch Krebszellen.

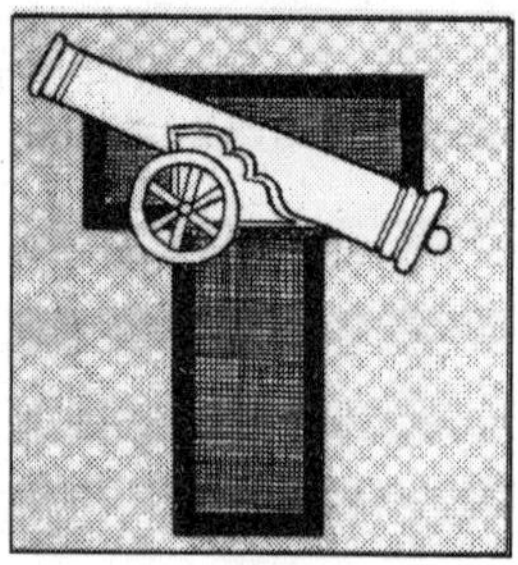

4

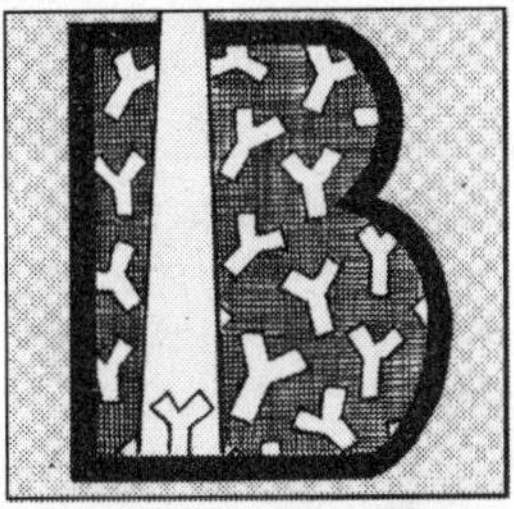

5

Die B-Zellen, unsere biologische Waffenfabrik, produzieren auf Anforderung der T-Zellen sofort jeweils ganz spezielle Immunglobuline, also Antikörper.

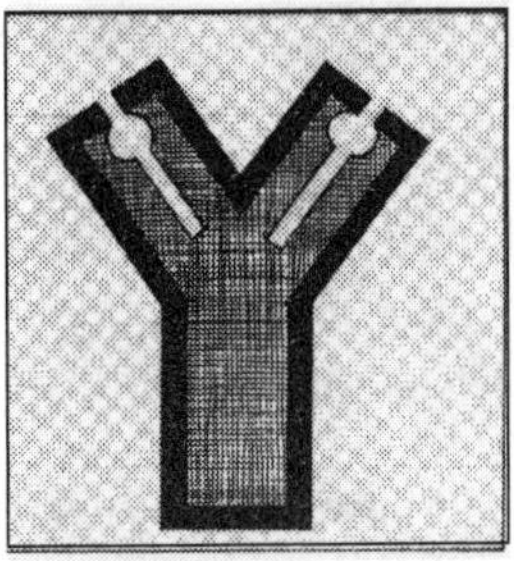

6

Die Y-förmigen Antikörper sind jeweils auf bestimmte Eindringlinge vorbereitet. Sie neutralisieren die Feinde oder legen sie in Handschellen, bis die Makrophagen kommen, um sie zu fressen!

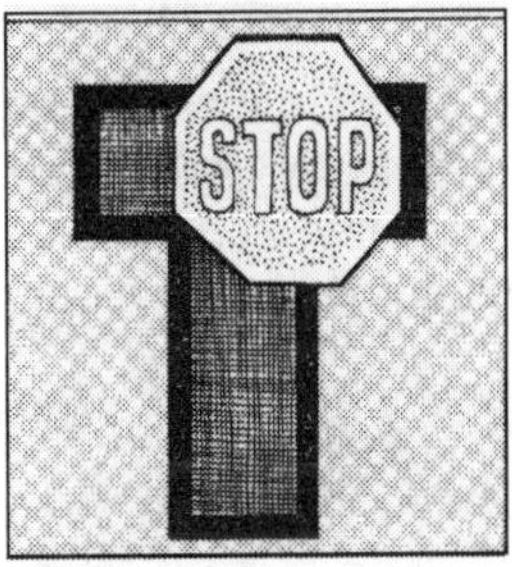

7

Die Suppressor- oder Unterdrückerzellen dämpfen die Kampfeslust unserer Verteidigungszellen und stoppen deren Aktivitäten, damit die Abwehr sich nicht »überschießend« austobt.

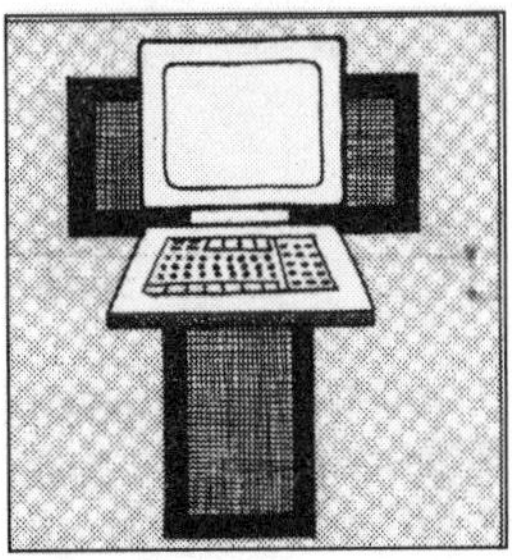

8

Die Gedächtniszellen – es gibt sie vom T- und vom B-Typ – speichern genau alle Erkennungsmerkmale des besiegten Eindringlings. Falls er sich wieder blicken läßt, »erinnern« sie die Abwehr: »Schon mal dagewesen, Verteidigung bitte wie das letzte Mal!«

Die Idee kam im Bett

»Die Idee kam mir eines Nachts im Bett – halb im Schlaf, halb im Wachen«, erzählte Köhler später. »Ich war furchtbar aufgeregt und konnte die ganze Nacht nicht mehr schlafen. Am nächsten Morgen erzählte ich alles meiner Frau. Ich ging dann ins Labor und versuchte, Cesar meine Vorstellung zu erläutern. Ich war sehr unsicher und bin ihm jetzt noch dankbar, daß er sie nicht niederschmetterte, sondern ernsthaft mit mir darüber diskutierte.«

Köhlers Idee bestand darin, gewöhnliche B-Lymphozyten mit bestimmten Krebszellen zu verschmelzen, welche die Fähigkeit haben, sich unendlich zu vermehren. Die entstehenden »Zell-Bastarde« (Hybride = Mischlinge genannt) konnten *die Eigenschaften beider Eltern* besitzen: einerseits die gewünschten Antikörper der B-Zelle zu produzieren und andererseits sich dabei – nach Tumor-Art – grenzenlos zu vermehren.

Natürlich hatte Köhler bei aller Genialität auch Glück: Wenn es ihm nicht gelungen wäre, genau die richtigen Lymphozyten mit genau den richtigen Krebszellen zu verschmelzen, säße er vielleicht heute noch frustriert in seinem Labor.

So aber hat die Wissenschaft jetzt in den »Antikörper-Klonen« eine ganz neue Art von »Spürhunden« zur Verfügung. Sie haben, wie Jagdhunde, alle die gleiche gewünschte »Witterung«, können auf unerwünschte Krebszellen, Viren und Giftsubstanzen losgelassen werden.

»Das war fantastisch – ich jubelte laut!«

Kurz vor Weihnachten 1974 wollte Dr. Köhler eines Abends noch einmal ins Labor fahren und die Glasschalen aus dem Brutschrank holen, auf denen er seine Zellkulturen ange-

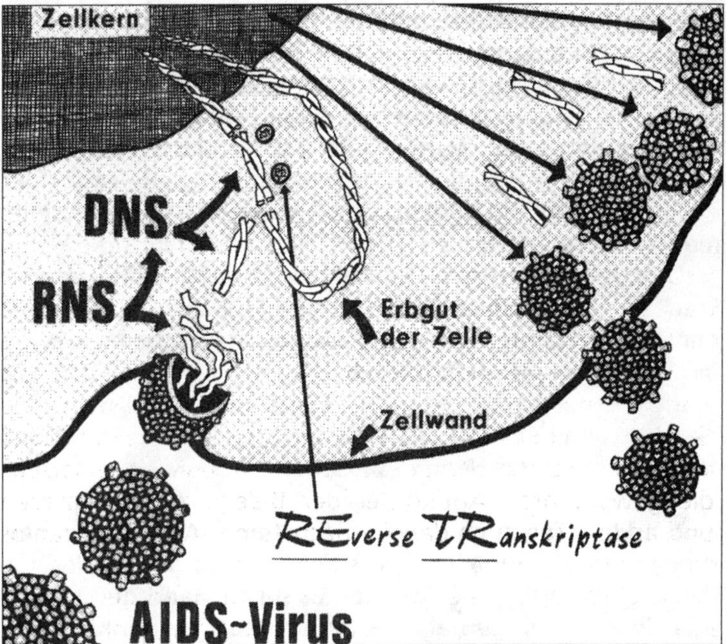

So tückisch geht das AIDS-Virus vor:

Unten links schleicht sich das winzige Virus in eine 40000mal größere gesunde T-Helferzelle ein. Dort streift es seine Hülle ab, setzt seine Erbinformation RNS frei und schreibt sie mit Hilfe des Enzyms Reverse Transkriptase in die zelleigene DNS um. Das todbringende Erbgut klinkt sich in das Erbgut der Zelle ein. Die kranke »umprogrammierte« Zelle produziert nun viele weitere AIDS-Viren. Irgendwann platzt die ehemalige Helferzelle, und massenhaft neue AIDS-Viren gelangen ins Blut und fallen wieder in neue Zellen ein, um sich weiter zu vermehren ... Die T-Helferzellen werden schließlich fast gänzlich zerstört.

Siehe Abschnitt »Aids« ab Seite 151

setzt hatte. Er hatte seine Frau gebeten, mit ins Labor zu kommen. »Ich fand es so langweilig, einen ganzen Stapel negativer Resultate allein durchzusehen.« Köhler machte sich damals wenig Illusionen, daß er so bald Erfolge seiner Bemühungen sehen würde. Doch als er an jenem Abend im Labor die ersten Testplatten gegen das Licht hielt, sah er die hellen Höfe um einige der künstlich geschaffenen Hybridome – es hatte geklappt!

»Das war fantastisch – ich jubelte laut! Ich küßte meine Frau, ich war völlig außer mir. Überglücklich. Auch die anderen Tests waren positiv. Es war das beste Ergebnis, das ich mir vorstellen konnte.«

Nobelpreis aus der Hand des Königs

Fast auf den Tag genau zehn Jahre nach diesem historischen Ereignis, im Dezember 1984, stand Dr. Georges Köhler vor dem König von Schweden, um aus seiner Hand den Nobelpreis in Empfang zu nehmen. Schon heute verdanken viele Kinder, die bis dahin hätten sterben müssen, weil sie an einer besonders bösartigen Leukämieform erkrankt waren, den monoklonalen Antikörpern Leben und Gesundheit.

- Schon heute gibt es monoklonale Antikörper zur Erkennung von Krebserkrankungen des Magens und des Dickdarms.
- Schon heute werden monoklonale Antikörper routinemäßig eingesetzt zur frühzeitigen Erkennung von Schwangerschaften.
- Schon heute spricht man davon, daß sie helfen können, Blutspender herauszufinden, deren Blut das gefährliche Hepatitis-B-Virus trägt.
- Und daß sie bei der frühzeitigen Entdeckung eines drohenden Herzinfarktes, bei der Unterdrückung von Ab-

stoßungsreaktionen nach Organ-Übertragungen erfolgreich eingesetzt werden können.

Gezielt gegen Tumorzellen

Für die Pharma-Industrie sind die monoklonalen Antikörper der revolutionäre neue Forschungszweig, und eines Tages sind sie gewiß ein Milliardengeschäft; für die Menschheit können sie eine große Hoffnung bedeuten. Denn es gibt wohl eines Tages die Chance,

- daß zellzerstörende Krebsmedikamente (Zytostatika), die jetzt noch auf Freund und Feind im Körper gleichzeitig losgehen, an die monoklonalen Antikörper gekoppelt werden und mit ihnen zusammen »gezielt« die Tumorzellen vernichten;
- daß monoklonale Antikörper sich auch direkt gegen entartete Tumorzellen richten
- und daß man monoklonale Antikörper z. B. mit genau dosierten radioaktiven Substanzen koppelt, die dann ganz selektiv an den von den »Spürhunden« aufgestöberten Krebszellen wirken können.

Es wird gut sein, wenn Sie sich den Begriff *monoklonale Antikörper* merken, liebe Leser. Ich gehe jede Wette ein: In wenigen Jahren ist das ein Begriff, der uns so geläufig sein wird wie heute etwa die Wörter »Immunisierung« oder »Impfung«.

Eines soll allerdings nicht verschwiegen werden: In den falschen Händen könnten die monoklonalen Antikörper auch furchtbares Unheil anrichten – die »Spürhunde« könnten ihre Opfer buchstäblich »zerfleischen«. Hier trägt die

Wissenschaft eine große Verantwortung! Ich aber möchte mich heute noch mal bei Prof. Köhler bedanken: Er ist eigentlich derjenige gewesen, der in mir eine schier grenzenlose Neugier geweckt hat, den Geheimnissen des Immunsystems nachzuspüren ...

Zum Abschluß noch ein Krimi:

Das Schnupfenvirus Nr. 47 und das Immunsystem

Unsere kleine Einführung in die Geheimnisse des Immunsystems geht gleich zu Ende. Wenn Sie mir bis hierher aufmerksam gefolgt sind, dann allen Respekt!

Ich habe es Ihnen nicht leichtgemacht, liebe Leser – aber, mal ehrlich, mir selbst auch nicht. Und weil die ganze Geschichte, »wie das Immunsystem funktioniert«, so aufregend, ja spannend ist, sollen Sie mit einem richtigen kleinen *»Abwehrkrimi«* belohnt werden, in dem noch mal alle Darsteller auftreten, die Täter und die Opfer, der Verbrecherclan und die Schutztruppe, die ihn aufspürt und ihm den Garaus macht.

Nehmen wir also an, Sie oder ich erwischen ein Erkältungsvirus oder meinetwegen auch der Herr vom dritten Stock, den Sie nicht leiden können. Aber schon ein ordentliches, von dem zu reden sich lohnt. Sagen wir mal »Rhinovirus Nr. 47«, weil das über 60 Prozent der schlimmen Schnupfen auf dem Gewissen hat.

- *1. Akt:* In unserem Immunsystem herrscht – noch – Ruhe und Frieden. Aber Abwehrpatrouillen schlendern Tag und Nacht durch die Straßen unserer Lymph- und Blutgefäße, immer wachsam, immer auf der Hut. Da handelt sich der Mensch (Sie oder ich oder der Herr vom dritten Stock) in einem Kaufhaus oder in der U-Bahn oder im Theater ein Schnupfenvirus ein, weil jemand, ohne die Hand vorzuhalten, heftig geniest hat, z. B. Es wimmelt in der Atemluft rings um Nase und Mund des Menschen plötzlich von Bakterien und Viren – ohne daß jemand das sieht oder merkt.

- *2. Akt:* Die Schnupfenviren starten zur »Invasion« in den fremden Körper. Sobald sie in die oberen Luftwege eingedrungen sind, verstecken sie sich in einer Mauernische und krallen sich buchstäblich an – ja, das können sie. Sie bleiben nun dort im Atemtrakt des betroffenen »Wirts« erst mal einige Zeit mucksmäuschenstill hocken, in der Hoffnung, daß man sie nicht gesehen hat und nicht gleich entlarven kann. Von hier aus wollen sie dann in die Körperzellen der Umgebung einbrechen.
  Alsbald aber werden einige von ihnen von den allgegenwärtigen Phagozyten, der Vorhut, aufgespürt und gefressen. Aber das Virus Nr. 47 und seine Spießgesellen sind gleichzeitig schon in sehr viele Nachbarzellen eingedrungen und haben diese »infiziert«. Nun ist Nr. 47 mit seinen Komplizen dabei, sich kräftig zu vermehren.
  Da stürzen die starken Makrophagen herbei und machen ein Rhinovirus nach dem anderen nieder und verschlingen die Beute. Noch während diese Makrophagen, die großen Freßzellen, ihre Opfer verdauen, rupfen sie ihnen ein Stückchen Virushülle aus, ein Antigen. Dieses Antigen lassen sie alsbald wie eine Fahne außen an der Freßzelle flattern und alarmieren damit die ganz spezifischen T-Helferzellen.

- *3. Akt:* Über den Botenstoff Interleukin haben die Makrophagen gleichzeitig Fieber und Entzündung ausgelöst. Der »stark erkältete« Mensch muß sich jetzt ins Bett legen. Von den Helfer-T-Zellen jagen alsbald genau jene »Spürhunde« herbei, die das »Antigen« des Virus bzw. das Flaggensignal der Virushülle auf den Makrophagen

»lesen« können. Sobald die Helfer-T-Zellen den Feind genau identifiziert haben (wie sie es in der *»Schule des Thymus«* gelernt haben), locken sie, wieder mit Hilfe des Botenstoffes Interleukin, ihre Schulkameraden aus dem Thymus und künftigen Mitstreiter, die Killer-T-Zellen, herbei. Nun ist der Kampf gegen die Eindringlinge in vollem Gang.

- *4. Akt:* Immer mehr Viren sind in immer mehr Körperzellen eingedrungen und haben sich dort verschanzt, versuchen sich dort jetzt hektisch zu vervielfältigen. Aber die Killerzellen spüren die Viren auf. Sie finden sie ziemlich leicht, weil die Feinde mit ihrem »Antigen« »Fingerabdrücke« hinterlassen haben. Die Killerzellen schlagen nun so viele Viren, wie sie erwischen können, knockout und zerstören sie, damit sie sich nicht mehr vermehren können.
  Zu Beginn der Gangsterjagd hatten aber die Helfer-T-Zellen, Böses ahnend, eilends auch noch die B-Zellen zu Hilfe gerufen. Und diese dazu gedrängt, sich ebenfalls schleunigst zu vermehren und ebenfalls mit ihren Antikörpern das Virus anzugreifen. Die B-Zellen gehen daraufhin mit ihren Antikörpern direkt auf die Viren los, fesseln und »entgiften« und entwaffnen sie buchstäblich, legen sie in Handschellen Und markieren alle diese Feinde: Nun können auch die Makrophagen noch mal kommen und ein *Freßfest* feiern!

Der Mensch, in dessen Immunsystem sich dies alles abspielte (einige Tage sind mittlerweile vergangen), hatte inzwischen Fieber bekommen und eine tüchtige Hals- und Rachenentzündung. Aber irgendwann klang – unter vernünftiger Behandlung mit Wadenwickeln, abwehrstärkenden Pflanzenextrakten aus dem »Roten Sonnenhut«, Kopfdämpfen, Einreiben, Schwitztees etc. – die Infektion auch wieder ab. Der Kampf im Immunsystem wurde siegreich beendet. Nun stellen sich die »*Suppressor-* sprich »*Unterdrücker-T-Zellen*« noch am Tatort ein, befehlen energisch: »Schluß jetzt, STOP, der Kampf ist aus!« Die Kampfzellen werden von ihnen zurückgepfiffen, damit sie nicht außer Kontrolle geraten.

- *Schlußakt:* Ein großer Teil der hilfreichen Schutztruppe aus T- und B-Zellen stirbt ab. Aber etliche Immunzellen bleiben dem Menschen nach dieser »bösen Erkältung« erhalten: die »*Gedächtniszellen*«. Sie haben jetzt für alle Zukunft die Fähigkeit, sich genau an das bekämpfte Rhinovirus Nr. 47 zu erinnern. Sollte sich das noch mal blicken lassen, solange der Mensch lebt, werden diese Gedächtniszellen schlagartig die ganz spezielle Ordnungstruppe mobilisieren, und die Abwehr gegen »Nr. 47« würde dann blitzartig funktionieren. (Leider gibt es aber auch noch eine Menge anderer Schnupfenviren.)
  Doch immerhin – ohne diese »Gedächtniszellen« würde solch ein Vorgang vielleicht eine ganze Woche dauern. Dann wäre der Körper, bei verschiedenen Krankheitserregern (es geht ja nicht nur um den vergleichsweise harmlosen Schnupfen), möglicherweise schon zu geschwächt, um sich erfolgreich zu wehren – die Erkrankung würde weit stärker als das letzte Mal.
  Nun aber setzt er sich künftig mit diesem speziellen Feind seiner Gesundheit sehr rasch und erfolgreich auseinander. Er ist gegen ihn mehr oder weniger »immun« geworden.

> Diese Fähigkeit des Immunsystems, sich zu »erinnern«, macht man sich heute *mit den Impfungen* in großem Umfang zunutze ...

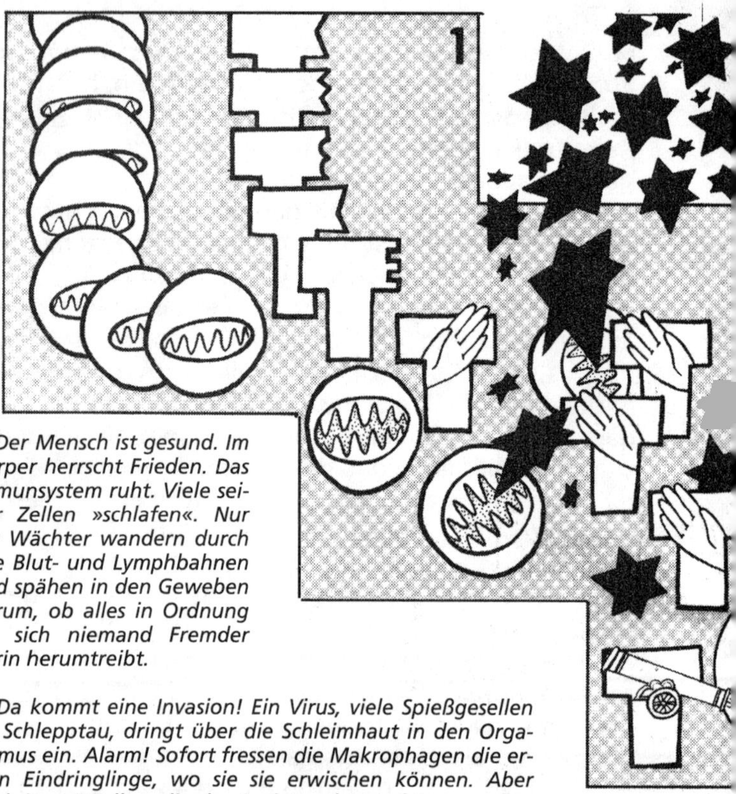

1. Der Mensch ist gesund. Im Körper herrscht Frieden. Das Immunsystem ruht. Viele seiner Zellen »schlafen«. Nur die Wächter wandern durch alle Blut- und Lymphbahnen und spähen in den Geweben herum, ob alles in Ordnung ist, sich niemand Fremder darin herumtreibt.

2. Da kommt eine Invasion! Ein Virus, viele Spießgesellen im Schlepptau, dringt über die Schleimhaut in den Organismus ein. Alarm! Sofort fressen die Makrophagen die ersten Eindringlinge, wo sie sie erwischen können. Aber auch jene T-Zellen, die das Antigen »lesen« können, eilen herbei und vermehren sich: Die Helferzellen. Sie suchen nach weiterer Unterstützung.

3. Einige Feinde sind schon in Körperzellen eingedrungen. Die Killerzellen »schießen« auf die Zellmembran, opfern die erkrankte Zelle, verhindern damit die weitere Vermehrung des Virus. B-Zellen werden inzwischen angeregt, ihre Antikörper massenhaft in den Kampf zu werfen. Diese »neutralisieren« das Virus und seine Kumpane, indem sie sich an sie binden.

Der Kampf in unserem Körper

4. Das Virus und seine Sippschaft sind gefechtsunfähig geworden. Viele Viren sterben durch chemische Gifte der Abwehr, andere sind durch die Zusammenarbeit aller Abwehrzellen erledigt. Die Suppressorzellen befehlen nun »STOP«! Der Feind ist besiegt! Die Makrophagen räumen das Schlachtfeld auf. Ein Freßfest für sie!

5. Der Kampf im Körper ist beendet. Die meisten Abwehrzellen sterben ab. Doch ein Teil der T- und B-Gedächtniszellen hat die Eigenarten dieses Virus programmiert. Sollte es wieder auftauchen, ist die Abwehr blitzschnell wieder im Einsatz!

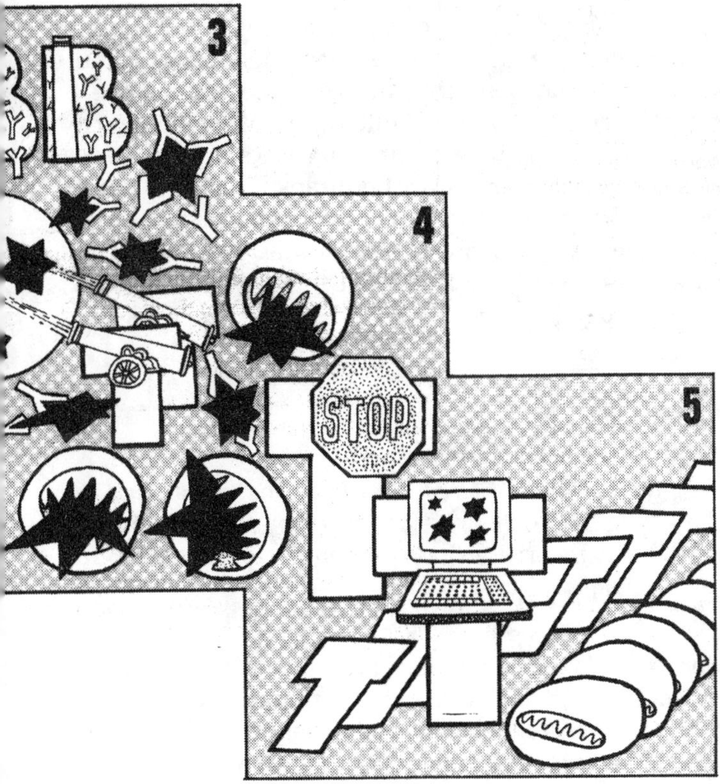

Von der Roßkur bis zur Gentechnologie: Segen der Menschheit – die Schutzimpfungen

Immunologie – uralt und blutjung

Viele große Erfindungen wurden im Lauf von Jahrhunderten unabhängig voneinander in den verschiedensten Ecken der Erde gleichzeitig gemacht – und ähnlich entwickelten der Überlebenswille und die Phantasie der Menschen auch in zahlreichen Fällen parallel zueinander medizinische Maßnahmen zur Bekämpfung teuflischer Krankheiten. Die Gabe von Ärzten und Forschern, Kranke genau zu beobachten, und die Sorge der Wissenschaftler um das Wohlbefinden verzweifelter kranker Menschen standen oft bei solchen Zufallsentdeckungen Pate.

Einmal Pest – nie wieder Pest

Schon lange vor Christi Geburt hatten aufmerksame Ärzte festgestellt, daß manch einer, der an einer schweren Seuche erkrankt war und sie überstanden hatte, sie nachher nie mehr bekam.

Der griechische Arzt Thukydides (um 460 bis 399 v. Chr.) berichtete bereits, daß während einer Pestepidemie in Athen zahlreiche Schwerkranke und Todgeweihte nur deshalb überlebten, weil sie liebevoll gepflegt worden waren – und zwar von hilfsbereiten Mitmenschen, welche die Pest bereits durchgemacht und besiegt hatten.

Damals war schon bekannt, daß niemand ein zweites Mal an der Pest erkranken konnte.

- »Im alten Rom«, so berichtet der prominente Züricher Immunologe Prof. Walter Hitzig, »wurde der so Genesene als *immunus* bezeichnet. Das Wort war von munus = Steuer, Abgabe, abgeleitet. Der ›immunus‹ war also vom Tribut, den gewöhnliche Menschen der Krankheit entrichten müssen, befreit, d. h. vor der betreffenden Krankheit geschützt.«

Unappetitlich – aber wirksam

- Schwerkranke »immun« zu machen, das versuchten auch schon im Mittelalter die Dorfbader, weisen Frauen und Wundärzte: Sie zogen aus Roßhaar oder Leinen gedrehte Fäden durch Eiter, Urin oder Schweiß und dann durch die Haut eines geschwächten Menschen. Die Erfahrung hatte sie gelehrt, daß diese äußerst unappetitliche »Roßkur« die Abwehrkräfte erheblich stimulierte.

Als um das 6. Jahrhundert die *Pocken* oder Blattern (Variola) nach Europa kamen, breiteten sie sich rasch wie ein Weltbrand aus, folgten den großen Trecks der Auswanderer und der Kreuzzügler und hinterließen überall Wälder von Grabkreuzen. Mindestens jedes dritte Kind fiel den »Blattern« zum Opfer, und zeitgenössische Schriftsteller übertrafen sich in Horrorschilderungen der schrecklichen Symptome.

- Um den Pocken und den furchtbaren Narben, die sie an Gesicht und Körper hinterließen, zu entgehen, experimentierten wieder einmal die erfindungsreichen Chinesen als erste erfolgreich: Seit dem 15. Jahrhundert sollen sie den getrockneten und pulverisierten Schorf von Pocken wie Schnupftabak in die Nase gezogen haben – mit Erfolg.

Mit Haremsfrauen fing das »Impfen« an

Der französische Philosoph und Dichter Voltaire (er hatte im Alter von 29 Jahren auch die Pocken durchgemacht) berichtete von den Tscherkessen, die ihre wunderschönen, begehrten Töchter an die Harems und Serails in Persien und der Türkei zu verkaufen pflegten. Wenn sich damals die Pocken wieder einmal zu einer Epidemie ausweiteten und die Mädchen furchtbar von Narben entstellt wurden (falls sie nicht starben), stockte der blühende Mädchenhandel natürlich für längere Zeit.

- Um das zu vermeiden, begannen die listigen Tscherkessen, ihren Töchtern schon im Babyalter die Pocken zu übertragen – indem sie die Kinder mit Pusteln impften, die sie aus den allergrößten und »schönsten« Pockenblasen, die sie finden konnten, entnahmen.

Die schöne Lady als Impf-Pionierin

1715 wurde auch die schöne Lady Mary Montagu in Istanbul (wo ihr Mann englischer Gesandter war) von Pocken befallen und schwer entstellt. Sie ließ daraufhin in ihrer Verzweiflung ihre eigene Tochter »nach Tscherkessenart« öffentlich »inokulieren« – und das mit Erfolg. Die Tochter wurde nie krank!

Von nun an nutzte die intelligente Impf-Pionierin den Einfluß ihres Mannes, um auch am englischen Hof und im Parlament zu London Propaganda für diese »Inokulation« zu machen. Viele vornehme Londoner Familien ließen bald ihre Töchter immunisieren.

- Bereits im Jahr 1765 konnten sich die Londoner Ärzte Robert und Daniel Sutton, Vater und Sohn, rühmen, 2514 Menschen mit dem Inhalt von Pockenpusteln behandelt zu haben – ohne daß es dabei einen einzigen Todesfall gegeben hätte.

Kaiser und Könige ließen sich impfen

Fast alle europäischen Herrscher riefen in der Folgezeit englische Ärzte an ihre Höfe, um sich mit ihren Familien impfen zu lassen: Kaiserin Maria Theresia (sie hatte selbst die Pokken durchlitten) mit ihrer vielköpfigen Familie, Katharina die Große, Friedrich der Große, Ludwig XVI. – dessen Vater Ludwig XV. auch an »Variola« gestorben war – und viele andere mehr.

Der Zufall und die Bauersfrau

Als eigentlicher »geistiger Vater« und Wegbereiter der systematischen Pocken-Schutzimpfung gilt aber heute der englische Landarzt *Edward Jenner* (1749–1823). *Zufällig* hatte er als Medizinstudent bei seinem Lehrmeister Dr. Ludlow die Bemerkung einer Bäuerin gehört, sie werde nie die Pocken bekommen, weil sie schon Kuhpocken durchgemacht hätte.

- Diesem Zufall verdanken wir heute auch den lateinischen Namen für Impfung: »*Vakzination*« – von *vacca,* die Kuh.

Die beiläufige Bemerkung der Bäuerin ließ Jenner keine Ruhe mehr. Er fragte überall herum und stieß vor allem bei den großen Pockenepidemien immer wieder auf die Tatsache, daß Menschen, die schon Kuhpocken durchgemacht hatten, sich später nicht mehr bei Pockenkranken ansteckten.

Am 14. Mai 1796, also fast 20 Jahre nach der Begegnung mit jener Bäuerin, entschloß sich Dr. Jenner, bei einem achtjährigen Knaben namens James Phipps die erste absichtliche Kuhpocken-Impfung (Vaccination) – Arm zu Arm von einer Stallmagd übertragen – vorzunehmen.

Der Bub überstand die »Schutzblattern« unbeschadet, und er erkrankte nie mehr im späteren Leben an echten Pocken. (Ein im Grunde hanebüchener Menschenversuch, der zum Glück für alle Beteiligten und für den Impfling gut ausging!)

1798 veröffentlichte Jenner seine Beobachtungen. Mittlerweile waren bereits mehr als 5000 Londoner erfolgreich »vakziniert« worden. Wie zeitgenössische Bilder zeigen, lag oft die Kuh direkt im Impfraum, festgebunden, neben den Impflingen ...

In ganz Europa verbreitete sich bald die Methode des Dr. Jenner.
Rasch wurden Gesetze erlassen, die obligatorische Pockenimpfungen in verschiedenen Ländern anordneten. Als erster führte die Pflichtimpfung übrigens 1807 der russische Zar Alexander I. ein.

Den 70er Krieg gewann die Pockenimpfung

In die Weltgeschichte griff die Pockenimpfung zum ersten Mal im deutsch-französischen Krieg 1870/71 auf makabre Weise ein:

Die Soldaten auf beiden Seiten trafen auf einen gemeinsamen Feind, eine Pockenepidemie. Während die Seuche das bei der Belagerung von Paris eingeschlossene französische Heer furchtbar dezimierte (23 400 Franzosen fielen den Pocken damals zum Opfer), blieben die preußischen Soldaten (bis auf 278 Opfer) verschont: Die deutsche Armee war vorher »durchgeimpft« worden. Die Epidemie beschleunigte tatsächlich das Kriegsende …

Weltweites WHO-Programm rottete die Pocken aus

Heute ist die Pockenschutzimpfung durch das erfolgreiche weltweite Ausrottungsprogramm der Weltgesundheitsorganisation WHO nicht mehr notwendig.

Obwohl viele Skeptiker seinerzeit das Projekt der WHO für utopisch hielten, konnte am 8. Mai 1980 in einer feierlichen Erklärung die »Ausrottung der Pocken« mitgeteilt werden. Seither wurde in der ganzen Welt kein einziger Fall von Pocken mehr beobachtet. Die Pockenschutzimpfung ist überflüssig geworden. Das Foto des glückstrahlenden *letzten* (vollständig geheilten) *Pockenpatienten der Welt,* Ali Maow Maalin aus Somalia, Ostafrika, ging um die ganze Erde.

Meilensteine der Immunisierung

Und es gab noch viele weitere Meilensteine der Immunisierung. Hier die wichtigsten:

- 1880 entdeckte *Robert Koch* den Tuberkel-Bazillus und begann, an einer Tuberkulose-Vakzine zu arbeiten.

- Zwischen 1879 und 1885 lieferte der Franzose *Louis Pasteur* nacheinander den Nachweis eines Immunisierungs-Effektes bei seinen Versuchen mit der Hühner-Cholera und mit dem Milzbrand-Erreger und entwickelte schließlich den Tollwut-Impfstoff. Bis dahin hatte der Biß eines tollwütigen Tieres bei jedem Menschen unweigerlich zum Tod geführt. Schon von 1890 an gab es weltweit in den großen Städten Tollwut-Impfzentren.
- 1890 entwickelte *Emil von Behring* das Diphtherie-Serum zur »passiven Abwehr« bereits infizierter Personen. Zusammen mit dem Japaner *Shibasaburo Kitsato* erhielt er 1902 für seine Forschung den Nobelpreis.
- Seit der Jahrhundertwende jagten sich die Erfolge der Forscher. 1906 wurde in Frankreich auch der Tuberkulose-Impfstoff BCG vorgestellt, der heute noch in Gebrauch ist.

In diesen großen Jahren der Medizin bestätigte sich immer mehr die Lehre Robert Kochs, daß jede Infektionskrankheit nur durch einen ganz *spezifischen* Erreger ausgelöst werden kann – und daß infolgedessen auch jede erworbene Immunität nur ganz *»spezifisch«,* d. h. *gegen diesen einen einzigen Erreger,* wirken kann.

Giftstoffe von Bakterien

Um die Jahrhundertwende beschäftigte aber auch ein zweites Problem die Wissenschaftler besonders: nämlich die »Giftwirkung von Bakterien«. Dazu der prominente Münchner Medizin-Historiker Professor Dr. Dr. Heinz Goerke:

> Diese These, die sich bald bestätigte, ging von der Feststellung aus, daß die Stoffwechselprodukte von Bakterien im Blut stark giftig wirken. Man bezeichnete diese ei-

weißartigen Substanzen als »Toxalbumine«, und mehrere Forscher von Weltrang schlossen messerscharf: Wenn Bakterien den Organismus vergiften konnten, dann mußte es auch möglich sein, dieses Gift *zu neutralisieren* – mit einem *Gegengift,* das aus dem Abwehrmechanismus des Körpers selbst kam.

Tatsächlich wurden die Vermutungen auf faszinierende Weise bestätigt: Emil von Behring entdeckte das Gegengift bei Experimenten mit den Erregern des Wundstarrkrampfes, des Tetanus. Am 17. August 1891 hielt er auf dem internationalen Hygienischen Kongreß in London vor einem erlauchten Kreis von Wissenschaftlern einen Vortrag über *»Desinfektion am lebenden Organismus«* und über die sensationelle neue therapeutische Chance, Gifte (Toxine) durch Gegengifte (Antitoxine) im Körper unwirksam zu machen.

- Der damals schon üblichen *»äußeren* Desinfektion«, also der Beseitigung von krankmachenden Keimen an der Oberfläche des Körpers, stellte Behring die *innere* Desinfektion gegenüber.

Toxine = Antigene, Antitoxine = Antikörper

Kurze Zeit darauf schuf Behring auch den neuen Begriff der »Blutserum-Therapie«, die er auf der Beobachtung begründete, daß sich die »Antitoxine« in der zellfreien Blutflüssigkeit, also im Serum, nachweisen ließen. (Heute nennen wir die Antitoxine = Antikörper und die Toxine = Antigene.)

Dank den großen Forschern im vergangenen »Jahrhundert der Immunologie« sind heute zahlreiche lebensgefährliche Erreger von Seuchen und von Infektionskrankheiten entdeckt. Und es gibt heute den »Immunisierungsschutz« gegen diese einstigen Plagen der Menschheit.

- Aber nur die Pocken sind ausgerottet. Andere Infektionskrankheiten sind leider immer noch höchst gefährlich für unseren Leib und unser Leben. Deshalb brauchen wir lebensnotwendig die *»Schutzimpfungen«.*

Schutzimpfung – die Kraft, die Abwehr schafft

Erinnern wir uns: Wir haben gelernt, daß unser Körper sich gegen jeden Fremdstoff *(Antigen),* der in den Organismus gelangt und der als Eindringling verstanden wird (gegen den er sich also zur Wehr setzen muß), Abwehrstoffe *(Antikörper)* bildet.

Auf die Schutzimpfung nun – sie besteht aus abgetöteten oder abgeschwächten Erregern – reagiert der Organismus ähnlich wie auf den entsprechenden Infektionserreger, nur mit dem wesentlichen Unterschied, daß nicht die Komplikationen oder Krankheitszeichen dieser Infektionskrankheit auftreten.

- Das Immunsystem errichtet nach der Impfung einen »Schutzwall« gegen diese betreffende Infektionskrankheit. Bestimmte Lymphozyten sind jetzt »geprägt« gegen den Erreger, sie bauen die Abwehr auf. Antikörper werden angeregt, die sich über den ganzen Organismus verteilen.

Kommt nun der geimpfte Mensch später mit jenem Antigen

der Infektionskrankheit, gegen die er geimpft ist, in Berührung, so »erinnert« sich das Immunsystem, erinnern sich die Lymphozyten an die Eindringlinge: Die Antikörper heften sich an die Erreger und machen sie unschädlich. Die Erkrankung wird verhindert. Das Immunsystem arbeitet also aktiv an diesem Schutz mit.

- Man spricht deshalb auch von einer *»aktiven Immunisierung«*.

Mit Immunglobulinen gegen Infektionen

Ist aber der Mensch schon infiziert und erkrankt, so gibt es bei verschiedenen Krankheiten heute auch noch die Möglichkeit, innerhalb eines gewissen (manchmal sehr kurzen) Zeitraums mit im Labor gezüchteten spezifischen Antikörpern den Ausbruch oder die Verschlimmerung der Krankheit zu verhindern bzw. sie zumindest abzuschwächen.

- Diese spezifischen Antikörper sind in den Immunglobulinen vorhanden. Die Immunglobuline – das haben Sie ja schon früher gelesen – werden von den B-Zellen des Immunsystems hergestellt.
- Den Vorgang, bei dem schon fertige Antikörper – auf einen ganz gezielten Feind gezüchtet – dem Organismus zur Bekämpfung von genau diesen Krankheitserregern zugeführt werden, nennt man die *»passive Immunisierung«* (siehe Emil von Behring, von dem wir im vorhergegangenen Abschnitt berichteten, daß er 1890 das Diphtherie-Serum zur *passiven Abwehr* bereits infizierter Personen entwickelte).

Warum Impfungen wiederholt werden müssen

Wir wissen auch, daß die bei der Impfung gebildeten Antikörper Eiweißstoffe sind. Diese haben meist nur eine begrenzte Lebensdauer im Körper.

Deshalb hält der Impfschutz oft nicht ewig, und deshalb werden wieder, selbst bei Erwachsenen bis zu einem gewissen Alter, *Auffrischungen* nötig, sogar dann, wenn die betreffenden Menschen als Kind bereits geimpft worden sind. Lebenslangen Impfschutz gibt es nur selten!

Der Nestschutz der Neugeborenen

Ein neugeborenes Kind, möchte man meinen, ist überaus zart und anfällig, und schon die kleinste Infektion kann es umpusten. Aber das Gegenteil ist der Fall.

- Die Allerkleinsten sind gegen mancherlei Feinde von außen gewappnet: Bereits im Mutterleib bekommt das Baby nämlich über die Placenta aus dem Blut der Mutter gewisse Antikörper (Immunglobuline) mit, die einige Monate nach der Geburt noch als Schutzfaktoren wirken – z. B. gegen Masern und Mumps. Deshalb bleiben Babys *gleich nach der Geburt* in aller Regel von diesen Krankheiten verschont.

Andere Antikörper aber, die das Baby ebenfalls als »Mitgift« auf dem Weg nach »draußen« mitbekommen hat, verschwinden schon im dritten Lebensmonat aus dem Organismus des Neugeborenen, während ihr eigenes Abwehrsystem noch nicht voll ausgereift ist. Dazu gehören die Antikörper gegen Diphtherie und Wundstarrkrampf.

Genau aus diesem Grund müssen kleinste, erst wenige Monate alte Kinder gegen diese gefährlichen Infektionskrankheiten sehr früh geimpft werden! (Und gegen Tuberkulose gibt es überhaupt keinen Schutz von der Mutter.)

Wunderbare Muttermilch

- Zusätzlich zu den »*Leih-Antikörpern*«, die das Kleine bereits im Mutterleib bekommt, nimmt es vor allem durch die *Muttermilch* sehr viele lebenswichtige Antikörper auf, die es eine Zeitlang gegen fast alle Infektionen aus der mütterlichen Umwelt – und auch gegen Allergien z. B. – schützen.

Vor 100 Jahren schon wurde wissenschaftlich dokumentiert, daß Brustkinder (also mit Muttermilch gestillte) eine geringere Säuglingssterblichkeit hatten als Flaschenkinder (künstlich ernährte). Seit etwa 20 Jahren aber können diese Zusammenhänge genau wissenschaftlich bestätigt werden:

Die Muttermilch hat einen hohen Gehalt an Abwehrstoffen! Schon mit den ersten Tropfen aus der Brust der Mutter, der sogenannten *Vormilch*, bekommt das Baby das Immunglobulin A, das die Schleimhaut schützt.

Dies Immunglobulin ist in der Lage, sich auf großen Teilen der Darmschleimhaut auszubreiten und sie sozusagen zu »*versiegeln*«. Damit kann die Darmschleimhaut das Eindringen von fremdem Eiweiß, vor allem von Bakterien, z. B. *Colibakterien*, die heftige Durchfälle verursachen können, abblocken. Auch *Allergene*, also allergieauslösende Stoffe aus Nahrungsmitteln, können diese Schutzschicht nicht durchstoßen. Das ist besonders wichtig bei Kindern aus Allergiker-Familien. Solange sie völlig hilflos sind – in den allerersten Lebenswochen –, werden sie durch »Mutter Natur« vor Allergien geschützt.

Dieser wunderbare Babyschutz geht noch viel weiter: So weiß man heute, daß z. B. das in der Muttermilch enthaltene

- *Laktoferin* Eisen an sich bindet und damit den im Darm befindlichen Bakterien das Eisen zu ihrem Wachstum entzieht und daß
- das *Lysozym,* ein anderer Eiweißstoff, der in der Muttermilch 3000mal stärker ist als in der Kuhmilch, unter gewissen Bedingungen in der Lage ist, Bakterienwände aufzuspalten.
- Auch die ebenfalls reichlich in Muttermilch enthaltene *Linolsäure* dient dazu, das Immunsystem des Säuglings zu stimulieren und damit zur raschen Überwindung von Infektionen beizutragen. Und schließlich sind
- die *Mehrfachzucker* in der Muttermilch in der Lage, Grippeviren von den Zellwänden abzulenken und damit eine unspezifische Barriere gegen Virusinfektionen zu bilden. Diese geheimnisvollen Substanzen in der Muttermilch, die in dieser Form sonst kaum vorkommen, können auch das Wachstum von Colibakterien hemmen.

Ideale Stillzeit: vier Lebensmonate

Wenn sie's kann, sollte eine Mutter *bis zum Ende des vierten Lebensmonats* ihr Baby stillen, dann aber unbedingt mit dem Zufüttern beginnen, weil sonst der Bedarf an Kalzium und Eisen mit der Muttermilch allein nicht mehr gedeckt ist.

Jeder Kinderarzt gibt darüber genaue Auskunft. Übrigens sind die kompetenten Experten sich darüber einig, daß die – heute tatsächlich nachweisbaren – Schadstoffe in der Muttermilch immer noch das »kleinere Übel« sind gegenüber der einzigartigen Schutzwirkung aus dem mütterlichen Quell. Von der seelischen Stärkung des Babys in der Zeit des Stillens ganz zu schweigen ... Diese Tatsache ändert natürlich nichts daran, daß unsere Industriegesellschaft, die all jene Schadstoffe fabriziert, noch viel mehr tun muß, damit diese geringer werden – auch in der Muttermilch!

Immuntraining nicht vernachlässigen!

Nun weiß man heute genau, daß bei jedem Kind sich die »*Reifung des Immunsystems*« vollzieht, indem dieses Kind Kontakt bekommt mit Antigenen verschiedenster Art. In diesem Zusammenhang ist es sehr wichtig, drei Dinge zu wissen:

- *Übertriebene Haushaltshygiene* mit überflüssigen chemischen Mitteln bringt nicht nur »Gift ins Haus«, sondern tötet auch die Vielzahl jener »guten Bakterien« ab, die mit uns als friedliche unsichtbare Hausgenossen leben.

Die tägliche Berührung, der tägliche Umgang mit diesen »guten« Keimen führt nämlich zur sogenannten »*stillen Feiung*« zu einer allmählichen Aktivierung des Immunsystems.

Und wenn nun – durch die exzessive Chemie im Haushalt – eine Veränderung dieser »Haustier«-Keimflora entsteht, dann sterben die guten ab, und es können sich die bösen, nämlich sehr unerwünschte Erreger wie Pilze, ungehindert ausbreiten.

- Man spricht heute gern von der problematischen Situation der *»immunologischen Einzelkinder«*. Das Deutsche Grüne Kreuz machte darauf aufmerksam, daß kleine Kinder in einem »Biotop der Gemeinschaft vieler Lebewesen« aufwachsen sollen, zu dem nicht nur die Eltern und Geschwister, die Mitmenschen ihres eigenen nächsten Umkreises, sondern auch Pflanzen, Tiere und ein ganzer »häuslicher Mikrokosmos« gehören.

Nun mangelt es in der »modernen« hygienischen Welt vielen Einzelkindern auf ihren »grünen Inseln« hinter den hohen Tannenhecken vor allem an Kontaktmöglichkeiten.

Aber nur durch sehr viele Kontakte zu anderen Kindern im Kindergarten, bei Spiel und Sport – kann die *»immunologische Sozialisation«* stattfinden.

Haben solche Einzelkinder an den Stadträndern oder im Hochhaus aber keine ausreichende Berührung mit den Erregern »banaler Infekte«, dann müssen sie diesen körperlichen Lernprozeß mit dem Schuleintritt nachholen. Und man kann sich denken, daß diese Zeit einer ohnedies erhöhten körperlichen und seelischen Belastung für ein frisch eingeschultes Kind dann noch ungünstiger verläuft, wenn es zugleich zum ersten Mal (in geraffter Zeit) Infektionskrankheiten durchmacht – und das oft gleich in Serie!

Kleinkinder sollten also, um das Immunsystem durch banale Infekte zu *»trainieren«*, sehr frühzeitig mit anderen Kleinkindern in Kontakt kommen. Denn sonst haben sie es später bei den Auseinandersetzungen mit unvermeidbaren Infekten viel schwerer. Kinderärzte sprechen von den ewig-kranken »immunologischen Einzelkindern«.

- Aus den genannten Gründen dürfen aber auch *Schutzimpfungen* gerade in den Vorschuljahren *nie versäumt werden!* Denn sie stellen ja ein »ärztlich gelenktes Immuntraining« dar.

Die üblichen Schutzimpfungen – gegen Tuberkulose, Diphtherie, Tetanus, Masern und Mumps sowie die Polio-Schluckimpfung – können selbst dem Einzelkind auf seiner grünen Insel einen »immunologischen Kontaktstrom« bringen, durch den das Immunsystem gestärkt werden kann.

Die Deutschen sind impfmüde

Nun sind die Deutschen leider ziemlich impfmüde und impfleichtsinnig geworden. Obwohl Schutzimpfungen sie keinen Pfennig kosten, werden immer weniger Kinder zum Impfen gebracht. Zur Schluckimpfung gegen Polio (Kinderlähmung) z. B. nur noch 40 Prozent.

Viele Eltern unterschätzen die Gefahren mancher »harmlosen« Kinderkrankheiten und meinen, es sei für die Kleinen besser, die Krankheiten »durchzustehen«, als geimpft zu werden.

- Aber »Kinderkrankheiten«, so niedlich der Name klingt, bergen immer noch große Gefahren! Diphterie, Masern, Mumps sind Infektionskrankheiten, die schwerwiegende, oft tödlich verlaufende Komplikationen, etwa am zentralen Nervensystem, hervorrufen können.

Eine *Impfkomplikation* oder gar ein Impfschaden ist höchst selten. Doch in *einem von 1000 Fällen* kommt es bei Masern zu einer Gehirnentzündung – bei der Impfung dagegen so gut wie nie.

Mumps des kleinen Kindes kann lebenslange Hörschäden verursachen. Die Experten sagen:

- »Eine Impfung ist immer dann angezeigt, wenn der durch sie ausgelöste Schaden (z. B. eine fieberhafte Reaktion) durch den erreichbaren Nutzen bei weitem übertroffen wird.«

Die sechs Kinder-Killer

Man nennt sie *»die sechs Kinder-Killer«;* keine von diesen Kinderkrankheiten, die in Europa noch viele Opfer fordern, ist harmlos – weder die durch *Viren* verursachten Masern, Mumps, Röteln, Kinderlähmung noch die durch *Bakterien* hervorgerufenen Krankheiten Diphtherie und Tetanus.

»Die einfachste und effektivste Art, gegen sie vorzugehen, ist *»impfen«.*

- »Ebenso wie die Pocken weltweit ausgerottet werden konnten, wäre es möglich, die sogenannten Kinderkrankheiten zu besiegen, vorausgesetzt, die Impfstoffe werden konsequent angewendet«, sagt Professor Dr. Friedrich Deinhardt, der Direktor des Max-von-Pettenkofer-Instituts in München und Präsident der Vereinigung zur Bekämpfung der Viruskrankheiten.

Der Ordnung halber sei bemerkt, daß in den Ländern der Dritten Welt, wo Hunger und schlechte hygienische Verhältnisse immer noch die Hauptursachen darstellen, daß Menschen mit Infektionen schlecht fertig werden, folgende sechs »Kinder-Killer« in der Schreckensbilanz im Vordergrund stehen:

1. Tetanus (jährlich ca. 800 000 Todesfälle)
2. Masern (nahezu zwei Millionen Kinder jährlich als Todesopfer)
3. Tuberkulose (immer noch pro Jahr zehn Millionen Todesopfer)
4. Keuchhusten (51 Millionen kranke Kinder, von denen 600 000 sterben)
5. Kinderlähmung (eine Viertelmillion schwer gelähmte Kinder)
6. Diphtherie (verläuft in Entwicklungsländern immer noch in zehn bis 15 Prozent aller Fälle tödlich)

Impfprogramm für deutsche Kinder

In unserem Land ist im Programm der »Ständigen Impfkommission des Bundesgesundheitsamtes« vorgesehen, daß

- jedes Kleinkind in den ersten zwei Lebensjahren dreimal gegen *Diphtherie, Tetanus* und *Polio* geimpft wird, und daß das Kind
- nach dem 15. Lebensmonat einmal die Kombinationsimpfung gegen *Masern, Mumps* und *Röteln* bekommt.
- *Auffrischimpfungen* sind etwa alle zehn Jahre nötig, vor allem gegen Polio, Tetanus und Diphtherie. Übrigens sollten auch junge Erwachsene *unbedingt* solche Auffrischimpfungen mitmachen, da sich zeigt, daß »Kinderkrankheiten« sich immer mehr Opfer unter älteren Jahrgängen suchen – auch Diphtherie. Polio können Über-40jährige noch bekommen, vor Wundstarrkrampf (Tetanus) sind wir ungeimpft bis ans Lebensende nicht gefeit. (Siehe »Tetanus und was da alles passieren kann« am Ende dieses Buchabschnittes.)

Masern

Das Virus wird durch Tröpfcheninfektion (Husten, Niesen, Sprechen) übertragen.

- Die Krankheit fängt mit Fieber, Schnupfen, Bindehautentzündung, Katarrh an. Nach einigen Tagen gibt es den typischen Hautausschlag: linsengroße rötliche Flecken am ganzen Körper. Am häufigsten erkranken die Kindergartenkinder. Die Auffassung, man sollte Geschwister mit dem erkrankten Kind absichtlich in Kontakt bringen, damit »alles in einem Aufwasch erledigt« ist, ist gefährlich.
- Masern rufen etwa bei jedem dritten Kind Komplikationen hervor, die oft sogar tödlich enden können.
- Am häufigsten finden sich nachfolgende Infektionen der Bronchien und Lungen und des Mittelohres (etwa bei einem von 500 Kindern). Am gefürchtetsten ist aber die Gehirnhautentzündung, die – wie schon gesagt – viele überlebende Kinder so schädigen kann, daß sie später geistig gestört sind. Bei etwa einem von 1000 Masernfällen muß damit gerechnet werden. In den Ländern der Dritten Welt stirbt alle 15 Sekunden ein Kind an Masern! – Am besten beugt man allen Risiken vor, indem man Kinder ab dem 15. Lebensmonat impfen läßt *(aktive Immunisierung).*

Besteht der Verdacht, daß sich ein Kind oder auch ein Erwachsener angesteckt hat, so gibt es dann noch die *passive Immunisierung mit Immunglobulin.* – Der Masern-Impfschutz besteht vermutlich lebenslang.

Mumps = Ziegenpeter

- Erreger ist das Mumpsvirus, das auch durch Tröpfcheninfektion übertragen wird – aber auch durch infizierte Gegenstände, z. B. das Spielzeug von einem schon infizierten Kind.

Am Anfang stehen meist nur leichte Erscheinungen wie Mattigkeit, Hals-, Kopf- und Ohrenschmerzen, leicht erhöhte Temperaturen. Dann folgt die typische, meist sehr schmerzhafte Schwellung der Ohrspeicheldrüse; diese Entzündung kann aber auch auf andere Drüsen, wie z. B. die Bauchspeicheldrüse, übergreifen.

Oft wird auch diese Erkrankung von einer Gehirnhautentzündung begleitet, die im allgemeinen harmlos verläuft. Aber es ist nie auszuschließen, daß sie für manche späteren Intelligenz- und Verhaltensstörungen des Kindes verantwortlich ist. – Zwei von 1000 Mumps-Erkrankten behalten einen Hörschaden zurück.

Längst ist auch Mumps keine reine »Kinderkrankheit« mehr: Je älter aber der Erkrankte ist, um so schwerer verläuft sie.

Bei Männern kann sie zu Hodenentzündungen führen, als deren Folge die Zeugungsfähigkeit eingeschränkt sein kann.

Manchmal beobachtet man auch bei Frauen Eierstockentzündungen. Nach neuesten Studien hat etwa *einer von zwölf* jungen Erwachsenen keine Mumps-Antikörper. Das heißt, er ist nie gegen Mumps geimpft worden und war auch nie an Mumps erkrankt. Eine *aktive Impfung* sollte schon im 15. Lebensmonat durchgeführt werden. Sie hält mehrere Jahrzehnte an. Aber auch ein spezielles Immunglobulin nach Ansteckung steht heute zur *passiven Immunisierung* zur Verfügung.

Röteln

- Sie werden durch das Rötelnvirus übertragen, aber auch beim direkten Kontakt (Berührung, Händeschütteln) mit einem Infizierten.

Für den Erkrankten verläuft diese Infektion meist recht harmlos, zuerst mit einer fiebrigen Erkältung, dann folgt der Hautausschlag.

Höchst gefährlich sind jedoch die Rötelnviren *während der Schwangerschaft!* Erkrankt eine Mutter in den ersten vier Monaten der Schwangerschaft, so ist das Kind mit ziemlicher Sicherheit geschädigt und kommt oft mit schwersten Mißbildungen zur Welt.

Immer wieder erinnern die Impfexperten, wie z. B. der Münchner Professor Dr. Helmut Stickl, mahnend daran, daß Jahr für Jahr in der Bundesrepublik durchschnittlich mindestens 20 schwerstmißgebildete Kinder geboren werden, weil ihre Mütter nicht gegen Röteln geimpft waren und in der Schwangerschaft an dieser Infektion erkrankten. Eingeschränkte Sehfähigkeit bis zur Blindheit, Gehörschäden bis zur Taubheit, aber auch Herzfehler und eine allgemeine Beeinträchtigung der körperlichen und geistigen Entwicklung sind an neugeborenen »Rötelnkindern« festgestellt worden.

- Mit *aktiver Impfung* kann man Röteln vorbeugen – alle Kinder sollten ab dem 15. Lebensmonat geimpft werden.

Und *alle jungen Mädchen zwischen elf und 15 Jahren* noch einmal – auch dann, wenn sie als Kind geimpft wurden!

Leider wird das Problem »*heranwachsende Mädchen und Röteln*« immer noch nicht überall in der Schule besprochen. Und vor allem nehmen viele junge Mädchen, um die es geht, das Problem nicht ernst. Gottlob sind sie ja in diesem Alter meist kerngesund und brauchen oft jahrelang keinen Arzt. Sie gehen nicht mehr zum Kinderarzt – und auch noch nicht zum Gynäkologen. Und so bleibt die Impfung oft aus. – Es wäre sogar besser, meinen Experten, wenn auch die *Jungen* in der Pubertät nochmals gegen Röteln geimpft würden – damit könnten nämlich die Ansteckungsquellen vermindert werden.

Rötelntest ***vor*** *der Schwangerschaft!*

Weil der Anteil der geimpften Schulmädchen seit 1981 rückläufig ist, kommt es immer wieder zu einer epidemieartigen Ausbreitung von Rötelnviren, zuletzt im Jahr 1984 im Südwesten der Bundesrepublik. Nach Schätzungen besteht in unserem Land für etwa 60 000 Frauen ohne Rötelnschutz die Gefahr einer Erstinfektion, die zu Mißbildungen der Kinder im Mutterleib führen kann! Immer noch hat bei uns jede siebente 20jährige Frau keinen genügend hohen Antikörpergehalt gegen Röteln.

In jedem Fall und *bei jeder Frau* sollte *vor* einer *geplanten Schwangerschaft* der Antikörpergehalt im Blut überprüft werden. Ist dieser zu niedrig oder nicht nachweisbar, dann sollte sie geimpft werden – und erst danach sollte sie eine Schwangerschaft planen.

Poliomyelitis = Kinderlähmung

- Überträger ist das Poliovirus (meist durch Schmutz- oder Schmierinfektion). Es setzt sich in den Nervenzellen des Rückenmarks fest und verursacht Lähmungen.

Es gibt drei Typen von Erregern, jedoch treten heute auch noch die sogenannten Wildviren auf, besonders in den südlichen Reiseländern (z. B. an verschmutzten Badestränden). Sie werden dann von Urlaubern oder von unseren Gastarbeitern oder Besuchern aus anderen Ländern eingeschleppt.

»Immerhin durchqueren *325 Millionen Menschen* aus zum Teil weniger privilegierten Weltgegenden jährlich die Bundesrepublik, und die kann man nicht alle kontrollieren«, sagt Professor Helmut Stickl.

»Einen sicheren Schutz bietet nur die Schluckimpfung. Und zwar muß jedes Kind frühzeitig geimpft werden, und auch die regelmäßigen Auffrischungsimpfungen dürfen nicht vernachlässigt werden.«

Viele Ältere unter uns haben die Schrecken früherer Kinderlähmungsepidemien noch in lebhafter Erinnerung. Ich selbst habe jahrelang im Rahmen der Arbeit für meine Zeitung zusammen mit der »Pfennigparade« Aktionen zugunsten schwerstgelähmter Polio-Kinder geleitet, durch die dank eines überwältigenden Leserechos schließlich der erste Bauabschnitt für einen ganzen Wohnblock möglich wurde, in dem heute Gelähmte leben, arbeiten und betreut werden.

Sie alle waren, als wir damals damit anfingen, oft schon fünf, sieben oder noch mehr Jahre in einem großen Krankenhaus ans Bett gefesselt, lagen zum Teil sogar in Eisernen

Lungen und hatten keine Zukunft mehr. Phantasie und menschliche Hilfsbereitschaft, aber auch der imponierende Überlebenswille der betroffenen Kranken machten es möglich, daß viele von ihnen – heute erwachsen – ein Leben von erstaunlicher Qualität führen, meist sogar im Beruf sich selbst ihr Geld verdienen und viele Sozialkontakte pflegen können.

Aber: Eine Epidemie darf nie wiederkehren! Heute gibt es die völlig unproblematische *Polio-Schluckimpfung* (mit dem berühmten »Zuckerl«). Jeder sollte auch die Anschlußimpfungen wahrnehmen, sogar als Erwachsener; denn bei Reisen in Entwicklungsländer, wo die Polio immer noch grassiert, ist niemand vor einer Infektion sicher.

Auf dem Flughafen von Bangkok lernte ich eine ältere Dame kennen, eine deutsche Wissenschaftlerin. Sie hatte dort sieben Jahre gelebt und gearbeitet und mit 64 (!) Jahren Polio bekommen.

Seither ist sie schwerst gehbehindert, kann sich ohne fremde Hilfe kaum vorwärtsbewegen ...

Diphtherie = Halsbräune

- Erreger sind die Diphtheriebakterien. Sie werden meist »eingeschleppt« wie das Poliovirus.

Sie sind überall auf der Lauer nach Opfern – bis sie auf einen Menschen treffen, der nicht immun ist. Übertragen wird Diphtherie durch Tröpfchen im Speichel und anderen Sekreten, aber auch durch direkten Kontakt mit einem Erkrankten. Die Erreger siedeln sich in der Nase, dem Rachen und im Kehlkopf an. Sie bilden dort dicke bräunliche Beläge, durch die es zur Behinderung der Atmung kommen kann (Krupp). Manche Diphtherie-Opfer sind schon grausam erstickt!

Besonders gefährlich ist die Diphtherie auch deshalb, weil die Bakterien Gifte bilden (»Toxine«, siehe Emil von Behring), die mit dem Blut überall hingelangen, das Herz und den Kreislauf, die Nieren und das Nervensystem derart angreifen, daß oft lebenslange Schäden bleiben.

Das Gift ist aber auch noch nach Absterben der Bakterien im Körper und kann weiter sehr gefährlich wirken: Oft schwächt es den Herzmuskel derartig, daß er, wenn die »harmlose Halsentzündung« schon längst vergessen ist, z. B. nach einer körperlichen Belastung, seinen Dienst verweigert.

Das kann zum »Tod durch Herzversagen« führen.

Ältere Menschen erinnern sich gewiß noch an die großen Diphtherie-Epidemien, die in den letzten Jahren des Zweiten Weltkrieges in Deutschland 20 000 Tote gefordert haben. Dagegen wurden im Jahr 1974 nur noch ganze 17 Fälle registriert.

Aber: In den folgenden Jahren kam es immer wieder zu lokalen Diphtherie-Ausbrüchen. Ende 1982 sorgten mehrere Diphtherie-Kranke im Raum Dortmund für Aufregung.

Besorgniserregend ist auch der erneute Anstieg der Sterbefälle auf über 22 Prozent. Das führen die Experten auf die Tatsache zurück, daß über die Hälfte der Diphtherie-Erkrankten aus jüngerer Zeit ältere Menschen waren, die oft noch zusätzliche chronische Grundleiden hatten und dadurch stärker gefährdet waren. Man nimmt an, daß der Krankheitserreger inzwischen seine »Gestalt« geändert hat und diese veränderten Bakterien sehr viel mehr an Gift bilden können.

Nach allen heutigen Erkenntnissen kann der Diphtheriebazillus selbst nicht ausgerottet werden. Um so wichtiger ist die vorbeugende Impfung: Ab dem dritten Lebensmonat sollte geimpft werden, mit Abschluß der Grundimmunisierung im zweiten Lebensjahr und mit Auffrischungen nach Impfplan in regelmäßigen Abständen, etwa alle sieben bis zehn Jahre.

Wie das Deutsche Grüne Kreuz berichtet, haben Untersuchungen jedoch ergeben, daß

- nur etwa die Hälfte der Kinder und Jugendlichen zwischen zwei und 17 Jahren
- und nur weniger als ein Viertel der Erwachsenen gegen Diphtherie geschützt sind. Die Experten des Grünen Kreuzes sind aber der Ansicht, daß mindestens 75 Prozent unserer Bevölkerung durchgeimpft sein müßten, um neue Ausbrüche des tückischen Diphtheriebazillus zu verhindern ...

Tetanus = Wundstarrkrampf

Mehr als eine Million Menschen sterben nach Schätzungen der WHO weltweit alljährlich an den Folgen des Tetanus. Und selbst in unserem Land mit seinem besonders hohen hygienischen Standard gibt es immer wieder Tetanus-Tote. Vor allem in höherem Alter – über 50 – verlaufen Tetanus-Infektionen mit hoher Wahrscheinlichkeit (zu 80 Prozent) tödlich.

Ältere Menschen bekommen Tetanus oft bei der Gartenarbeit und der Grabpflege – siehe den Fall am Ende dieses Kapitels.

- Erreger sind die Tetanusbakterien, die in der Erde und im Straßenstaub sowie in menschlichen und tierischen Ausscheidungen leben. Direkte Übertragung von Mensch zu Mensch ist nicht möglich, aber schon die winzigste Verletzung reicht aus, um dem Erreger Eintritt in den Körper zu verschaffen. Dieser setzt sich in den Nervenbahnen und im Gehirn fest und verursacht sehr schmerzhafte Krämpfe. Die Überlebenschance eines Tetanus-Infizierten ist sehr gering.

Bei Kindern und Jugendlichen besteht hierzulande meist ein ausreichender Impfschutz. Bei der Bundeswehr werden alle Rekruten durchgeimpft.

Völlig unzureichend dagegen ist immer noch die Immunität bei *Menschen über 65.* Zwei Drittel von ihnen hatten bei einer Untersuchung der Münchner Bevölkerung überhaupt keine Antikörper gegen Tetanusbakterien! Erhebliche Lücken finden sich auch bei den Ausländern aus den Mittelmeerländern und hier noch besonders bei den Frauen.

- Impfungen sollten ab dem dritten Lebensmonat erfolgen mit Auffrischungen nach Plan. Der Impfschutz hält ca. zehn Jahre, er sollte aber bei jeder Verletzung wiederholt werden, wenn die letzte Impfung länger als zwei Jahre zurückliegt. Eine passive Immunisierung mit Immunglobulin ist möglich.

Zwei Wege zur Gürtelrose

- Weitere keineswegs harmlose Infektionskrankheiten sind *Scharlach, Keuchhusten* und *Tuberkulose.* Besonders gefährdete Kinder – das sind diejenigen in Heimen und z. B. großen Familien, welche in schlechten sozialen Verhältnissen leben müssen – sollten grundsätzlich gegen diese Krankheiten gelmpft werden.

- Auch *Windpocken* sind nicht immer harmlos. Die charakteristischen Bläschen und Knötchen auf der Haut heilen meist spurlos ab. Die Infektion hinterläßt zwar lebenslange Immunität – jedoch ist wahrscheinlich der Erreger der *Gürtelrose* (Zoster) mit dem Windpockenvirus identisch.
- Die Gürtelrose tritt in der Regel im Erwachsenenalter auf. Die Forschung ist noch nicht abgeschlossen. Man vermutet aber, daß es »zwei Wege zur Gürtelrose« gibt: Entweder wird das Windpockenvirus »wieder aufgeweckt«, das unter Umständen jahrzehntelang im Körper geschlummert hat – und der Mensch bekommt als Zweiterkrankung Zoster. Oder aber ein Erwachsener, der als Kind keine Windpocken hatte, also nicht gegen sie »immun« ist, kommt in Kontakt mit einem windpockenkranken Kind – und der Erwachsene erkrankt nun nicht an Windpocken, sondern an Gürtelrose. Eine wahrlich unheimliche Geschichte!

In Japan wurde jetzt ein Impfstoff entwickelt, der die Windpockenerkrankung verhindern soll. Er wird vor allem an Leukämie-kranke Kinder verabreicht, da diese durch Windpocken besonders gefährdet sind.

Unterstützen Sie UNICEF!

Die WHO hat sich das Ziel gesetzt, für eine Immunisierung, sprich Durchimpfung, aller Kinder der Erde zu sorgen. Wahrlich, ein großes Ziel. Schon heute wird Jahr für Jahr das Leben von rund 800000 Säuglingen in den Entwicklungsländern gerettet – durch Impfung.

Jeder von uns kann, z. B. durch Unterstützung des Weltkinderhilfswerkes UNICEF, dazu beitragen, daß auch die Kinder der Dritten Welt »die Chance eines vollen Lebens« haben. Noch sterben Millionen Kinder an schrecklichen Killer-Seuchen!

Immuntraining – auch für Erwachsene lebenswichtig!

Von »Kindesbeinen« an ist unser Immunsystem also mit den unterschiedlichsten Fremdstoffen (Antigenen) in Berührung gekommen. Gegen viele hat unser Körper später Abwehrstoffe parat. Viele Milliarden Lymphozyten mit speziellem »Gedächtnis« und mit »Empfangseinrichtungen« gegen ganz bestimmte Feinde schwimmen im Blut und leben in den Geweben.

- Doch auch als Erwachsene sind wir in manchen Situationen schutzlos gegenüber gewissen feindlichen Angriffen. Wir müssen also unser Immunsystem *immer weiter trainieren* – am besten mit aktiven Schutzimpfungen!

Die Risiken bestimmter Berufe

Jene, die in bestimmten Berufen arbeiten, sind einigen besonders bösartigen Krankheitserregern ausgesetzt: Ärzte, Zahnärzte, Krankenpflegepersonal, Laboranten(innen) etwa, also alle, die mit Blut oder Körpersekreten in Berührung kommen, können z. B. eine durch Viren verursachte *Leberentzündung* bekommen.

Die Hepatitis B

Die Krankenkassen müssen allein in der Bundesrepublik jährlich für die Behandlung dieser Krankheit und ihrer Spätfolgen rund 600 Millionen Mark aufbringen. Jeder einzelne Fall kostet zwischen 80000 und 100000 Mark. *Noch bis zu sechs Monate nach der Infektion* – z. B. durch Blut von einem Hepatitis-B-Kranken (Erreger in Spritzen, kleinen Wunden etc.) – kann diese Krankheit ausbrechen. Sie beginnt meist mit Mattigkeit, Appetitlosigkeit, Übelkeit, heftigen Gliederschmerzen. Erst wenn die Patienten sich gelb färben, »*Gelbsucht*« haben, gehen sie erschreckt zum Arzt.

Weil es bis heute noch keine sicher wirksame Therapiemöglichkeit gibt, wird den Risikogruppen eine Impfung dringend empfohlen.

In der Bundesrepublik ist – wie in Amerika – seit kurzem ein gentechnologisch hergestellter Hepatitis-B-Impfstoff zugelassen (»Gen-HB-Vax«, der mit einem Aufwand von ca. 100 Millionen Dollar entwickelt wurde, unter Mitwirkung der deutschen Behringwerke). Drei Injektionen in vorgeschriebenen Abständen bieten heute einen sicheren Schutz.

- Auch Dialysepatienten, Bluter, Menschen, die sich größeren Operationen unterziehen müssen, Neugeborene von hepatitisinfizierten Müttern und Drogenabhängige sowie Personen mit häufig wechselnden Intimpartnern sollten unbedingt die Impfung wahrnehmen.
- Vor allem aber Menschen, die längere Zeit im Ausland unter nicht gerade vorbildlichen hygienischen Verhältnissen leben müssen.

Denn bei zehn bis 15 Prozent der Hepatitis-B-Erkrankten verläuft diese Leberentzündung chronisch, in den meisten dieser Fälle kommt es schließlich zu einem *Leberzerfall,* der tödlich endet. Außerdem weiß man heute, »daß bei Leberkrebs zu einem hohen Prozentsatz eine vorangegangene Hepatitis die Ursache war«.

Die Hepatitis A

- Diese Viren finden sich unter ungenügenden hygienischen Bedingungen in Lebensmitteln (vor allem z. B. in Muscheln, aber auch auf ungewaschenem Salat und Obst).

Die Erreger werden mit dem Stuhl ausgeschieden und gelangen durch die Abwässer wieder in den Infektionskreislauf (Lebensmittel – Stuhl – Abwässer – Lebensmittel).

Eine aktive Immunisierung ist noch nicht möglich, passiv bietet in Immunglobulin für etwa drei Monate einen gewissen Schutz.

Gerade *älteren* Touristen empfehlen die Ärzte deshalb dringend, sich vor Fernreisen Immunglobulin spritzen zu lassen! (Siehe Marga S. am Anfang dieses Buches.)

Zeckenbiß = Frühsommer-Meningoenzephalitis

Förster, Waldarbeiter, Landwirte, aber auch Urlauber, die gern in Wäldern wandern, gehören zu den gefährdeten Personengruppen.

- In bestimmten Gebieten Mitteleuropas lauern die Zecken in den Wäldern. Wenn sie animalische Körperwärme wittern (von Mensch oder Tier), »lassen sie sich einfach auf ihre Opfer fallen und beißen sich fest und übertragen auf sie die Meningokokken, die in die Blutbahn eindringen und eine Gehirn- oder Gehirnhautentzündung verursachen können.

Oft beginnt die Krankheit mit »leichter Grippe«, Muskel- und Gelenkbeschwerden. Dabei kann es bleiben. Bei zehn bis 20 Prozent der Infizierten aber kann es überfallartig, in Minuten oder Stunden, zu einem richtigen Schocksyndrom kommen, mit Bewußtseinsstörungen, schweren Krämpfen und Lähmungen.

Seit wenigen Jahren kann – und sollte unbedingt – in gefährdeten Gebieten geimpft werden: ab dem dritten Lebensjahr. In Europa sind das vor allem die Auwälder in Österreich sowie in Nord- und Süddeutschland (Donautal), aber auch die Tschechoslowakei.
Auch in Bayern mehrten sich in den letzten Jahren die Zeckenbiß-Erkrankungen. Wer in diesen Gegenden Ferien macht (genaue Pläne beim Arzt erfragen), der sollte sich vorher impfen lassen.

Ein Zeckenbiß wird oft nicht bemerkt! Wenn ein (ungeimpftes) Kind plötzlich eine Erkältung mit geschwollenen Nackenlymphknoten und dickem Hals bekommt, womöglich mit hohem Fieber, dann muß unbedingt sofort der Arzt gerufen werden. Auffrischungsimpfungen etwa alle drei Jahre.

- Es besteht übrigens der Verdacht, daß Zeckenbiß-Infektionen »Wegbereiter« für spätere Tumoren werden können.

Grippe = Influenza

- Die Influenza ist die einzige schwere Erkrankung, die ständig mit Erkältung verwechselt wird! Erreger sind jedoch Viren, die häufigsten Typen A und B.

Diese Viren ändern von Jahr zu Jahr ihr Gesicht und können sich dadurch auf raffinierte Weise tarnen. Bei kleineren Veränderungen des Erregers sprechen die Experten von einer »Drift«. Bei einer grundsätzlichen Verwandlung dagegen von einer »Shift«. Die Drift verursacht oft örtlich begrenzte Epidemien, eine Shift aber kann als Seuche die ganze Erde umrunden. Es gibt Vermutungen, daß auch die Zugvögel zur Ausbreitung der Grippeviren beitragen.

- Je nach Herkunft der Subtypen heißen die Stämme dann »Hongkong«-Virus, »Mississippi«, »Texas«, »Singapore« oder »Chile«. Zusätzlich zu den von früher bekannten Influenzaviren muß dann von Jahr zu Jahr jeweils der neueste bekannte Stamm im Impfstoff sein.

Die besonderen Gefahren durch Grippeviren bestehen in den Folgeerkrankungen wie Bronchitis, Lungenentzündungen und Schädigungen des Herz- und Kreislaufsystems. Menschen nach schweren Operationen, solche mit chronischen Erkrankungen der Lunge oder des Herzens, Zuckerkranke, Rheumatiker und alle Über-60jährigen sollten sich impfen lassen.

- Als beste Impfmonate werden August bis Oktober empfohlen; denn dann ist bis zum Winter ein Impfschutz aufgebaut. Auch diese Impfung zahlt die Kasse.

Trotzdem lassen sich leider immer noch nicht genügend Risiko-Patienten impfen!

Die Tollwut

- Wieder ist hier ein besonderer Personenkreis gefährdet: Tierärzte, Förster, Waldarbeiter, Bauern. Übertragen wird das Virus durch den Speichel von Füchsen, Katzen, Hunden und kleinen Nagetieren (auch Eichhörnchen und Mäuse, vor allem aber Fledermäuse können Tollwut bekommen und übertragen).

Seit wenigen Jahren ist eine vorbeugende Impfung auf dem Markt. Und es ist ein echter Skandal, daß die Kassen auch bei Personen mit extremem Tollwut-Risiko, wie Tierärzten, bis heute eine vorbeugende Impfung nicht bezahlen – weil sie rund 500 Mark kostet. Sie zahlen erst, wenn der Betroffene schon gebissen ist – und ein Tollwut-Biß ist immer lebensgefährlich!

Allerdings ist eine passive Immunisierung *nach* einem Biß eines tollwütigen Tieres möglich, und der neue Impfstoff ist auch recht verträglich. Wer gebissen wird, sollte unbedingt in den nächsten 72 Stunden geimpft werden. Eine Tollwut-Erkrankung, die nicht (durch Impfung) behandelt wird, führt fast 100prozentig zum Tod!

Rettender Pieks – aber mit Nebenwirkung?

Ein beliebter Einwand der Impfmuffel lautet: »Aber die Impfkomplikationen!« Das stimmt zwar – nicht jede Impfung ist restlos ungefährlich.

- Deshalb gilt auch grundsätzlich, daß *nur gesunde Kinder und Erwachsene* geimpft werden sollten. Schon bei einer leichten Erkältung sollte der Impftermin verschoben werden.

Unser Immunsystem ist nämlich in dieser Situation dann vor allem mit der Abwehr der aktuellen Erkrankung beschäftigt und kann sich deshalb auch nicht noch ausgiebig mit neuen Antigenen – sprich dem Impfstoff – auseinandersetzen.

Grundsätzlich unterscheidet man drei Schweregrade:

1. *Die Impfreaktion:* Das sind normale, in vielen Fällen auftretende leichte Beschwerden wie Kopfweh, leichtes Fieber, Jucken oder Rötung an der Einstichstelle.

2. *Die Impfkomplikation:* Sie kann bei den einzelnen Impfstoffen sehr unterschiedlich sein. Zum Beispiel können bei Rötelnimpfung Schwellungen der Lymphknoten und Gelenkbeschwerden auftreten oder nach Masernimpfung Fieberkrämpfe. Aber diese Komplikationen kommen nur bei etwa einem von 1000 Impflingen vor.

3. *Der Impfschaden:* Wenn vier Monate nach der Impfung noch bleibende Schädigungen bestehen, wie Lähmungen nach Polio-Impfung, Nervenentzündungen nach Diphtherie oder Tetanus, so wird dies als Impfschaden anerkannt. Die Größenordnung liegt aber bei etwa 1: 100000.

Impfen erst nach Aids-Test?

In den USA wird nun seit kurzem kein Rekrut mehr geimpft, ehe nicht zuvor ein HIV-Antikörpertest gemacht wurde. Das Pentagon sah sich zu dieser Maßnahme veranlaßt, weil sich herausstellte, daß Impfstoffe bei schon HIV-Infizierten den Ausbruch der Krankheit stark beschleunigen können.

- Ein Grund mehr, daß alle wichtigen Impfungen, z. B. auch die gegen Hepatitis B, schon im frühen Kindesalter erfolgen!

Dramatische Abwehr gegen ein »Wildvirus«

Ist aber jemand nicht geimpft und wird infiziert, so verläuft die Auseinandersetzung der Abwehr – beispielsweise mit einem »Wildvirus« – meistens viel dramatischer und gefährlicher als jede Impfreaktion. Und der meist bleibende gesundheitliche Schaden, der dann durch ein Virus oder ein Bakterium angerichtet wird, ist später nicht mehr wiedergutzumachen ...

Fröhlich reisen – gesund heimkehren

- Vor Tropenkrankheiten muß man sich schützen.

In den »Klongs«, den Kanälen in und um Bangkok, sah ich immer wieder staunend all die kleinen vergnügten Kinder, die vor den Pfahlbauten ihrer Familie in einer graubraunen Brühe paddelten, in die der Abfall von acht Millionen Menschen fließt.

In Assuan erlebte ich, wie an der alten Bazaar-Straße ein Fischer direkt im Straßenstaub, den unzählige Füße aufwirbelten, seine köstlichen, frisch gefangenen Nil-Karpfen auf einem winzigen Bodengrill briet – für das Restaurant nebenan, wo wir die Fische bestellt hatten. In Hongkong beobachtete ich während einer Hafenrundfahrt, die auch zu den »Schwimmenden Restaurants« führte, wie Küchenhilfen Gemüse und Salate im stinkenden Hafenwasser »wuschen«. Nahrungsmittel, die kurze Zeit später den ahnungslosen Touristen serviert wurden.

Seit diesen schockierenden Erlebnissen bin ich auf großen Reisen noch vorsichtiger geworden und nehme grundsätzlich alle notwendigen Impfungen wahr!

Unser Globus wird immer kleiner. Es gibt kaum einen Fleck mehr auf der Erde, wohin man nicht schon verhältnismäßig preiswert fliegen kann. Und wahrlich, kein Ziel ist zu weit oder zu warm oder zu wunderlich – Heerscharen von Reisenden zieht es dorthin. Heute schon ist der Tourismus einer der am schnellsten wachsenden Wirtschaftszweige der Welt. Und der Bau-Boom an all diesen exotischen Zielen hält unverändert an.

- Diese Explosion der Fernreisen aber hat eine sehr bedenkliche Kehrseite: Nach neuen Statistiken der WHO werden 20 bis 50 Prozent aller Fernreisenden krank!

Kein Wunder, sie sind während ihrer Besuche an fernen Gestaden zahlreichen gefährlichen Infektionskrankheiten ausgesetzt!

Das fängt schon damit an, daß heute mancher reist, der völlig unerfahren ist in den Vorsorgemaßnahmen gegenüber »fremden« Krankheiten.

Und Beobachtungen der WHO aus letzter Zeit haben gezeigt, daß gerade für diese Menschen allein die Veränderungen im Lebensrhythmus schon das Infektionsrisiko erhöhen.

Man lese und staune: Von unseren Über-70jährigen packen fast 40 Prozent mindestens einmal jährlich den Ferienkoffer, und selbst bei den Über-87jährigen riskiert noch fast jeder fünfte einen Ortswechsel. Viele solcher unternehmungslustigen Senioren sind freilich ausgesprochen »wetterfest« und selbst körperlich oft besser abgehärtet und fit als mancher junge Mensch, der seine Tage in Büro oder Fabrik, die Feierabende in Diskos oder vorm Fernseher und die Sonntage im Auto verbringt.

Dennoch: Gefahren lauern überall!

- Schon ein extremer Klimawechsel – Hitze oder Kälte – kann direkte oder indirekte Erkrankungen verursachen.
- Große Hitze und Feuchtigkeit und dazu ungewohnte Anstrengungen, Trecking in großer Höhe, wochenlange Bus-Rundreisen etc. können wegen Salz- und Wasserverlusten zu schweren Erschöpfungszuständen führen. Der – ungewohnte und meist viel zu intensive – Umgang mit Strand und Sonne, stundenlang, tagelang (oft noch in Verbindung mit ungewöhnlichen Alkoholmengen), kann zu Hitzschlag, Wärmestau, Sonnenbrand und großem körperlichem Streß führen.
- Dazu kommt das Einatmen und Schlucken von Staub bei Fahrten auf staubigen Straßen oder in abgelegenen Bergregionen (wo oft verhältnismäßig viel Tbc grassiert), dazu kommen »Wechselduschen« von Klimaanlagen und im Gefolge starke Erkältungen, Husten, Halsentzündungen.
- Dazu kommt die ungewohnte Nahrung, kommen fremde Speisen, Getränke, die oft genug Infektionsträger sind. Und dann stellen sich die Durchfallattacken ein, die in der Touristensprache mit Galgenhumor blumig »Montezumas Rache«, »Pharaos Rache«, »Hongkong-Hund«, »Delhi-Bauch« und »Tokio-Trott« genannt werden und die für die Betroffenen meist alles andere als lustig sind.
- Dazu kommen schließlich oft höchst hektisch hochgezogene Hotels, die zwar meist sehr schick aussehen und in deren Gärten viele Blumen blühen, in denen es aber »hinter den Kulissen«, in Küchen, Speisesälen, Klimaanlagen, Duschen etc., oft von Krankheitserregern wimmelt.

Nun möchte ich wirklich niemandem die Lust am Reisen vermiesen. Und ich wende mich hier auch nicht so sehr an die alten Touristik-Hasen – sondern vor allem an Neulinge, Greenhorns, die nun plötzlich auch der (Himalaja-)Berg ruft, die Schwarzafrika lockt, Suzy Wong verführt, die scharf sind auf Kairo und Rio, auf Bombay oder Bangkok, auf Togo oder Trinidad.

Jeder, wohlgemerkt jeder, der in solche fremden Länder reist, ist gesundheitlichen Gefahren durch fremde Erreger ausgesetzt – egal, ob er alt oder jung ist, ob er noch nie krank war oder ob er wild entschlossen ist, »immer aufzupassen«.

Tropische Viren, Parasiten, Infektionsherde sieht man meist nicht. Aber man kann sie bald zu spüren bekommen. In allen tropischen und subtropischen Gegenden wird der Tourist mit Krankheitserregern konfrontiert, die seinem Immunsystem fremd sind – gegen die er also mitnichten gefeit ist.

Auf einem Symposium der »Gesellschaft für Immun-Tropenmedizin und Impfwesen« in München faßten unsere prominentesten Impf- und Tropenexperten ihre Erfahrungen zusammen. So teilte Dr. Nikolaus Frühwein, München, die Reise-Impfungen in drei Kategorien ein:

1. Die obligatorischen, die auch in Mitteleuropa wichtig sind (gegen Tetanus und Kinderlähmung);
2. die häufigen (gegen Cholera, Gelbfieber, Typhus und die Hepatitis-A-Prophylaxe);
3. die seltenen – für extrem gefährdete Menschen, wie Entwicklungshelfer, Dauer-Auslandsreisende, auch solche, die in exotischen Ländern arbeiten (vor allem Hepatitis-B, Fleckfieber, Tollwut, Tuberkulose, Gehirnhautentzündung).

- Allen, die nach Südostasien oder Afrika in den Urlaub reisen, empfiehlt Frühwein, sich gegen *Cholera* impfen zu lassen. Auch die *Gelbfieber-Impfung sei für diese Länder absolut notwendig.*
- Wer zum Trekking startet, auf Fernreise in exotische Länder geht, China, Südostasien, Afrika, Südamerika bereist, der sollte unbedingt die *Typhus-Schluckimpfung* absolvieren.
- Gerade älteren Ferntouristen wird aber auch die *Polioimpfung* dringend empfohlen. (Siehe die alte Dame in Bangkok, die nie im Leben eine Polio-Schluckimpfung mitgemacht hatte und nun »wie von einem Blitz aus heiterem Himmel« mit 64 Jahren von Polio befallen wurde.)
- Und eigentlich sollte jeder, der heute in ein Land mit niedrigem Hygienestand reist, sich kurz vor seiner Abreise *Gammaglobulin* spritzen lassen. Dieses Immunglobulin – wir haben es früher schon mehrfach erwähnt – bietet zumindest für einige Monate in Ländern mit mangelhafter Hygiene einen gewissen Schutz vor Hepatitis.

Malaria – ein Kapitel für sich

Ein sehr ernsthaftes Kapitel ist die Malaria. Diese durch eine Stechmücke, die Anopheles, die wir gern »Moskito« nennen, übertragene »Infektionskrankheit Nr. 1« fordert jährlich eine Million Todesopfer, und schätzungsweise 350 Millionen Menschen sind an Malaria erkrankt. Die Seuche macht auch vor keinem Touristen halt, wenn sie ihn erwischen kann. Es sei denn, er hat alle möglichen Vorsichtsmaßnahmen ergriffen. Nämlich:

- Moskito-Netz und insektenabweisende Mittel, damit die Biester erst gar nicht auf die Haut gelangen können;
- nach Sonnenuntergang nur helle Kleider mit langen Ärmeln bzw. lange Hosen.

- Vor allem aber: Die regelmäßige Einnahme von *Anti-Malaria-Mitteln.* Da die Erreger-Biester (Anopheles = die Nutzlose) gegen Insektenvernichtungsmittel oft resistent geworden sind und weil die »Plasmodien«, die Malaria-Parasiten, die in unsere roten Blutkörperchen gehen, vielfach ihrerseits gegen Malariamittel resistent geworden sind, hilft nur noch größte *Vorsicht* – und auf alle Fälle die zur Verfügung stehende *Malaria-Prophylaxe* wahrzunehmen.

Sie besteht darin, daß man in der Woche vor der Abreise 600 mg Chloroquin-Tabletten (Resochin) einnimmt und danach je einmal wöchentlich am selben Tag (z. B. jeden Sonntag) 300 mg.
Nach der Heimkehr müssen die Tabletten aber *unbedingt* noch *sechs Wochen* weitergenommen werden, das ist äußerst wichtig – weil sich die Erreger immer noch im Blut befinden können.
Falls der Tourist während der Reise plötzlich Fieber bekommt, muß er *sofort* (das ebenfalls mitzunehmende) Fansidar – drei Tabletten auf einmal – einnehmen.

Malaria ist zur Zeit die große Sorge der Tropenmediziner. Es wird überall in der Welt an Impfstoffen gearbeitet, die Gentechnik soll auch hier Pate stehen. Wenn alles klappt, wird es wenigstens in den gefährdetsten Gebieten den Impfstoff geben.

Da viele deutsche Ferntouristen den Malariaschutz vernachlässigen, gab es auch im Jahr 1986 mehr Malaria- als Aids-Todesopfer …

Vorläufig habe ich noch einen Tip der Vitaminexperten zur Abwehr der stechenden Biester:

Während des Urlaubs *täglich 300 Milligramm Vitamin B_1* als Tablette nehmen! Der Geruch hat oft schon erfolgreich die Moskitos auf Distanz gehalten.

Und noch etwas: Neuerdings empfehlen Impfexperten auch für die *Türkei,* die ja als Reiseland immer beliebter wird, den Malariaschutz. Zwar wird dort nur die harmlosere Form der Seuche übertragen – und nicht die Malaria tropicana –, aber die Einnahme von Resochin (siehe oben) wird Türkeireisenden aus der Bundesrepublik trotzdem empfohlen.

Was auch die Forschung in Sachen Impfung gegen Tropenkrankheiten in Zukunft Gutes bringen kann, jetzt, hier und heute, gelten folgende WHO-Ratschläge für alle Ferntouristen:

- Nehmen Sie nie ungekochte Speisen zu sich. Essen Sie nur Obst und Gemüse, das Sie schälen können.
- Vermeiden Sie, Wasser oder Milch zu trinken, falls Sie nicht wissen, ob diese Getränke einwandfrei sind (versiegelte Mineralwasserflaschen etc.).
- Vermeiden Sie, rohes Fleisch, rohe Fische und Schalentiere zu essen.
- Essen Sie keine Eiscreme, keine Mayonnaise, keine Marinaden, seien Sie vorsichtig an kalten Buffets.
- Waten, waschen oder schwimmen Sie nie in Süßwasser, das mit menschlichem Abwasser verseucht oder mit verschiedenen anderen Krankheitsüberträgern infiziert sein könnte.
- Und ist es trotzdem passiert, hat Sie »Montezumas Rache« doch erwischt, dann helfen spezielle Mittel, die Ihnen der Arzt verschreibt und die Sie unbedingt im Urlaub dabeihaben müssen. Zum Ausgleich des Wasser- und Mi-

neralienverlustes können Sie (falls es keinen Elektrolyte-Trank in Apotheken gibt) folgenden *Drink mixen:*

Den Saft von vier Orangen mit sieben Eßlöffeln Traubenzucker und einem Teelöffel Salz vermischen, dazu einen Liter abgekochtes Wasser oder Schwarztee. Und ein bis zwei Tage Nulldiät, dabei aber sehr viel trinken, z. B. schwarzen Tee, aber keinen Kaffee, keinen Alkohol und auch kein Nikotin.

Grundsätzlich aber sollte jeder, der auf Fernreise geht, *mindestens zwei Monate vorher* beim Gesundheitsamt oder einem Impf- bzw. Tropenarzt vorbeischauen. Die Experten dort wissen genau Bescheid. Auch das Deutsche Grüne Kreuz, Schuhmarkt 4, 35037 Marburg/Lahn, »versorgt Sie gern mit Informationen«. Nicht vergessen, vor allem die Älteren: Die *Polio-Schutzimpfung* muß *acht Wochen* vor dem Start beginnen!

Tetanus – und was da alles passieren kann...

An Tetanus sterben aufgrund fehlender oder unzureichender Immunisierung immer noch 40 Prozent der Erkrankten. Wer gegen Tetanus durchgeimpft ist, für den waren bestimmte allergische Reaktionen ganz gewiß in Kauf zu nehmen.

- Vor allem in höherem Alter – über 50 – verlaufen die Tetanus-Erkrankungen auch bei uns mit großer Wahrscheinlichkeit tödlich. Besonders oft bekommen ältere Menschen, wie gesagt, Tetanus bei der Gartenarbeit oder bei der Betreuung eines Grabes.

So ist dies ein typischer Fall:

Ein 60jähriger Mann verletzt sich bei der Gartenarbeit leicht am Arm. Nachdem sieben Tage später die Verletzung noch nicht abgeheilt ist und er sich sehr schlecht fühlt, wird er ins Krankenhaus gebracht. Seit dem Vortag leidet er unter starken Schmerzen im Nacken und in den Kiefergelenken, kann den Kopf kaum mehr drehen, hat auch Schluckbeschwerden. Nicht einmal den Mund kann er mehr richtig öffnen.

Der Mann litt schon vor seiner Einlieferung an einer leichten koronaren Herzkrankheit und einer mittelschweren Emphysem-Bronchitis. Beim Abfragen der Vorgeschichte stellte sich heraus, daß er noch nie in seinem Leben gegen Tetanus geimpft worden war. Und auch am Tag der Verletzung hatte er sich geweigert, sich Immunglobulin spritzen zu lassen!

Die Ärzte stellten die Diagnose »Tetanus« und spritzten dementsprechend Tetanus-Immunglobuline, zusätzlich weitere Stützungsmedikamente. Trotzdem hatte sich 24 Stunden später der Zustand – vor allem der Atmung – derart verschlechtert, daß der Mann künstlich beatmet werden mußte.

Die maschinelle Langzeitbeatmung mußte schließlich 24 Tage lang fortgesetzt werden, und immer wieder litt der Mann unter schwersten Krämpfen im Bauch.

In der Klinik mußten alle Register der ärztlichen Kunst gezogen werden – mit Medikamenten versuchte man, die Krämpfe zu lösen, im Lauf der Tage war ein Luftröhrenschnitt notwendig. Da der gesamte Magen-Darm-Trakt wie gelähmt reagierte, versuchte man künstliche Ernährung über eine Magensonde – aber nicht mal die war möglich. So entstanden schwerste Verluste im »Wasser- und Elektrolyt-Haushalt«.

Dazu kamen Harnwegsinfekte, die auch noch einen Dauer-Katheter notwendig machten.

Der Arztbericht führte zum Schluß folgende Palette von verzweifelten Behandlungsversuchen auf:

- 1103 Einzelinjektionen;
- zahlreiche Katheter waren erforderlich, zentrale Venenkatheter, auch Bronchoskopien zum gezielten Absaugen von Schleim aus den Atemwegen (insgesamt 322mal!);
- ferner ein Peridural-Katheter (über den direkt ins Zentralnervensystem Entspannungs- und Betäubungsmittel gegeben wurden, um die Lähmung des Magen-Darm-Traktes zu überwinden).
- Außerdem war natürlich eine Vielzahl von Röntgenaufnahmen, biochemischen, mikrobiologischen und bakteriellen Untersuchungen erforderlich.
- Ärzte und Schwestern waren rund um die Uhr im Einsatz!

Privatdozent Dr. Jürgen Plötz vom Institut für Anästhesiologie im Klinikum Bamberg, der diesen Bericht in den »Gelben Heften«, einer Zeitschrift für Ärzte, zusammenschrieb, schätzt, daß der Patient, der nach 51-tägiger Behandlung in der Intensivstation und mehrwöchiger »Rehabilitation« als geheilt entlassen werden konnte, die Krankenkasse ca. 100000 Mark gekostet hatte. Dazu kamen noch die Kosten für die Nacherholung und für die Arbeitsunfähigkeit. Eine Tetanus-Schutzimpfung hätte rund 50 Mark gekostet ...

Die Gegner unseres Immunsystems

Was uns schwächt
und was uns krank macht

Bakterien und Viren – Hauptfeinde unserer Gesundheit

Im Jahr 1846 beobachtete der erst 26jährige dänische Arzt Peter Ludwig Panum auf den Färöer-Inseln (einer von der Außenwelt damals fast völlig isolierten Inselgruppe zwischen den Shetlands und Island) eine *Masernepidemie,* die mehr als 6000 der 7782 Einwohner befiel:

Ein Tischler, der kurz vor dem 20. März jenes Jahres Masernkranke in Kopenhagen besucht hatte, schleppte die Krankheit ahnungslos auf die Inseln. Am 28. März kam der Mann mit dem Schiff zu Hause wieder an, bei bester Gesundheit. Aber schon in den ersten Apriltagen erkrankte er selbst an Masern. Bald grassierte dann die Epidemie – sie dauerte von April bis Oktober, einer steckte den anderen an. Doch dann erlosch die Seuche wieder – weil es keine nichtinfizierten Opfer mehr gab!

Dr. Panum beobachtete weiter, daß jene Inselbewohner, die nicht an Masern erkrankt waren, fast alle über 65 waren: Und genau 65 Jahre früher, 1781, war die letzte Masernepidemie auf den Färöern gewesen, in der Zwischenzeit hatte es keinen einzigen Masernfall gegeben.

- Alle aber, die damals die Masern durchgemacht hatten, waren noch 65 Jahre später immun!

Ein Jahr danach schilderte Dr. Panum, der sich als Ordinarius für Physiologie in Kiel und Kopenhagen in künftigen Jahren einen hervorragenden Ruf als Wissenschaftler erwarb, in Rudolf Virchows »Archiv für Pathologische Anatomie« den Verlauf der Epidemie, der ganz typisch ist für das Ausbreiten einer virusbedingten Seuche. Und weitere fast 150 Jahre später kommentierte Professor Dr. med. H. J. Eggers, der Direktor des Instituts für Virologie an der Universität Köln, in der »Münchner Medizinischen Wochenschrift« diese kuriose Geschichte.

Professor Eggers stellt dazu fest, dieser Fall einer Epidemie sei der typische Beweis dafür, daß ein Virus eine genügend große Zahl von Menschen braucht, um »in Zirkulation zu bleiben«. Ahnliche Beispiele fand Professor Eggers auch bei Epidemien auf Südseeinseln.

Heute freilich, in unserer überbevölkerten und übermobilen Welt, deren Bewohner ständig von hier nach dort reisen, haben die Viren es wesentlich leichter, sich auszubreiten.

Ohne Bakterien kein Leben ...

Bakterien sind einzellige Mikroorganismen, die man vielfach schon genau identifizieren kann. Der ungeborene kleine Mensch ist normalerweise frei von solchen Mikroorganismen. Doch schon auf dem Weg durch den Geburtskanal und vor allem natürlich später durch Kontakte mit anderen Menschen – infiziert er sich mit der typischen *Bakterien-»Flora«,* die er dann meist sein Leben lang mit sich trägt, auf der Haut und auf den Schleimhäuten der Körperöffnungen.

- In der gesunden *»Darmflora«* helfen uns Milliarden von Bakterien, die Nahrung in Lebensenergie umzubauen, vor allem auch in die Vitamine.
- Im *Alltag* sind zahlreiche Bakterien unsere Freunde und Helfer: z. B. bei Gärprozessen, bei der Herstellung von Sauerkraut, Käse, Brot und Wein, aber auch bei der Reinigung unserer Abwässer und in der Landwirtschaft, bei der Bereitung gesunder Nährböden für die Pflanzen.
- Wo immer es Leben gibt, gibt es auch Bakterien. Ohne sie würde der ewige Kreislauf der Natur zum Stillstand kommen. Ein Gramm fruchtbarer Ackerboden enthält ca. 2500 Millionen Bakterien!

Krankheitserreger brauchen einen Wirt

Um aber *krankheitserregend zu* wirken, müssen Bakterien auf geeignete Bedingungen treffen, d. h. »auf einen anfälligen Wirt«, und sie müssen dessen Abwehrsystem überwinden.

Wir haben schon im Kapitel »Impfen« erwähnt, daß manche Bakterien durch ihre giftigen Ausscheidungen (Toxine) besonders gefährlich für den Menschen werden können. Aber – seit Sir Alexander Fleming in den 40er Jahren aus einem Schimmelpilz das Penicillin herausholte, stehen der Medizin die *Antibiotika* zur Verfügung zur Bekämpfung von *Bakterien.*

- Auch die Antibiotika werden von Mikroorganismen gebildet, sind also Stoffe, die in der Lage sind, andere Mikroorganismen anzugreifen und unschädlich zu machen.

Allerdings müssen sie äußerst vorsichtig und gezielt auf die Krankheitserreger angewendet werden, weil sie sonst womöglich andere gesunde Zellen im menschlichen Körper angreifen und dadurch gefährliche Nebenwirkungen verursachen! Und durch überreichlichen, oft euphorischen Gebrauch von Antibiotika sind auch manche Bakterien schon gegen sie resistent geworden – sie sprechen auf Antibiotika nicht mehr an!

Viren müssen sich ihr Leben »borgen«

Zwar sind beileibe noch nicht alle Bakterien und die von ihnen hervorgerufenen Infektionen unter Kontrolle, aber in erster Linie machen doch die Viren den Forschern Schwierigkeiten und den Ärzten Probleme.

Dies ist – ganz kurz – der wesentliche *Unterschied* zwischen Bakterien und Viren:

- *Bakterien* vermehren sich und haben einen Stoffwechsel, sie sind also *richtige Lebewesen.*
- *Viren* dagegen brauchen, um sich vermehren zu können, den Stoffwechsel einer lebenden Zelle. Sie sind »intrazelluläre Parasiten« einer Wirtszelle. In diese Zelle dringen sie ein und werden zu einem Teil der Wirtszelle, die sie total umfunktionieren. Sie machen sie zu ihrem Sklaven, zur Leihmutter für die jungen Viren. Die Wirtszelle verliert die Kontrolle über sich selbst und gehorcht dem Kommando des Virus und produziert von da an pausenlos ihrerseits Viren. Die Viren »leben« also eigentlich gar nicht selbst, sondern sie müssen sich *ihr Leben »borgen«.*

Weil sich nun die Viren auf diese erschreckende Weise *innerhalb der Zellen* vermehren, entziehen sie sich in der Regel der üblichen Pharmakotherapie. Mit wenigen Ausnahmen sind deshalb die Behandlungen virusbedingter Krankheiten mit Antibiotika erfolglos! Bis heute ist es der Wissenschaft kaum gelungen, Medikamente (über 50 000 sind im Umlauf) zu entwickeln, die Viren direkt unschädlich machen.

Überall, wo Viren im Spiel sind, ob bei einem Schnupfen oder einer Grippe oder einer handfesten Schleimhautentzündung in den Atemwegen oder im Darm, können Medikamente meist nur die *Symptome mildern* (Fieber senken, Schleimhäute abschwellen lassen, Durchfälle stoppen, die Abwehr stärken), aber nicht dem Virus selbst an den Kragen gehen.

Dürftige Erfolge gegen die Viren

Die *Virus*-Erkrankungen haben die *bakteriell* bedingten Krankheiten inzwischen zahlenmäßig weit überholt. Das Verhältnis ist 60:40. Vor allem aber sind zwischen 85 und 95 Prozent der *Infektionen der oberen Luftwege* virusbedingt, d. h. nur knapp 15 Prozent sind durch andere Erreger verursacht, und bei der Behandlung sind die Erfolge dürftig.

- Da Viren sich außerhalb des Körpers in einem »leblosen« Zustand befinden und da sie immer lebende Zellen brauchen, um sich zu vermehren, lassen sie sich zu Forschungszwecken auch nur sehr schwer züchten.

Dazu kommt, daß *virale* Erkrankungen oft auch noch *bakteriellen Superinfektionen* den Weg bahnen können.

Hier kritisieren Experten wie z. B. Professor Gerhard Joppich, Göttingen, den »viel zu häufigen, reflektorischen Griff zu Breitband-Antibiotika, die tonnenweise zur Anwendung kommen«. Virale Luftwegsinfektionen, so Professor Joppich, können erfahrene Ärzte nämlich durchaus unterscheiden von bakteriell verursachten – weil sie ein anderes klinisches Bild zeigen.

Die Behandlung könnte – und müßte sich daher altbewährter physikalischer und medikamentöser Maßnahmen bedienen, zu denen Dunstwickel, abkühlende Bäder, Wadenwickel, Schwitzpackungen gehören und bei extrem hohem Fieber auch Einzelwirkstoffe wie Azetylsalizylsäure (Aspirin o. ä.).

Viren – Vorbilder der Gentechnik

Weil nun die in den Körper eindringenden Viren im allgemeinen von unseren unentbehrlichen Abwehrhelfern, den T-Lymphozyten, vernichtet werden, ist es überaus wichtig, auch für die Gentechnologie, Mittel und Wege zu finden, daß die Lymphozyten sich ausreichend vermehren können (und dadurch ihre Schlagkraft behalten) und daß die Viren keine Chance bekommen, direkt auf die T-Lymphozyten loszugehen, wie dies z. B. bei Aids der Fall ist (später darüber mehr).

- Die Bio- oder Gentechnologie, die Viren aufs Korn genommen hat, muß also im Kampf gegen sie versuchen, diese Bösewichter mit ihren eigenen Waffen zu schlagen.

Und tatsächlich sind die Viren heute »die natürlichen Vorbilder der Gentechnik«. Man versucht, durch Immunstimulation die natürlichen Abwehrkräfte des menschlichen »Wirtes« gegen Vireninfektionen zu aktivieren. Auch das Impfen (Vermehrung der Antikörperbildung) ist ein Teil des hoffnungsvollen Versuches.

Viren – unsere tödlichen Feinde

Die Wissenschaft der Virologie ist jung – gerade 90 Jahre alt. Aber Viren sind die tödlichsten Feinde des Menschen, wahrscheinlich von Anbeginn an. Schon Ramses V., der ägyptische Pharao, weist in seinem mumifizierten Gesicht die getrockneten Pusteln der Pocken auf, denen er vermutlich zum Opfer fiel.

- Mehr als 500 Virusarten wurden bisher entdeckt – die kleinsten und gefährlichsten aller Krankheitserreger.

Sie sind im Grunde die einfachsten biologischen Gebilde, die wir kennen, aber unvorstellbar klein – sie haben etwa ein 16 000stel der Größe, die der Punkt am Ende dieses Satzes hat. Aber sie sind Winzlinge mit der teuflischen krankmachenden Gewalt von Riesen! Wenn sie in die Zelle eindringen, sind sie nur etwa ein 10 000stel so groß wie ihr Wirt. Doch sie behaupten sich!

Virus heißt »Gift«

Viren bedeuten oft das Ende der heilen Welt. Kaum dringen sie in den Körper ein, gerät das Immunsystem in höchste Alarmbereitschaft (mit seltenen Ausnahmen, auf die wir noch kommen). Virus heißt wörtlich »Gift«. Erst Anfang der 30er Jahre unseres Jahrhunderts war es zum ersten Mal gelungen, Viren herauszukristallisieren. Im Elektronenmikroskop erschienen sie dann in all ihren erstaunlichen Formen: Sie sehen aus wie Wesen von anderen Sternen, sehen selbst oft aus wie Sterne, wie Weltraumschiffe, Satelliten, mal fantastisch schön und mal abstoßend häßlich wie Monster. Manchmal gleichen sie auch verschnürten Paketen, die eine schreckliche Zeitbombe enthalten.

Sie haben hunderterlei Gestalten, maskieren sich wie Terroristen, reisen wie diese »mit leichtem Gepäck«, tauchen unter, verstecken sich, wechseln oft die Kleidung, passen sich vollständig ihrer Umgebung an – und verfolgen mit tödlicher Entschlossenheit ihr Ziel. Sie greifen fast immer völlig überraschend an – verursachen Masern, Hepatitis, Grippe, Schnupfen, Polio, Röteln und Tollwut, Gelbfieber und Gürtelrose, Warzen, Herpes und Aids. Auch bei einigen Formen von Gehirnhautentzündung und Krebs stehen Viren als Übeltäter im Verdacht.

Die Sorgen der Mediziner

- Große Sorgen bereitet der heutigen Medizin die Ausbreitung von Viruserkrankungen des Gehirns und des Zentralnervensystems (Enzephalitis).
- Erstaunlich oft sind auch Augenkrankheiten auf Virusinfektionen zurückzuführen. Das geht von ungeklärten, oft monatelangen Hornhautentzündungen bis zu Herpesviren, die viele Augenleiden, schwere Sehstörungen oder gar Erblindung verursachen können.
- In der Chirurgie, wo immer noch Abertausende von Patienten an postoperativen Infektionen erkranken (deren Ursache oft nicht zu klären ist), spielen Viren ebenfalls eine erhebliche Rolle. Aber die Gefahren dramatisch ablaufender postoperativer Infektionen lassen sich manchmal abwehren oder zumindest abmildern, indem man den Kranken eine künstliche »Immunisierung« mit Antikörpern (Immunglobulinen) vermittelt.
- Ein großes Problem sind für die Ärzte auch die Viruserkrankungen, die während der Behandlung von Krebskranken mit Zytostatika oder Strahlentherapie auftreten – oder auch nach Knochenmarkstransplantationen. Die »scharfen Geschosse« gegen die Tumoren schränken nämlich oft die gesamten Abwehrfunktionen der Kranken ein. Also kommt es oft zur explosiven Virenvermehrung – gegen die wieder starke chemische Mittel, die »Virostatika«, eingesetzt werden müssen, die die Vermehrung der Viren hemmen.

Mit dem Bauplan in die Zelle

Alle Viren, diese bizarren Gestalten, haben eines gemeinsam: ihren verblüffend primitiven Aufbau, der aus nichts anderem besteht als aus ein wenig genetischem Material, entweder aus DNS (Desoxyribonukleinsäure) oder RNS (Ribonukleinsäure).

Diese Eiweißkörper-Aminosäure-Einheiten sind wie Perlen auf einer langen Schnur aufgezogen, manchmal einsträngig, manchmal doppelsträngig, und dann, damit sie in eine Hülle passen, meist spiralen- oder schneckenförmig zusammengerollt. An den Formen der Eiweißhüllen, oft »Ikosaeder« (d. h. eine Art Würfel aus 20 gleichseitigen Dreiecken), erkennen die Biochemiker dann die Viren mit dem Elektronenmikroskop.

Kein Stückchen »Verschwendung« ist an diesen Mini-Monstern – jeder Einzelteil der Strukturen hat seine ganz bestimmte Aufgabe: So haben die »Spikes« der Außenhülle die Aufgabe, mit ihren Stacheln die Wirtszelle gewaltsam zu öffnen.

- Dazu kommt aber noch die erschreckende Tatsache, daß Virusgene in der Lage sind, die *gleiche »Sprache« zu* sprechen wie Menschengene.

So verschaffen sich Virusgene Zugang zu der DNS und RNS der Wirtszelle, indem sie dieselben »Buchstaben« einschleusen, nur in anderer Reihenfolge – nämlich ihren genetischen Bauplan. Das Kommando übernehmen in Zukunft die Viren, die Zelle gehorcht.

Sie stellt auf Befehl nach den Konstruktionsplänen des Virus (aber mit ihren eigenen Bausteinen und Eiweißstoffen) Hunderte, ja Tausende von Kopien des genetischen Materials her, das die Viren eingeschleust haben und das die Eindringlinge für ihre Duplikate brauchen – für den Innenkörper ebenso wie für die Außenhülle.

Bis die Zellwand platzt …

So entstehen in einer einzigen Zelle mehr und mehr Viren – bis die Zellwand schließlich platzt. Die Viren strömen heraus und befallen sofort weitere Zellen, in denen sie ihr Teufelswerk zu wiederholen versuchen. Vorausgesetzt natürlich, daß unser Immunsystem nicht mobil macht und mit den Eindringlingen fertig wird – oder daß es mit Hilfe von Medikamenten gelingt, die Kette des Unheils zu unterbrechen –, wird der Mensch, in dessen Innerem sich diese Invasion vollzieht, schwer krank, stirbt womöglich.

- Am verblüffendsten ist dabei wieder die Tatsache, daß bestimmte Viren ihre Antigene (wie einen Schlüssel) auf die Rezeptoren (das Schloß) der gesuchten Wirtszelle »einpassen« – siehe auch unser erstes Kapitel.

In einem solchen Fall kann – wenn z. B. ein tollwütiger Hund einen Mann ins Bein gebissen hat –, das Tollwutvirus (Schlüssel) so lange durch den Körper wandern, bis es sein »Ziel« (Schloß) in ganz bestimmten Gehirnzellen gefunden hat!

20000 neue Viren in wenigen Stunden

Eine Virusinfektion verläuft in mehreren Phasen:

1. Das Virus gelangt in den Körper und lagert sich an eine Zelle an.
2. Das Virus dringt in die Zelle gewaltsam ein.
3. Im Zellinneren zerfällt es in seine beiden Grundbestandteile, in die Nukleinsäure und das Protein (Eiweiß).
4. Aus diesen »Bausteinen« werden nach Bauplan die neuen Viren zusammengesetzt.
5. Die »Brut« zerstört die Wirtszelle, strömt ins Freie und sucht sich neue Wirtszellen.

Wie man festgestellt hat, geht all dies in Windeseile vor sich – es dauert manchmal nur etwa fünf bis sechs Stunden. Und ein einziges Virus kann in dieser kurzen Zeit bis zu 20000 Nachkommen »schaffen lassen«.

Die latente Infektion

Nun gibt es aber auch noch ein zweites ernstes Problem mit den Viren: *die latente Infektion.* Das Virus versteckt sich irgendwo, es taucht unter, z. B. im Zentralnervensystem, hält sich dort mucksmäuschenstill, manchmal jahrelang, so daß das Immunsystem es nicht entdeckt, zumal es in den infizierten Zellen weder Viren noch virusspezifische Eiweißstoffe bildet. Es kommt infolgedessen zu keiner Abwehrreaktion des Organismus, und deshalb lassen sich solche Infektionen auch mit den üblichen immunologischen Methoden nicht nachweisen. Aber plötzlich, aus irgendeiner noch ungeklärten Ursache, kann das Virus aufwachen. Es fängt dann sofort an, sich wieder zu reproduzieren.

- Solche Vorgänge erklären das Wiederaufflammen von *Herpes,* oft über viele Jahre hinweg.
- Etliche dieser »langsamen« chronischen Viren (»Lenti-Viren«) werden heute mit *Krebs* in Verbindung gebracht – oft brechen die Nachfolge-Erkrankungen erst 20, 30 oder gar 50 Jahre nach der Erstinfektion aus!
- Auch das »langsame« Aids-Virus hat eine Inkubationszeit bis zu 15 Jahren.

Belastungen des Immunsystems – wie Rauchen, Alkohol, Drogenmißbrauch, Schlafmangel, schlechte Hygiene, falsche oder mangelhafte Ernährung, aber eben auch Streß, Erschöpfung, ja sogar ein schwerer Sonnenbrand oder sexuelle Überanstrengung – können schließlich Auslöser für den Rückfall sein.

Hoffnung auf das Jahr 2000

Nachdem all das so grausig klingt, ist es höchste Zeit, festzustellen, daß eben, Gott sei Dank, doch in unzähligen Fällen von Virusinfektionen unser Immunsystem tadellos funktioniert.

- Sind wir gesund und kräftig und (zer)stören wir nicht mutwillig die guten Zellen des Immunsystems, die Helfer- und Killerzellen, die Freßzellen und die Antikörper bildenden B-Zellen (siehe Anfangskapitel), dann gibt es ein Happy-End. Wir haben die Infektion überwunden, sind noch mal davongekommen.
- Und für die Zukunft haben die Virologen eine große Hoffnung: daß es ihnen weiter gelingt (in einigen Fällen

ist es schon gelungen), diese bestimmten Proteine (Eiweißstoffe) zu entschlüsseln, die in der Virushülle und in der DNS und RNS der Viren vorkommen, sie künstlich herzustellen, sie umzuprogrammieren (zu inaktivieren), zu vermehren und dann als Impf-Cocktails zur Bildung starker Antikörper einzusetzen – im Impfschutz.

Damit könnten Zellen, die Fehlleistungen vollbringen, Befehle nicht ausführen oder falsch ausführen, vor den »Hakkern«, den Viren, die in ihr Programm eindringen wollen, beschützt werden. Tatsächlich gibt es heute schon Geräte, Schneid- und Klebe-Enzyme, die diese Arbeit leisten. Aber all diese fabelhaften Anti-Virus-Waffen sind erst im frühesten Erprobungsstadium. Ihre Entwicklung ist ebenso kompliziert wie kostspielig. Man rechnet damit, daß die Probleme erst um das Jahr 2000 völlig gelöst sein werden.

Interferone, die es freilich auch erst seit 1983 gibt, sind *eine* große Zukunftshoffnung der Wissenschaft im Kampf gegen Viren. Der Körper versucht in diesem Fall, sich selbst zu helfen, indem er erstens Antikörper gegen die Viren entwickelt und zweitens einen Eiweißstoff herstellt, der die Zellen in der Umgebung des Infektionsbereiches vor dem weiteren Eindringen und der Vermehrung von Viren schützt.

Aids – Ein Virus erklärt der Welt den Krieg

Zu Beginn dieses Abschnittes ein Wort in eigener Sache: Über Aids wurde und wird hierzulande sattsam geschrieben. Aber leider auch vieles, das unreflektiert und unqualifiziert ist und oft genug sogar aus reiner Sensationshascherei veröffentlicht wird. Aids aber ist ein todernstes Problem, ohne das Kapitel Aids wäre gerade dieses Buch nicht vollständig. Denn, wie Sie wissen, liebe Leser, ist Aids gleichbedeutend mit dem *völligen Zusammenbruch des Immunsystems.* Ich habe mich gerade für dieses Kapitel sehr sorgfältig informiert und versucht, alle nur erreichbaren Quellen zu benutzen.

Ganz bestimmt kann auch ich nicht eine Andeutung von »Rezepten« gegen Aids anbieten. Denn es gibt noch keine. Aber vielleicht – hoffentlich – kann ich Ihnen einiges erklären, was Sie schon lange über Aids wissen wollten ...

Der Tod des Immunsystems

»A-I-D-S, Ab In Den Sarg« – dieser schnoddrige Spruch, von gedankenlosen Kindern an die Wände deutscher Schulhöfe geschrieben, könnte eine Parole sein, die das Aids-Virus selbst ausgegeben hat! Seit den apokalyptischen Zeiten der Pest gab es keine vergleichbare Seuche mehr. Das Teuflischste aber: In unserer hochentwickelten Forschung sind die Wissenschaftler durchaus in der Lage, das tödliche Aids-Virus mit seiner engen, ebenso todbringenden Verwandtschaft, die offenbar weit größer ist als ursprünglich ange-

nommen, aufzuspüren, darzustellen, seine Todesstrategien nachzuvollziehen.

- Man kennt seine Marschwege, seine Verwandlungstricks, mit denen es unser Immunsystem lahmlegt, und doch – man kann es weder stellen noch vernichten!

So, wie es heute aussieht, wird es noch zwischen fünf und zehn Jahre dauern, bis ein brauchbarer Impfstoff weltweit Menschen schützen kann – und dann freilich wohl auch zunächst nur jene, die noch nicht angesteckt sind. Den bereits Infizierten aber droht Unvorstellbares: Wie der höchste Gesundheitsbeamte der USA, Surgeon General E. Everett Koop, erklärt hat, *»könnten bis zum Jahr 2000 bereits weltweit mehr als 100 Millionen Menschen an Aids sterben«.* (Immer vorausgesetzt, daß es nicht doch schneller als erwartet gelingt, einen Impfstoff für alle zu entwickeln.)

1979 entdeckte man die ersten Fälle

Die *Immunschwäche-Krankheit Aids* tauchte in der offiziellen Statistik der Weltgesundheitsorganisation WHO im Jahr 1979 mit 14 Erkrankungen auf. 1983 wurden schon 3396 Fälle erfaßt, 1994 waren weltweit über 4 Millionen registriert.

Doch dies gilt allgemein nur als »die Spitze des Eisberges«. Viele Immunologen, die mit Aids befaßt sind, nehmen an, daß auf *einen* registrierten Fall bis zu *100 nicht registrierte* Erkrankungen kommen – von denen meist auch die Erkrankten selbst nichts wissen. Noch!

Offiziell werden täglich 5000 Neuinfektionen an Aids geschätzt. Weltweit sind es möglicherweise sogar schon

17 Millionen Infizierte insgesamt, von denen bis zu 75 Prozent mit einer manifesten Aids-Erkrankung rechnen müssen, die nach dem jetzigen Stand der Dinge unrettbar zum Tode führt.

Keineswegs hat die schnelle Ausbreitung der Seuche ihre Ursache darin, daß sie besonders ansteckend wäre, sondern vielmehr darin, daß unzählige Infizierte noch jahrelang ohne Symptome sein können – und sie dann, ohne etwas von ihrer Krankheit zu ahnen, immer mehr andere anstecken.

- Aids ist zum *gesundheitlichen GAU* geworden, zum »Größten anzunehmenden Unglück«, das jeden treffen kann. Oder wie der ehemalige WHO-Direktor Halfdan Mahler sagte: »Das schlimmste Gesundheitsproblem des Jahrhunderts.«

Rock Hudsons Tod schockierte die Welt

Als am 2. Oktober 1985 in Hollywood der Weltstar Rock Hudson im Alter von 59 Jahren an Aids starb und über seinen tragischen Tod berichtet wurde, sahen viele Millionen zum ersten Mal, wie Aids einen Menschen zerstören kann: Der Filmstar, einst ein »strahlender Held« und Inbegriff der Männlichkeit, war zum Schluß nur noch ein Wrack, zum Skelett abgemagert, mit todtraurigen Augen, die tief in den Höhlen lagen, und einem Gesicht, das von Schmerzen und Angst gezeichnet war.

Aber: Rock Hudson hatte den Mut und die Selbstüberwindung besessen, vor seinem Sterben an die Öffentlichkeit zu treten und damit überhaupt zum ersten Mal die Aufmerksamkeit auf die »große Gesundheitskrise« der Nation zu lenken.

Hudsons Aids-Tod war ein furchtbarer Schock für ganz Amerika, besonders aber für Hollywood, wo bis dahin ungehemmte Lebenslust und Libertinage regierten – ebenso wie ringsum in Kalifornien und vor allem in der Hochburg der homosexuellen »Gays«, in San Francisco.

Sogar die Filmküsse wurden in der Traumstadt Hollywood nun auf ein Mindestmaß eingeschränkt, keiner traute mehr dem anderen: Wer hier hatte nicht schon mal – und wenn auch nur ganz »locker« – den schönen Rock geküßt, und wie viele hatte Rock geküßt, die wieder andere geküßt hatten?

Hudsons alte Freundin und Kollegin Liz Taylor, immer schon bekannt für ihre wohltätige Ader, bekannte sich zu dem verstorbenen Star und gründete spontan einen *Aids-Fonds,* aus dem seither schon vielen Betroffenen geholfen wurde. Heute ist sie Präsidentin der »US-Stiftung für die Aids-Forschung«.

Auch der Schöpfer des »harten Macho-Looks«

Dann starb 1986 in New York der berühmte Modeschöpfer Perry Ellis, einer der fröhlichsten Vertreter der Gay People, der Homoszene in der exklusiven Modestraße Seventh Avenue: ein Erfolgsmann par excellence, mit 250 Millionen Dollar Jahresumsatz. Und nun wurde fast die gesamte Modewelt Amerikas in ihren Grundfesten erschüttert. Gerade diese Männer wie Ellis und seine Freunde hatten den *»harten Macho-Look«* kreiert.

Das letzte, was die Branche brauchen konnte, war nun, das sorgsam aufgebaute Werbe-Image mit »Schwulen-Klatsch« zu verderben!

Tatsächlich ging damals eine regelrechte Hexenjagd los, mußten New Yorker Modeschöpfer mit gerichtlichen Drohungen, öffentlichen Erklärungen ihrer Ärzte und Interviews »beweisen«, daß sie frei von Aids waren – alles, um den Ruf ihrer Branche zu retten ...

Morde und Selbstmorde – alles wegen Aids

Bald gab es auch die ersten Aids-Selbstmorde und die ersten Aids-Morde: Im britischen Stamford erschoß der 42jährige Michael Coles im Januar 1987, nachdem er seine Angelegenheiten geregelt hatte, erst seine Frau Margret, dann verletzte er seinen Sohn Andrew, 18, lebensgefährlich, und anschließend brachte er sich selbst um. Er hatte in purer Panik gehandelt: Nach einer Grippe mit Durchfall und Erbrechen hatte er sich in totaler Hysterie eingeredet, aidskrank zu sein. Die Pathologen des Gesundheitsministeriums untersuchten die Leichen, stellten fest: Ohne Zweifel *kein* Aids!

Ähnlich hysterisch reagierte Andreas S., 28, der im April 1987 auf der Hamburger Reeperbahn eine Prostituierte, einen anderen Mann und dann sich selbst erschoß – weil er ebenfalls glaubte, er sei mit Aids infiziert worden. Auch hier ergaben die Obduktionen: Keiner der drei Toten war Aidskrank ...

Dramen wie diese werden jetzt häufiger gemeldet. Viele tatsächliche Aids-Opfer suchen den Freitod – mit ihrem Selbstmord wollen sie sich vor dem qualvollen Ende bewahren, das sie womöglich bei Freunden miterlebten ...

Weit und breit kein »Heilmittel« in Sicht

Inzwischen arbeiten Forscher rund um den Erdball fieberhaft an dem Problem der »Aids-Bewältigung«. Aber bis heute ist man weit entfernt davon, ein durchschlagendes »Heilmittel« präsentieren zu können – mit dem man das

Übel an der Wurzel packen könnte (obwohl es schon hoffnungsvolle Ansätze gibt, über die ich noch berichten werde).

Doch gehen wir noch einmal zurück in der – wahrlich jungen – Geschichte von Aids: um besser verstehen zu können, wie es zu der großen Katastrophe kommen konnte.

Urplötzlich tauchte Aids aus dem Dunkeln auf

Das Aids-Virus, dieser hinterlistige Täuscher und Verwandlungskünstler, muß – rückblickend – zumindest in Afrika schon ziemlich lange herumgespukt haben, ohne daß man es entlarvt hätte. Bis heute ist nicht endgültig geklärt, woher das Virus kommt. Da Viren sich aber manchmal schlagartig in ihrer Struktur verändern, können sie auch von einem Lebewesen als Wirt zum anderen »reisen«. Das Aids-Virus und seine (zum Teil überhaupt noch nicht entlarvte) Verwandtschaft tun das offenbar gern.

So wurde wohl aus einem Virus, das in Afrika mit Vorliebe grüne Meerkatzen infizierte, plötzlich ein Virus, das zunächst in Afrika Menschen tötete und das heute *der ganzen Welt den Krieg erklärt hat!*

Es wird vermutet, daß allein das afrikanische Aids-Virus, das dort ideale Bedingungen für seine Ausbreitung findet, mit mehreren noch unerkannten tödlichen Geschwistern wütet. (Zwei von ihnen kennt man schon.)

- In Zentralafrika sind bereits acht Millionen Menschen – hier fast ebenso viele Frauen wie Männer – infiziert.
- Experten sprechen davon, daß möglicherweise innerhalb der nächsten zehn bis 20 Jahre die Hälfte der Bevölke-

rung Zentralafrikas durch Aids buchstäblich ausgerottet sein wird!

Aids als »Souvenir« fröhlicher Sextouristen

In die sogenannten Industrieländern schlich sich Aids zunächst fast völlig unbemerkt ein – wahrscheinlich schleppten es ein paar fröhliche Sextouristen aus der Homoszene ahnungslos aus Zentralafrika und Haiti als »Souvenir« ein. Kopfschüttelnd standen in San Francisco und New York, in Brüssel und Paris Ärzte immer öfter an den Betten von »chronisch kranken« Patienten, die von Schüben schwerer Infektionen geschüttelt wurden, deren Ursache niemand (er)kannte. Fast immer endeten diese Krankheiten tödlich, weil das Immunsystem der Betroffenen völlig zusammenbrach und sie im Endstadium einem seltenen Krebs, dem *»Kaposi-Sarkom«,* oder einer heftigen Lungenentzündung zum Opfer fielen.

Im Jahr 1981 gab es bereits in den USA etwa 90 solcher mysteriösen Fälle, und Dr. Marcus Conant, Facharzt für Haut- und Geschlechtskrankheiten in San Francisco, behandelte 30 von ihnen. Er beschrieb die neuartige Krankheit als einer der ersten und nannte sie mit Kollegen *»erworbene Schwäche des Immunsystems« – Acquired Immune Deficiency Syndrome –,* abgekürzt *AIDS.* Ein Name, unter dem die Krankheit dann rund um den Erdball ging, von Opfer zu Opfer.

Direktangriff auf das Immunsystem

Heute sagen Leute, die es witzig finden, mit Worten zu spielen: »Früher hatte der TOD drei Buchstaben, heute hat er vier: »Aids«. Und sie haben nicht einmal unrecht. Aids ist eine Krankheit, die den sicheren Tod bedeutet – bis jetzt unentrinnbar. Das Aids-Virus ist anders als alle anderen Viren, die oft schon unheimlich genug sind.

- Denn das Aids-Virus greift direkt das Immunsystem an, das ja eigentlich unsere Gesundheit verteidigen soll, trifft es an seiner empfindlichsten Stelle, an seiner Schaltstation, und macht es zu seinem Kollaborateur.
- So, daß das Immunsystem sich gegen den Körper selbst wendet, bis es keine Abwehrkräfte mehr gegen Aids hat und auch nicht gegen alle die grausigen Killer in seinem Gefolge.

Die große Herausforderung

Nie mehr, seit die großen Impfungen möglich wurden, hat es solch eine Seuche gegeben, die beim betroffenen Personenkreis blanke Angst und Panik auslöst und die für alle zuständigen Wissenschaftler – Immunologen, Ärzte, Virologen, Seuchenforscher, Krebs-, Pilz-, Parasitenexperten – zur großen Herausforderung wurde. Und sie treibt zu einer einmaligen Zusammenarbeit, zum gemeinsamen Kampf, »Schulter an Schulter«, gegen den gemeinsamen, unheimlichen Feind.

Bundesrepublik unter »ferner liefen«

Die Bundesrepublik Deutschland spielte in diesem Kampf freilich nur eine untergeordnete Rolle. Viele Ärzte hierzulande, denen in den Jahren 1983/84 die ersten Aids-Kranken begegneten, unterschätzten wohl das Problem. Sie waren nicht nur ratlos, es fehlte ja auch der Anhaltspunkt für jede richtige »Therapie«, es fehlte auch jede Chance für ein Erfolgserlebnis, es gab keine gewohnte »Ordnung«, an die man sich halten konnte, zur Heilung der Patienten.

Das verursachte bei manchen Ärzten, die in den Anfängen mit Aids konfrontiert wurden, seltsame Reaktionen. Die einen spielten das Problem völlig herunter, andere aber wurden aggressiv, wenn man sie ansprach auf Aids. Wie aggressiv, das bekam auch ich als Medizin-Journalistin damals deutlich zu spüren. Aber natürlich hatte manch ein Professor auch schon die »Patentlösung« in der Tasche seines weißen Kittels.

Es begann mit einem Archiv-Akt

Wenn Medizin-Autoren etwas »Neues« lesen, das sie aufregt, zum Nachdenken anregt, dann legen sie meist einen neuen Archiv-Akt an mit dem neuen Stichwort. Und dann versuchen sie, Gerüchte durch Facts zu ersetzen, alle erreichbaren Informationen zu sammeln, Wissen zu erfragen. Denn sie haben als Vertreter ihrer Blätter ja auch Chronisten-Pflicht.

Jenen Archiv-Akt mit den vier Buchstaben Aids legte ich im Frühjahr 1982 an. Damals waren aus Amerika kurze Meldungen gekommen über eine unheimliche Häufung schwerer Infektionskrankheiten, die wie eine Grippe begannen und meist mit Lungenentzündungen oder Krebs tödlich endeten. Fast alle Erkrankten zeigten die Symptome einer bis dahin äußerst seltenen Krebsart der Haut und innerer Organe, des »Kaposi-Sarkoms«, benannt nach dem österreichisch-ungarischen Dermatologen Moritz Kohn-Kaposi.

Zwei Dinge fielen bei den Betroffenen in den USA zunächst auf:

- Allen Patienten gemeinsam waren schwerste Störungen der zellulären Immunabwehr (weshalb die Ärzte ja den Namen Aids, siehe oben, erfanden).
- Aids wurde zunächst fast ausschließlich bei männlichen Homosexuellen mit sehr häufig wechselnden Sexualpartnern registriert und bei Rauschgiftsüchtigen, die sich ihre Drogen spritzten.

Damals, 1982, besprach ich das Phänomen mit meinem Chefredakteur, und er meinte, »keine Panik machen, aber aufpassen, ob solche Fälle auch in Deutschland auftreten«.

Die Ärzte blockten ab

Also beschloß ich, weiter zu recherchieren. Was dann passierte, ist in meinem Archiv-Akt mit einer Fülle von Aktennotizen belegt: Die Ärzte in den großen Kliniken, die für solche Informationen in Frage kamen, blockten zunächst samt und sonders ab! Dann preschte im Mai 1982 der SPIEGEL vor – mit einer (eher kurzen) Geschichte in Nr. 22/82, Seite 187 bis 189. Überschrift »Schreck von drüben«. Erster Satz: »Eine Reihe geheimnisvoller, nicht selten tödlicher Krankheiten sucht Amerikas Homosexuelle heim. Jetzt wurden die ersten Fälle in Europa beobachtet.«

Der SPIEGEL berichtete weiter: »Seit Ende des letzten Jahres hat sich die Zahl der ›Kaposi-Kranken‹ verdoppelt. Experten vermuten, dies sei ›nur die Spitze des Eisberges‹.« Dann der Kommentar zu den verschiedenen Krankengeschichten: »Daß die Seuche irgend etwas mit der geschwächten Immunabwehr der Betroffenen zu tun haben muß, vermuten ... auch andere Gelehrte. Kaposi-Patienten sind höchst empfindlich gegen alle möglichen Mikroben, Pilze und Viren. Der Tod tritt oft dadurch ein, daß die Erreger sich vor allem in der Lunge ungestüm und nicht beherrschbar vermehren.«

Zum ersten Mal wurden hier Schlußfolgerungen gezogen: Zum krankheitsfördernden Verhalten Homosexueller gehörte Rauschgiftkonsum, gehörten »Poppers« (nitrithaltige Drogen, in Beißkapseln eingearbeitet), »von denen angenommen wird, daß sie aus einem Orgasmus einen Superorgasmus machen«.

Beides – Popperdrogen und Rauschgifte –, das war bekannt, schädigt Blutzellen, auch jene, die der Infektabwehr dienen ...

Auch nach diesem SPIEGEL-Artikel war noch rund zehn Monate lang unheimliche Stille bei uns im deutschen Blätterwald. Offenbar wagte niemand, das heiße Eisen anzufassen, und ganz eindeutig wollten jene deutschen Experten, die »mehr wußten«, die journalistischen Pferde nicht scheu machen. Schließlich rührte AIDS an die zwei großen Tabus in unserer Gesellschaft: Sexualität und Tod.

»Keine Panik wegen Aids!«

Übrigens war das in Amerika nicht viel anders: Noch am 2. März 1983 schrieb die angesehene Zeitschrift »Nature«: »Kein Grund zur Panik wegen Aids!« und kommentierte: »Irrtum – dies ist nicht der Schwarze Tod (die Pest) dieses Jahrhunderts.« Räumte allerdings zum Schluß doch ein: »Zu diesem Zeitpunkt ist es einfach zu früh, die ganze Skala der Probleme zu erfassen. Wir wissen noch nicht, was das für ein Erreger ist und ob er übertragbar ist, und wir wissen also auch nicht, ob er nicht doch unterschätzt wird.«

Während in einigen Labors in Amerika und Frankreich weitsichtigere Forscher – oft sogar in Privatinitiative – Blutprobe um Blutprobe an Aids gestorbener oder an Aids schwer erkrankter Menschen nach Krankheitserregern durchforsteten, stets überzeugt, daß da *ein Virus sein müsse,* das noch unbekannt ist, übten sich die Funktionäre des internationalen Gesundheitswesens viele Monate weiter in Beschönigung und Beschwichtigung.

Man staune:

Noch am 26. Oktober 1983 gab das Kopenhagener Regionalbüro der WHO das Resümee einer Expertentagung heraus, das mit dem Satz begann: »Inzwischen liegt genügend Informationsmaterial vor, um feststellen zu können, daß AIDS (erworbenes Immunmangelsyndrom) *keine Bedrohung* der allgemeinen Öffentlichkeit darstellt.«

»Bitte gießen Sie Öl auf die Wogen«

Im Frühjahr 1983 recherchierte ich, irgendwie sehr Böses ahnend, mit Nachdruck, stieß aber überall auf wenig Gegenliebe bei meinen Bemühungen, Klarheit zu schaffen. Meine Informationen fielen entsprechend mager aus. Aber gewiß ist das heute interessant nachzulesen:

- *Experte A:* Er habe zwar einen Fall in Behandlung, über den er schon vor Kollegen vorgetragen habe – aber das sei so vereinzelt, daß man heute wirklich noch nicht von einer Epidemie sprechen könne. Man vermute zwar »etwas Infektiöses, aber auch das ist noch nicht ganz sicher«. Im Krankenhaus würden die Aids-Patienten selbstverständlich vorsichtshalber isoliert wie bei infektiöser Hepatitis. Infektionsmeldung erfolge »wie bei Geschlechtskrankheiten – ohne Namen«.

- *Experte B:* »Ein Gespenst geht um. In München gibt es schon drei sichere Fälle von Aids.«
- *Experte C,* auf die Frage: »Muß man vor Aids Angst haben, woran erkennt man Aids?«: »Bis heute ist nichts absolut sicher. Alles, was man zur Zeit an Krankheiten mit den beschriebenen Symptomen nicht definieren kann, wird jetzt gleich als Aids angesehen.«
  Weiter der Experte: »Aber wenn es eine direkte Infektionskrankheit im üblichen Sinn sein sollte, hätte sie sich gewiß schon längst viel weiter verbreitet.« Es könne freilich sein, daß manche Leute den Erreger in sich trügen und erst erkrankten, wenn ein »zweiter Auslöser« dazukomme. Zum Schluß der Experte von internationalem Rang: *»Bitte gießen Sie Öl auf die Wogen!«*
- Nur wenige Tage später, Anfang Mai 1983, *Experte D,* etwas offener: Ja, es gebe in der Bundesrepublik schon zahlreiche Fälle, die meisten gehörten zur Hauptrisikogruppe der Homosexuellen. Allerdings gebe es jetzt auch erste Hinweise, daß Personen mit heterosexuellen Beziehungen (die normale Beziehung zwischen Mann und Frau) ebenfalls erkrankt seien.
- *Experte E:* »Die Krankheit ist übertragbar, epidemisch, man sollte sie nicht unterschätzen, aber auch nicht überschätzen. Von Aids sind auch Frauen betroffen, deren Sexualpartner bisexuelle Männer waren oder die mit der kreisenden Nadel gefixt hatten.« Schlußfolgerung von Herrn E: »Man tappt noch völlig im dunkeln. Man weiß aber auch schon, daß Blutprodukte besonders risikobeladen sind, daß Blutspender auch Träger des Krankheitserregers sein können.«

Und so ging es weiter ... Man wiegelte ab, stellte sich ahnungslos, erging sich in geheimnisvollen Andeutungen.

Aids – als Thema der Öffentlichkeit – war in der deutschen Ärzteschaft und erst recht bei den Behörden damals absolut nicht erwünscht. Und die Presse ging das alles schon gar nichts an! Ich frage mich heute oft, was gewesen wäre, wenn die *»offizielle Aufklärungsarbeit«* bereits 1983 statt im Spätherbst 1986 begonnen hätte ...

Am 11. Mai 1983 schrieb ich dann in unserer Zeitung eine ganzseitige Reportage über Aids, den sogenannten »Aufmacher«. Überschrift: »Aids – keine Abwehr gegen eine unheimliche Seuche«.

Es war eine der ersten Bestandsaufnahmen hierzulande. Unsere Leser rissen das Telefon fast herunter, mochten es gar nicht glauben, daß Aids, die »Schwulenkrankheit« aus Amerika, womöglich auch bei uns einmal zur Bedrohung werden könnte.

Endlich die kompetente Information

Aber ich hatte hochkarätige Informanten gewinnen können, die wirklich allerneuste Entwicklungen kannten und die – aus Sorge – nicht mehr gewillt waren, die Geheimnistuerei mitzumachen, wie viele unserer Gesundheitsfunktionäre den Kopf in den Sand zu stecken. So hatte ich z. B. in der Wissenschaftlichen Direktorin des Robert-Koch-Instituts im Bundesgesundheitsamt, Frau Professor Dr. Johanna L'Age-Stehr, eine sehr kompetente Expertin gefunden, die ganz offen Auskunft gab.

Unmittelbar vor unseren Gesprächen war sie aus Amerika zurückgekommen. Die Nachrichten, die sie brachte, waren erschreckend: Schon über 500 Aids-Tote in den USA, vier Todesopfer in Deutschland und auch bei uns viele Infizierte. »Und keiner kann helfen!«

Frau L'Age-Stehr stellte mir ein Merkblatt zur Verfügung, das sie für die deutsche Ärzteschaft entworfen hatte, die erste umfassende Dokumentation über Aids. Und ich bekam die sogenannte Null-Nummer, gleich bei Erscheinen. Daraus ging schon alles Wesentliche hervor – im Mai 1983(!):

- Der vermutete Erreger ist wahrscheinlich *ein Virus,* das ähnliche Übertragungsmechanismen benutzt wie das Hepatitis-B-Virus, nämlich über Blut, Blutprodukte und (oder) andere Körperflüssigkeiten.
- Die Zielzellen des Erregers sind wahrscheinlich ausgerechnet die Zellen des Immunsystems.
- Die Infektion tritt viele Monate bis Jahre überhaupt nicht in Erscheinung.
- Nach der Inkubationszeit treten Symptome auf – die nun im einzelnen geschildert wurden (»Stadium I, II und III«, siehe später in diesem Kapitel).
- Über 80 Prozent der Erkrankten sterben.
- Eine Wiederherstellung der normalen zellulären Immunfunktion bei Aids-Patienten wurde bisher nicht beobachtet.
- Es gibt bestimmte Risikogruppen – das Merkblatt zählte sie sämtlich auf –, für die erhöhte Gefahr besteht, an Aids zu erkranken.

Unter den Teppich gekehrt

Dieses Merkblatt vom Mai 1983 umfaßte zehn Seiten. Es enthielt – eine überaus sorgfältige Arbeit ohne jede Bemühung, irgend etwas zu vertuschen, zu beschönigen oder zu banalisieren – fast alle wesentlichen Punkte, die heute noch ihre Gültigkeit haben (mit Ausnahme der Tatsache, daß ein Jahr später das Virus definitiv entdeckt wurde und daß die Inkubationszeit nach heutigen Erkenntnissen sogar bis zu 15, ja manchmal sogar 20 Jahre betragen kann).

Man bedenke »daß dieses Merkblatt bereits damals der gesamten deutschen Ärzteschaft zur Verfügung stand – und daß das Problem AIDS trotzdem bei uns einfach unter den Teppich gekehrt wurde, in einer unverantwortlichen Politik der Ignoranz, der Gleichgültigkeit und der Vertuschung – wahrscheinlich auch aus wirtschaftlichen Interessen.

Mit dem Wissen des Robert-Koch-Instituts und gestützt auf mehrere sehr erschreckende große Publikationen aus Amerika schrieb ich (im Juni 1983) den zweiten seitenlangen »Aufmacher«: »Die Seuche, die niemand stoppen kann«. Untertitel: »Aids, tödlicher Erreger aus den USA, breitet sich in Deutschland aus«. Ich erwähnte auch, daß zur Anfälligkeit gegenüber der Krankheit offenbar vieles beitrage, was die Abwehr schwächt, z. B.:

- fremdes Eiweiß – das Homosexuelle in großen Mengen in ihren Körper aufnehmen,
- Drogenkonsum,
- kleine Wunden an den Schleimhäuten,
- einseitige Ernährung,
- Alkohol-Mißbrauch,
- UV-Strahlen aus Solarien.

Wörtlich hatte die Professorin gesagt: »Ein Trauerspiel, wenn wir die Fotos der Erkrankten sehen, das sind knackige, bodygebuildete, braungebrannte Jungs – und nachher sind sie nur noch ein Schatten ihrer selbst.«

Eine erschütternde Krankengeschichte

In dieser Reportage hatte ich auch die erschütternde Krankengeschichte eines jungen Münchners geschildert, der wohl als trauriges erstes Aids-Opfer meiner Stadt in deren Seuchengeschichte einging.

Ich war damals ein paar Tage ganz krank vor Kummer, nachdem ich sein Foto gesehen hatte, wenige Wochen vor seinem Tod aufgenommen:

Georg Z., 27 (der Name war geändert), wog bei einer Größe von 1,76 Meter nur noch 40 Kilo. Seine Beine konnten ihn kaum mehr tragen. Sein Körper war mit Geschwüren bedeckt. Die nackte Todesangst schaute aus seinen Augen.

Ich schrieb: »Georg Z. ist einer von vielen jungen Männern, die Männer lieben. Seit der Pubertät fühlte er sich in ihrem Kreise wohl. Er liebte das Leben, liebte die Liebe, ging mit beidem verschwenderisch um.«

Heute liest sich seine Krankengeschichte wie der klassische Aids-Fall, so wie er aus der gefährdeten Gruppe von Homosexuellen mit erheblicher Promiskuität (sprich: häufig wechselnden Sexualpartnern) bekannt ist: Rauschgifte, gefixtes Heroin, Popper-Drogen (Amyl-Nitrit), reichlicher Besuch von Homo-Treffs wie Saunen, Badeclubs, Kontakte zu Männern aus den USA.

Und eines Tages ging es los: Der junge Mann fühlte sich müde, abgeschlagen, schwitzte nachts, er bekam aus rätselhafter Ursache Fieber, erlitt heftige, langandauernde Durchfälle und Appetitlosigkeit, verlor enorm an Gewicht. – Es folgten in den letzten Jahren immer wieder Darminfektionen, Fieberschübe, Lungenentzündungen, Herpes-Ausschläge, Pilzerkrankungen. Georg Z. wanderte von Krankenhaus zu Krankenhaus – die behandelnden Ärzte waren ratlos.

Dann entdeckte man in einer Klinik, als Nebenbefund,

einen Knoten am Bein, etwa bohnengroß, bläulich-rot. Der Tumor wurde »mit Sicherheitsabstand« entfernt. Im entnommenen Gewebe wurde unter dem Mikroskop das »Kaposi-Sarkom« diagnostiziert.

Der behandelnde Professor: »Damit und mit der Vorgeschichte stand die Diagnose fest – Aids.«

Mit 27 Jahren war er tot

Schon im Juni 1983 war Georg Z. tot, mit 27 Jahren. Immer wieder hatte er auf dem Sterbebett gesagt: »Ich will noch nicht sterben ...«

Noch etwas hatte ich in dieser Reportage, die mir selbst, offen gestanden, an die Nieren gegangen war, berichtet: daß nämlich auch

- Neugeborene über die infizierte Mutter Aids bekommen könnten,
- daß Bluter durch den Faktor VIII und
- daß Unfallopfer durch Aids-verseuchte Blutkonserven sich infizieren könnten.

Da war dann freilich der Teufel los: Einer jener »Experten«, mit denen ich immer wieder Kontakt wegen Aids aufgenommen hatte, schrieb wutschnaubend an unseren Chefredakteur, er habe mit Entrüstung gelesen, »daß es ein Aids-Risiko durch Bluttransfusionen gebe«. Und fügte an: »Jeder Patient, der eine Bluttransfusion erhalten muß, wird durch solch eine Veröffentlichung in unnötige Angst versetzt und wird möglicherweise eine solche, vielleicht lebensrettende Maßnahme ablehnen.«

Als Gipfel empfand es der Herr Professor, »daß hier bereits von einem Virus geredet wurde, wo doch zur Zeit überhaupt noch nichts bewiesen« sei.

Ich frage mich heute noch, ob jene hochdotierten Experten es damals wirklich nicht besser wußten (dann waren sie ihr Geld nicht wert) oder ob sie mit der Wahrheit nicht rausrücken mochten, weil die so furchtbar war. Dann war das unverantwortlich und menschenverachtend, daß sie alles verschwiegen, statt damals schon alles zu sagen und vor allem die Risikogruppen nachdrücklichst zu warnen!

Jeder zweite Bluter hat Aids

- Bis heute sind 50 *Prozent – jeder zweite – aller Bluter* im Bundesgebiet bereits Aids-infiziert – und alle sind sie Todeskandidaten!

In Amerika jedenfalls wußte zu jenem Zeitpunkt schon bald jeder kleine Landarzt, was es mit Aids auf sich hatte. Und im Juni 1983 bereits kündigte Dr. James Curran von der CDC, der amerikanischen Bundeszentrale für Seuchenkontrolle, auf einer Aids-Konferenz in New York-City sehr ernst und offen an, man habe sich leider getäuscht, dies sei wohl keine Krankheit nur der Homosexuellen mehr, sondern Aids sei auf dem Weg, sich in der allgemeinen Bevölkerung auszubreiten. »Vielleicht bald nicht mehr auf Hunderte, sondern auf Hunderttausende von Menschen ...«

Zur gleichen Zeit aber appellierten hierzulande veritable Universitätsprofessoren, die es besser wissen mußten, bei Journalisten, welche den Tatsachen auf den Grund gehen wollen, an deren »journalistisches Verantwortungsgefühl« und baten sie, »keine Panik zu machen«.

Zweckoptimismus der Medizin-Päpste

Die Diskussionen hörten damals nicht mehr auf. Und die Irrmeinungen der deutschen »Experten« auch nicht. Noch im Juli1983 – schier unglaublich, wenn man das heute nachliest – gab einer der profiliertesten Experten für das Impfwesen der Deutschen Presseagentur (dpa) ein Interview, das fast durch alle Zeitungen ging. Er sagte wörtlich, Patienten, die an der gefährlichen Infektionskrankheit Aids leiden, »sind in der Bundesrepublik keine hoffnungslosen Fälle«. Aids-Hysterie sei völlig unangebracht. Und gegen die mit einer Schwäche des Abwehrsystems verbundene Krankheit »gibt es genügend Medikamente«. Der Professor – einer unserer »Medizin-Päpste« – nannte gleich 14 Präparate.

- Unfaßbar, daß »trotzdem« bis zum April 1994 im Bundesgebiet bereits über 6309 – registrierte – Aids-Patienten sterben mußten!

Das Virus als Killer

Nun, auch dieser Professor hat offensichtlich inzwischen eine Menge dazugelernt. Wie er unterschätzten viele Ärzte im Bundesgebiet die Aids-Gefahr. Sie erkannten einfach nicht, welche große Bedrohung von einem Virus ausgeht, das sich von allen bisher bekannten »menschlichen Viren« in seiner Biologie grundsätzlich unterscheidet.

Darüber wurde dann Mitte 1984 Genaues bekannt – nachdem es innerhalb eines halben Jahres sowohl dem Professor Luc Montaigner vom Pariser Pasteur-Institut als auch dem Amerikaner Professor Robert Gallo vom Nationalen Krebs-Institut gelungen war, das Virus zu isolieren. Noch ein Jahr später wurde es schließlich von der WHO einheitlich *»HIV – Menschliches Immunschwäche-Virus«* genannt. Vorausgegangen war ein langer Gelehrtenstreit, in dem die beiden Entdecker von HIV nicht gerade gentlemenlike miteinander umgegangen waren – denn nun handelte es sich ja auch um handfeste materielle Interessen.

»Mal junges Mädchen – mal alter Mann«

Heute aber sind bereits mehrere weitere Aids-Viren bekannt, und es besteht begründeter Verdacht, daß im Gegensatz zu vielen anderen Viren der Aids-Erreger nicht nur ungleich hartnäckiger ist, sondern die fatale Neigung hat, immer wieder sein Äußeres, seine Hülle, zu verwandeln wie ein Chamäleon. – Ständig tauchen nämlich neue Varianten auf. »Das Virus«, so beschreibt es ein Fachmann, »begegnet den Wissenschaftlern gewissermaßen einmal als junges Mädchen, ein anderes Mal als alter Mann.«

- Diese Veränderung aber bedeutet: Es muß immer wieder ein neu variierter Test entwickelt werden, und später, falls es schon bald einen gibt, immer wieder neue Impfstoff-Varianten ...

Die prophetische Idee des Winston Churchill

Winston Churchill soll einmal zu seinem Leibarzt gesagt haben, er würde gern, wenn er Zeit hätte, einen Kriminalroman schreiben über das perfekte Verbrechen: Jemand erfindet eine Substanz, die bei jenen, die sie aufnehmen, zum totalen Zusammenbruch der körperlichen Abwehrkräfte führt. Man brauche ihn gar nicht mehr zu ermorden, das mache der Körper von allein. Churchill hatte da eine schreckliche, prophetische Idee: Er nahm die Geschichte des Aids-Virus voraus – die wahrlich ein böser Krimi ist. Der Täter taucht aus dem Nichts auf, er hat hundert Gesichter, er tötet nicht selbst, er »läßt töten« ...

HIV – ein »Retro-Virus«

Das Virus, das Aids auslöst, ein sogenanntes Retro-Virus, beherrscht den Trick, sich beim Ankopplungsprozeß als Bestandteil der körpereigenen Zelle zu tarnen und auf diese Weise sein Erbgut unbemerkt in die Wirtszelle zu schmuggeln. Dort setzt es seine Erbinformation RNS (die Ribonukleinsäure) frei und schreibt dann seine genetische Information in die zelleigene DNS um. (Siehe auch Abschnitt »Viren« in diesem Buch.) Dazu benutzt das Virus ein ungewöhnliches Enzym mit dem Namen *»**RE**verse **TR**anskriptase«*. Retro-Viren haben ihren Namen von diesem Enzym. »Retro« heißt aber auch »zurück«. Retro-Viren sind also in der Lage, »die Richtung zu ändern« ...

Nun setzen die Wissenschaftler ihre Hoffnung in eine neue Entdeckung: Sie haben Stoffe gefunden, die die Aktivität der Reversen Transkriptase *hemmen.* Die Reverse Transkriptase nämlich kann sich nicht so leicht verändern, und sie zu attackieren wäre also eine naheliegende Sache.

Aber diese Stoffe sind erst im allerersten Erprobungsstadium, und ein Medikament ist natürlich nie der Ersatz für einen Impfstoff, der ja die *Ansteckung verhindern* soll und nicht die Krankheit behandeln. (Darüber am Ende dieses Abschnittes noch ausführlicher.)

Von den Retro-Viren (auch RNS-Viren genannt) glaubte man übrigens lange Zeit, daß sie nur bei Tieren vorkämen. Bis im Jahre 1978 Professor Robert Gallo das HTLV-I-Virus entdeckte, das erste »Humane Retro-Virus«, und 1982 auch noch das zweite, das HTLV-II-Virus (das »Human-T-cell Leukemia Lymphoma Virus«), die beide beim Menschen eine Form von Leukämie erzeugen. Je nach Stamm können diese Viren kanzerogen (krebserzeugend) oder immunsuppressiv (die Abwehr unterdrückend) wirken.

100 000mal kleiner als ein Stecknadelkopf

Der Angreifer ist 100 000mal kleiner als ein Stecknadelkopf. Und er besteht ja nur aus einer Doppelhülle voller Proteine und ein bißchen Ribonukleinsäure (RNS) – dem einsträngigen genetischen Molekül, seiner Erbsubstanz.

- Wenn *das »fremde« = AIDS-Virus* in den Blutstrom gerät, wird es, wie das so üblich ist, schon von den »Verteidigern der ersten Linie«, den Makrophagen oder großen Freßzellen, entdeckt, und diese alarmieren auch prompt das Immunsystem.
- Dieses mobilisiert ein Aufgebot von Verteidigern, von denen einige, die B-Zellen, die Antikörper produzieren, an denen man später beim Aids-Test erkennen kann, ob der Betroffene HIV-infiziert ist.
- Aber das unbeirrbare Aids-Virus strebt zielbewußt auf die Kommandozentrale des Immunsystems, die Helferzellen (oder T-Lymphozyten) zu, ignoriert einfach viele Immunzellen auf seinem Weg, weicht geschickt den verschiedenen Verteidigern aus, läßt sich blitzschnell auf dem Hauptverteidiger und Abwehrchef des Immunsystems, der T-4-Helferzelle, nieder, maskiert sich mit deren Hülle – und verschwindet in deren Innerem.

Der Räuber fesselt den Gendarm

Das geht so vor sich: Auf der Oberfläche dieser T-4-Helferzellen befindet sich der *Antigen-Rezeptor,* dessen Aufgabe es eigentlich ist, das fremde Antigen dingfest zu machen, damit andere Zellen kommen und es vernichten können. Aber hier, gegenüber dem HIV-Virus, wird dieser Rezeptor handlungsunfähig, denn ein Protein der Aids-Virushülle paßt haargenau zu ihm und hält ihn fest. (Der Räuber hat den Gendarm in Handschellen gelegt.) Das Virus raubt der Zelle die Fähigkeit, den Feind zu erkennen. Die T-4-Zelle glaubt, sie habe es mit einem »körpereigenen« Stoff zu tun, läßt das Virus in die Zellmembran eindringen, wo es die eigene Hülle abstreift. Bei diesem ganzen Vorgang tritt sein besonderes Enzym, die Reverse Transkriptase, in Aktion.

Es dauert angeblich nicht mal eine halbe Stunde, dann schwimmen das eingeschmuggelte Erbgut, die RNS, des Virus und das Hilfsenzym, schon im Zellinneren der T-4-Helferzelle!

Die Helferzelle als willenloser Sklave

- Und nun beginnt dieser schon erwähnte, letzte und hinterlistigste Akt des Dramas: Mit Hilfe des Enzyms verwandelt das »nackte«, hüllenlose Virus seine RNS in die zweisträngige DNS, das Meistermolekül des Lebens, das Erbgut auch des Menschen. Das todbringende Virus »klinkt« sich nun in ein Chromosom ein, in das Erbgut der Zelle, und macht diese darauf zu seinem willenlosen Sklaven.
- Die Zelle vergißt alle bisherigen Aufgaben, und wenn sie sich teilt, produziert sie nicht mehr Helferzellen, sondern (wie nach einer Gehirnwäsche) willenlos neue Aids-Viren,

immer mehr und mehr. Sie verlassen als wahre Virenflut die sterbende T-4-Zelle und greifen neue Zellen an, Makrophagen und T-Zellen und sogar noch andere.

- Das Immunsystem, einer unentbehrlichen Anzahl von vitalen Helferzellen beraubt, kann bald nicht mehr gegen die Infektionen ankämpfen, die den betroffenen Menschen befallen. Ein ganzer Schwarm von *»opportunistischen Krankheiten«* (»opportunity« = englisch: Gelegenheit) nimmt die Gelegenheit wahr und greift den Körper des Aids-Kranken an.

Und *je mehr Viren* in immer mehr T-4-Zellen eindringen und sie vernichten, um *so weniger Verteidigungszellen* hat schließlich das Immunsystem.

Dazu kommt aber noch, daß es ja neben den T-Helferzellen, die das Hauptopfer des Aids-Virus sind, auch noch die *T-Unterdrücker-(Suppressor-)-Zellen* gibt, die das Abwehrsystem eigentlich *nach getaner Arbeit* wieder *dämpfen,* damit es nicht überreagiert.

Normalerweise ist das Verhältnis der T-4-Helferzellen zu den Unterdrückerzellen 2:1. Bei Aids-Kranken aber sind die Helferzellen zuletzt aus Blut und Gewebe so gut wie völlig verschwunden, und das Verhältnis der *Helferzellen* zu den Dämpferzellen hat sich zumindest umgekehrt. Es findet buchstäblich eine »zelluläre Entvölkerung« der Verteidigungsfront im Immunsystem statt, denn die T-4-Zellen können sich ja auch nicht mehr regenerieren. Dafür *überwiegen* zu allem Überfluß nun die *Suppressorzellen,* die auch noch das restliche funktionierende Abwehrsystem unterdrücken, wie sie es gelernt haben. Damit wird zusätzlichen Krankheiten zum Durchbruch verholfen ...

Wie kommt Aids ins Blut?

Viele Experten haben versucht, diesen komplizierten Vorgang, wie Aids überhaupt ins Blut gelangt, zu erklären. Einen besonders bildhaften Vergleich dachte sich Professor Robert Gallo, einer der Pioniere der Aids-Forschung, aus: *»Das Trojanische Pferd«*. Erinnern wir uns an die griechische Mythologie: Ein hölzernes Pferd wurde vor die Tore Trojas geschoben und von den Trojanern in die Stadt geholt. Doch in seinem hohlen Bauch verbargen sich die griechischen »Helden«: Sie machten kurzen Prozeß, metzelten die Trojaner nieder, legten die Stadt in Schutt und Asche.

Robert Gallo: »Das Aids-Virus macht es ähnlich!« Es versteckt sich im Mantel einer T-Helferzelle und gelangt so z. B. bei Blut-zu-Blut – oder Sperma-zu-Blut-Kontakt als blinder Passagier (im Sexualverkehr oder über die benutzte Fixernadel Drogensüchtiger etc.) in den fremden Organismus.

Möglicherweise erkennt die hauseigene T-Zelle sogar irgendwann den Betrug, aber in dem Moment, wo sie sich an die »Fremde« anlagert, um sie als Eindringling zu vernichten, hat das Virus schon seinen bewährt-teuflischen Trick angewendet: Es entwaffnet den »Antigen-Rezeptor« an der Außenseite der Zelle (s. oben) und schlüpft durch die Zellmembran in die Helferzelle hinein, macht sie kampfunfähig und »dreht sie um«.

Warum die lange Inkubationszeit?

Ist das »Lenti-« sprich langsame Virus aber erst mal in der neuen T-Zelle, so *kann* es dort wieder ruhen – mucksmäuschenstill, Monate oft, ja nach neuen Erkenntnissen sogar zehn bis 20 Jahre lang. Und erst wenn der Mensch, in dem dieses Ungeheuer lautlos und unspürbar nistet, irgendwoher eine Schwächung seines Immunsystems erfährt oder eine – oft recht banale – Infektion bekommt, dann kann das eine Katastrophe auslösen.

Dann werden die T-Zellen aktiv, beginnen sich zu vermehren, um den Organismus zu verteidigen, da sie aber längst »umprogrammiert« sind, vermehrt sich nun plötzlich das Aids-Virus und macht aus dem Baumaterial seiner Wirtszelle massenhaft neue Aids-Viren!

Irgendwann platzt dann schließlich die Helferzelle, und wieder dringen mehr und mehr Aids-Viren ins Blut, und wieder fallen diese Kinder und Kindeskinder der ersten eingedrungenen Viren wie die Heuschrecken in die benachbarten T-Zellen ein (um sich wieder zu vermehren). Ganz langsam, aber um so sicherer und unerbittlicher verliert der Körper Verteidiger um Verteidiger. Die T-Zellen sterben stumm, sie haben keine Kraft mehr, Alarm zu schlagen, Verstärkung zu rufen. Die Freß- und Killerzellen sind ahnungslos und eilen nicht zu Hilfe ...

Soweit die These von Prof. Gallo. Wer ihr folgt, der sieht gewiß ein:

- daß alles, aber auch alles, was von Haus aus *die Abwehrkräfte schwächt,* eine raschere Entwicklung von Aids in Richtung auf das tödliche III. Stadium unterstützt: Dazu gehören Drogen, überflüssige Medikamente, ein ungesunder Lebensstil, welcher die Infektionsgefahren aller Art erhöht, Streß – und ganz vorrangig jede weitere Aufnahme von Aids-Viren durch weiteren ungeschützten Sexualverkehr. Es ist bewiesen: *Je mehr HIV-Viren* in einen Körper gelangen, desto *schneller und gefährlicher* schreitet die Aids-Krankheit voran, dem Vollbild entgegen!
- Andererseits hat man erkannt, daß eine *Stärkung des Immunsystems* sehr wohl etwas bringt: So *kann Körpertraining helfen,* die Widerstandskräfte zu stärken – zumindest im *Anfangsstadium.* In Amerika vertreten Ärzte die

Meinung – und haben das bei Patienten in sehr gutem Zustand erprobt –, daß durch physische Stärkung die Leistungsfähigkeit des Immunsystems beim Aids-Kranken verbessert wird.

So ging das Foto von Dan Turner (San Francisco) durch die US-Presse – fünf Jahre lang hatte er sich mit »Fitneß-Training« gegen Aids behauptet. Laboranalysen nach Körpertraining vor der Blutuntersuchung ergaben, daß die Zahl der weißen Blutkörperchen, der Lymphozyten, sich merklich erhöht hatte ... Das gilt freilich wohl nur für das Stadium I.

HIV greift auch andere Zellen an

Übrigens – das Aids-Virus kann nur Zellen infizieren, die jenen ganz bestimmten Rezeptor auf der Oberfläche tragen, über den ich schon berichtete. Zu ihnen gehören aber nach allerneusten Erkenntnissen nicht nur die T-4-Helferzellen und die Makrophagen (Freßzellen), sondern vor allem auch sogenannte »Oligodendrozyten«, bestimmte Zellen des *zentralen Nervensystems* (weshalb im fortgeschrittenen Aids-Stadium sehr häufig auch schwere Hirnstörungen zum Krankheitsbild gehören) sowie bestimmte Zellen des Darmes und der Haut.

Aids – wie wird es verbreitet?

Aids ist, wohlgemerkt, schon längst *keine* Krankheit mehr von exotischen Randgruppen mit »verwerflichem« Lebenswandel.

Aids kann die kleine Disco-Maus ebenso bekommen (haben) wie der ungestüme Motorradfahrer, der nach einem Unfall eine Blutkonserve brauchte.

Aids bedroht die brave Hausfrau, deren biederer Gatte mal eben einen kleinen »ungeschützten« Seitensprung zu einer infizierten Prostituierten machte, ebenso wie den reichlich sorglosen Sex-Touristen im fernen Land, das völlig unschuldige neugeborene Kind, dessen Mutter Fixerin ist, und durchaus auch mal einen Menschen nach einer Organtransplantation.

Während es bei uns hierzulande immer noch heißt, »*Aids kriegt man nicht, Aids holt man sich*«, ist in ganzseitigen Anzeigen eines britischen Millionenblattes zu lesen: »*Aids kennt keine Vorurteile – es kann jeden umbringen!*«

Auf einer WHO-Konferenz im März 1987 bestand Übereinstimmung unter den Experten aus 27 Ländern, »daß es keine Hinweise auf andere als die bereits allgemein bekannten Verbreitungswege des HIV gibt«. (Die freilich auch heutzutage noch nicht überall und allgemein bekannt sind.)

- Hierzu, so die WHO, gehören »homosexuelle oder heterosexuelle Intimkontakte, gemeinsame Benutzung kontaminierter (mit Aids-Viren verseuchter) Injektionsbestecke bei Drogenabhängigen, kontaminiertes Blut, Blutprodukte oder transplantierte Organe und Übertragung des Virus von HIV-infizierten Müttern auf das ungeborene oder neugeborene Kind«.

Babys bekommen Aids also *schon im Mutterleib* – oder spätestens während der Geburt durch die infizierte Mutter. Sie bekommen es zu einem hohen Prozentsatz, nicht alle, aber etwa 65 Prozent, denn Babys sind ohne Schutz gegenüber *solchen Großangriffen* lebensgefährlicher Viren (gegen die ja auch die Mutter nicht immun ist). Meist sterben die armen Aids-infizierten Neugeborenen schon innerhalb von ein bis zwei Jahren, oft an schweren Gehirnschäden. Man stelle sich vor: Bereits im Juli 1987 waren in Münchner Universitätskliniken mehr als 60 Neugeborene und Kleinkinder bekannt, die mit einem Aids-Virus infiziert waren! Bundesweit damals 130 Neugeborene.

- Der Aids-Erreger kann übrigens auch über die *stark virenhaltige Muttermilch* auf das Neugeborene übertragen werden. Aids-infizierte Mütter dürfen deshalb nicht stillen!
- Es wird heute auch *jeder Schwangeren* geraten, sich einem Aids-Test zu unterziehen. Fällt er positiv aus, so ist das eine Indikation zur Unterbrechung der Schwangerschaft.

Die HIV-Konzentration in Körperflüssigkeiten

Weil das Retrovirus HIV sich ja mit der Erbmasse der Wirtszelle verbindet, ist ein einmal mit HIV infizierter Patient *sein Leben lang infektiös,* auch wenn er das Virus nicht zu jedem Zeitpunkt ausscheidet.

- Im Gegensatz z. B. zum Grippevirus, das in der Atemluft herumschwirrt und das wir uns buchstäblich »einatmen«, verliert das Aids-Virus jedoch an der Luft, außerhalb des Körpers, seine Kraft und Macht.
- Am stärksten ist die HIV-Konzentration im Blut und im Samen-Ejakulat, im »Liquor« der Körperflüssigkeit, im Vaginalsekret von Frauen und in der Muttermilch.
- Nur minimal ist es zu finden in Urin und Speichel, kaum eine Überlebenschance hat es im Stuhl, und äußerst gering findet HIV sich in Tränen und Schweiß – hier droht so gut wie keine Gefahr.

Zum Glück, vor allem für medizinisches Personal, das Aids-Patienten pflegt, und für Ärzte, ist der Aids-Erreger äußerst empfindlich gegenüber chemischen Reinigungs- und Desinfektionsmitteln. Wenn aber bei einer Stich- oder Schnittverletzung Aids-verseuchtes Blut in den Körper z. B. einer Laborantin käme, wäre höchste Vorsicht geboten – schon kleinste Blutmengen können für eine Infektion genügen.

Wie man nicht Aids bekommt

Es gibt aber weder eine Schmierinfektion noch eine Tröpfcheninfektion (z. B. durch Anhusten, »nasse Aussprache« des Gegenübers etc.). Es gibt auch »mit an Sicherheit grenzender Wahrscheinlichkeit« keine Infektion durch verschmutztes Wasser, Lebensmittel, Insektenstiche, das gemeinsam benutzte Trinkglas, einen »Freundschaftskuß« oder die »üblichen Sozialkontakte« z. B. in der Schule oder am Arbeitsplatz. Man kann sich Aids auch weder in einer Telefonzelle vom Hörer noch im Schwimmbad noch an der Türklinke eines Krankenhauses oder Arztzimmers, nicht auf irgendeinem Klo und schon gar nicht durch die gemeinschaftlich benutzte Waschmaschine holen!

Fixer sind hochgefährdet!

Aber ein besonders schwerwiegendes Problem im Zusammenhang mit Aids: 90 Prozent der Drogensüchtigen (eine der Hauptrisikogruppen) sind nach Ermittlungen ohne Betreuung. Gerade Süchtigen aber ist sehr schwer mit Aufklärung und Argumenten der Vernunft beizukommen. Experten regen an, besonders schwangere Drogenabhängige zu betreuen und alles zu tun, damit Fixer, die HIV-infiziert sind, andere vor einer Ansteckung bewahren. In einigen

Ländern gibt es schon Drogenersatz-Programme und notfalls auch die kostenlose Ausgabe von sterilen Einmal-Injektionsnadeln. Die österreichische Schülertragödie, bei der sich mit einem »Drogenspiel« durch die kreisende Nadel zahlreiche Kinder mit Aids infizierten, sollte ein schrilles Alarmzeichen dafür sein, wie wichtig eine drastische Aids-Aufklärung in den Schulen ist!

Aids – wie schütze ich mich?

»Optimal als Eintrittspforte« ist beim Geschlechtsverkehr mit Infizierten die geringste Schleimhautwunde an der Vagina oder – bei Homosexuellen – an der Darmschleimhaut. Die Experten fassen unter »Safer Sex« (risikoarmem Sexualverkehr) vor allem folgende Punkte zusammen:

- Möglichst wenige Partner, die man sehr gut kennt.
- Immer ein Kondom benutzen.
- Kein Haut- oder Schleimhautkontakt mit Samen, Vaginal- oder Genitalsekreten des Partners, der Partnerin.
- Vermeiden von Küssen, die zu Verletzungen führen.

Das Kondom ist keine Lebensversicherung!

In der Ärztezeitschrift »Medical Tribune«, deren Redaktionsteam allzeit zu Pointen aufgelegt ist, wurde kürzlich ein Vergleich diskutiert, der gar nicht abwegig ist: nämlich der zwischen einem Kondom und einem Moskito-Netz. Beide – so hieß es, »halten die Gefahr, vor der sie schützen sollen, meistens ab, aber beileibe nicht immer«.

»Kondome schützen miserabel« – auch dies ist eine Schlagzeile aus der »Medical Tribune«. Monatelang diskutierten die Leser (fast ausschließlich Ärzte) im Sommer 1987

über Sinn und Unsinn der offziellen Kampagnen für das Kondom als absoluten Favoriten für *»Safer Sex«*.

Abgesehen von der Tatsache, daß bei Tests nicht alle Kondome gleich gut und »sicher« abschnitten – die »Stiftung Warentest« entdeckte Fehler an jedem dritten Kondomfabrikat (!) –, liegt das erste Risiko bereits in der falschen Handhabung des »Verhüterlis« in aufgeregten, lustvollen Momenten des Liebesspiels.

Und wutschnaubende Frauenärzte stellten in der »Medical Tribune« fest: »Wenn 100 Frauen sich ein Jahr lang durch Kondom ›schützen‹, ereignen sich mindestens 35mal Ejakulat-Kontakte in der Scheide. Das heißt: 100 Aids-infizierte Männer bedrohen beim Kondomverkehr Jahr für Jahr mindestens 35 Frauen mit dem Tode ...«

- Aids-Aufklärung nur auf der Basis von Kondomen, so diese erfahrenen Gynäkologen, gaukle eine »Pseudo-Sicherheit« vor.

Ganz gewiß tut sie das auch psychologisch, wenn z. B. in Berlin in einer Anzeigenkampagne für Safer Sex bei Jugendlichen mit neckischen Texten wie diesen geworben wird: »Gegen Aids ist kein Kraut gewachsen – aber Gummibäume« und »Der kluge Mann hat Wundertüten, die nebenbei auch Aids verhüten«. Und so weiter ...

Wer den geringsten Verdacht hat ...

Wer auch nur die geringsten Bedenken hat, er könnte Aids-infiziert sein, der sollte *unbedingt zum (anonymen) Aids-Test gehen!* Dann hat er die Gewißheit und ist entweder beruhigt oder er (sie) kann sich sofort in fachärztliche Betreuung in eines der Aids-Zentren begeben, die es heute in jeder größeren Stadt gibt. Und vor allem: Auch wenn er (sie) *scheinbar noch ganz gesund* (aber HIV-positiv) ist, kann er (sie) doch *die Krankheit auf andere übertragen!*

Doch muß gesagt werden: Auch der sogenannte ELIZA-Test, der ja nur ein Aids-Antikörper-Test ist, kann falsch-positive oder falsch-negative Ergebnisse bringen. Und obendrein sind die Antikörper in der Regel erst vier bis zwölf Wochen nach der Infektion nachweisbar. Weshalb heute auch grundsätzlich noch ein zweiter Test gemacht wird, im zeitlichen Abstand von einigen Wochen oder gar Monaten.

Mißtrauen Sie allen »Aids-Heilern«!

Außerdem kann ein positiver Aids-Test noch gar nichts darüber aussagen, ob der infizierte Mensch auch wirklich das Vollbild entwickeln wird. Nach neuesten Statistiken müssen aber 65 bis 75 Prozent der Infizierten mit dem späteren – heute in der Regel noch tödlichen – Vollbild von Aids rechnen!

Und sollten Sie wirklich betroffen sein: Vertrauen Sie sich grundsätzlich mit dieser Krankheit nur Fachärzten und -kliniken an! Glauben Sie keinem einzigen Außenseiter, »Heiler«, Heilpraktiker, Kräuterdoktor usw., auch wenn er noch so vertrauenerweckend auf Sie wirkt, falls er behauptet, er könne Sie von Aids heilen. Sobald es wirklich Wirkstoffe geben sollte, die »heilen«, zumindest die Krankheit aufhalten, wird dies mit Sicherheit überall bekanntgegeben, und dann stehen die Behandlungsmethoden auf alle Fälle den großen Aids-Zentren zur Verfügung!

Wenn es passiert ist ...

Sicher haben Sie schon gehört, daß die Aids-Erkrankung in drei Stadien verläuft:

- *Das »akute« Stadium I:*

Das Fatale ist, daß in diesem ersten Stadium meistens weder Patient noch Arzt merken, daß es sich bei den Symptomen um Aids handelt: Fieber, Appetitlosigkeit, allgemeine Schwäche, Mattigkeit, Muskel- und (oder) Nervenschmerzen, Kopfweh, Halsweh, vorübergehende Lymphknotenschwellungen, hartnäckiger Durchfall, evtl. auch Hautausschläge. Je mehr sich Aids aber auch in unserem Land ausbreitet, desto mehr Ärzte werden hier schon mißtrauisch werden, wenn ein Patient mit solchen Beschwerden kommt, die meist nur zwischen sieben und 14 Tage dauern. Sie werden dann den *Antikörper-Test* veranlassen und, falls er positiv ausfällt, alles versuchen, um das Immunsystem des Patienten zu stärken.
Anschließend an das akute Stadium kommt meist ein monate-, ja jahrelanges Stadium, in dem schon die Antikörper gegen das HIV nachweisbar sind, der Patient aber *keine Beschwerden mehr hat.*

- *Das Stadium II:*

Hier treten dann fast immer zuerst für mehrere Monate starke Schwellungen verschiedener Lymphknoten, z. B. in der Leiste oder in der Achselhöhle, auf. Dann gibt es bei den Betroffenen mindestens zwei oder drei der folgenden Befunde: hartnäckige Fieberschübe, höher als 38 Grad über mindestens drei Monate, starker Gewichtsverlust (mehr als zehn Prozent), heftige Durchfälle (zehnmal und mehr am Tag), Nachtschweiß, Leistungsabfall, Hautausschlag, evtl. Veränderung der Persönlichkeit.

Im Labor kann jetzt schon eindeutig festgestellt werden, daß die T-4-Helferzellen beträchtlich weniger geworden sind, daß die Unterdrückerzellen überwiegen und daß die Gammaglobuline zugenommen haben.
Auch dieses Stadium kann unter Umständen über Jahre andauern. Wenn nun aber eine *zusätzliche Schwächung des Gesundheitszustandes* beim Aids-Kranken dazu kommt, dann bekommt er alle möglichen Erkrankungen, mit denen der Körper bei gut funktionierender Abwehr leicht fertig geworden wäre, die erwähnten sogenannten *»opportunistischen Infektionen«*. Dabei werden Erreger, die wir fast alle im Körper tragen und die das Immunsystem sonst in Schach hält – Pilze, Parasiten, bestimmte Viren, z. B. das Herpesvirus und neuerdings der Tuberkelbazillus –, aber natürlich auch Krebszellen, die in uns »schlummern«, regelrecht »wild«.

■ *Das Stadium III:*
Jetzt schlägt aus der »Unaufmerksamkeit des Körpers« eine ganze Reihe bösartiger Erreger Kapital, von denen die Ärzte bis vor kurzem glaubten, sie längst »im Griff zu haben«. Da ist z. B. der kleine Parasit, der »Pneumocystis carinii« verursacht, den viele von uns mit sich herumtragen und der meistens ganz friedlich ist. Nun, wenn eine extreme Immunschwäche auftritt, kann er eine tödliche Lungenentzündung hervorrufen.
Oder die Gruppe der Cytomegaloviren, die zu den Herpesviren gehören und die die Eigenschaft haben, die infizierten Zellen buchstäblich erst ganz groß »aufzublähen«, bevor sie sterben. Dieses Virus und viele Pilze und Warzen siedeln sich dann an allen erdenklichen Stellen des Körpers an, es kommt zu schmerzhaften, oft eitrigen Infektionen und Hautausschlägen, besonders auch im Mund und auf anderen Schleimhäuten.

Völlig schutzlos beim »Vollbild«

Beim »Vollbild« von Aids haben sich bis heute alle Hoffnungen auf Rettung der Erkrankten zerschlagen. Lediglich hinauszögern läßt sich ihr schreckliches Sterben. Und manchmal weiß man nicht einmal, ob man ihnen das wünschen sollte. Denn im Endstadium gehört, wie gesagt, sehr oft auch geistige Verwirrtheit dazu, eine schleichende Hirnentzündung, die schließlich zu fortschreitendem Schwachsinn und epileptischen Anfällen führt.

Krebs bildet sich oft an mehreren Stellen des Körpers gleichzeitig, nicht nur das (weiter vorn beschriebene) »Kaposi-Sarkom«, sondern auch Magenkrebs, Lungenkrebs und Krebse an den Geschlechtsorganen. Und auch Tuberkulose, z. B. in der Leber.

Oft sind zum Schluß Arme und Beine gelähmt, der Körper ist total ausgemergelt. Wenn das Schicksal es barmherzig meint, dann versagen eines Tages Herz und Kreislauf.

Die größte Tragödie ist aber bei Aids, daß die meisten Erkrankten bis heute *»in den besten Jahren«* sind. Ihr Organismus kämpft lange und verzweifelt ums Überleben. In Amerika ist schon jeder 30. Mann zwischen 20 und 50 Jahren mit Aids infiziert ...

Die Tragödie der Bluter

Zu den besonders bedauernswerten Aids-Opfern, die sich völlig ahnungslos und »schuldlos« – falls der Ausdruck hier überhaupt angebracht ist – das tödliche Virus zugezogen haben, gehören *die Bluter.* Man muß sich das einmal vorstellen: Über die Hälfte aller Bluter im Bundesgebiet sind mit Aids infiziert! Sie haben den tödlichen Erreger mit einem Wirkstoff bekommen, der ihr Leben eigentlich retten sollte: dem »Faktor VIII«, einem Konzentrat zur Blutgerinnung (das Bluter nicht haben).

Dieser Faktor VIII, der einst die große Hoffnung für Tausende von »Hämophilie-Kranken« – Blutern – auf ein neues, unbeschwertes Leben war, wurde zum Horror für sie: Denn jede einzelne Charge (Medikament aus einer Herstellung) wird aus einem riesigen Pool von Tausenden von Blutspendern gewonnen. Und die Wahrscheinlichkeit, daß sich unter den Spendern wenigstens *ein* Infizierter findet, ist natürlich noch viel größer als bei einzelnen Blutkonserven.

- Mit Sicherheit wird es in den nächsten Jahren einige spektakuläre Schadensersatzprozesse gegen die Vertreiber von »Faktor VIII« geben – es wird ihnen vorgeworfen, immer noch Blut unbekannter Herkunft verwendet zu haben, als man bereits wußte, daß auch Blutkonserven Aids-Viren enthalten können.

Blutdepots anlegen!

Im übrigen muß hier zur Ehrenrettung der Bundesrepublik gesagt werden, daß unser Land als eines der ersten auf der Welt alle Blutkonserven wenigstens seit Ende 1985 auf HIV-Erreger untersucht. Dennoch kann auch heute noch *niemand l00prozentig sicher sein,* daß er von Aids verschont bleibt, wenn er Spenderblut braucht.

Deshalb gilt der Rat: wenigstens am Heimatort, zumal wenn man Kinder hat, in einer Blutbank Konserven zu deponieren.

Zur Zeit gibt es hier (was wahrlich ein schlechter Witz ist) schon »Platznot« für Vorratsblut. Wenn die Verantwortlichen einmal einen Vergleich ziehen würden zwischen den Kosten für die Schaffung neuer Depots für viele Gesunde und den möglichen *Kosten einer AIDS-Behandlung (mindestens 150 000 Mark),* dann sollte dieses Problem schnellstens vom Tisch sein.

Gibt es einen Impfstoff?

In der ganzen Welt arbeiten jetzt die großen Labors der Pharmafirmen mit Hochdruck an der Entwicklung von Behandlungs- und Impfstoffen gegen den Todfeind Aids. Denn noch heute helfen keine Spritzen irgendwelcher Art, *hilft keine »Prävention«,* außer der einen natürlich: totale Enthaltsamkeit. Aber auch die ist ja wohl keine »Dauer-Medizin«.

Selbstverständlich wird die Aids-Forschung nicht nur aus reiner Menschenfreundlichkeit vorangetrieben. Schließlich werden bis zur Jahrhundertwende viele Millionen Aids-Kranke erwartet – und wer da zuerst mit Medikamenten auf dem Markt ist, der macht das große Rennen. Schon jetzt sind die Aktien mehrerer Pharmafirmen mit »Aids-trächtigen« Entwicklungen ganz enorm gestiegen.

Sekten als »Krisengewinnler«

- Nun, hier wird wenigstens Positives geschaffen. Aber es gibt auch schon andere »Geschäfte mit der Aids-Angst«. So hat der leider viel zu früh verstorbene Sektenbeauftragte der evangelischen Kirche in Bayern, Pfarrer Friedrich-Wilhelm Haack, ermittelt, daß die Immunschwäche-Krankheit Aids mehr und mehr von Sekten zu »spiritueller Erpressung« mißbraucht wird. Es ist klar, wie sie es machen: Sie schüren erst die Angst, vorwiegend labiler junger Menschen, und dann bieten sie »Rettung« an. Haack nannte diese Geschäfte mit der Krankheit Aids »die schlimmste Form eines religiösen Kriegsgewinnlertums«.

- Und natürlich hängen sich auch sogenannte *Wunderheiler* an die Aids-Welle, ich wies schon einmal darauf hin. Aber ich möchte hier nochmals feststellen: *Nur Ärzte dürfen Aids behandeln.* Auch Heilpraktikern, und mögen sie noch so seriös sein, ist die Behandlung Aids-Kranker nicht gestattet, weil sie keine Geschlechtskrankheiten behandeln dürfen.

Fazit

Nach Kenntnis aller neuen Statistiken besteht Grund, in Sachen Aids pessimistisch zu sein. Was ursprünglich wie ein kleiner »Brandherd« irgendwo im fernen Afrika und in Kalifornien aussah ist mittlerweile zum Weltbrand geworden, und nicht nur die »Brandstifter« in unverantwortlichem Leichtsinn, sondern unzählige völlig unschuldige Menschen werden mit Sicherheit eines Tages von Aids erfaßt.

Jede Woche ein Aids-Toter

Auch im Bundesgebiet stirbt heute in einigen Schwerpunkt-Krankenhäusern schon jede Woche mindestens ein Aids-Kranker. Experten rechnen damit, daß *von je zehn HIV-Infizierten mindestens sechs bis sieben* am Vollbild von Aids erkranken werden, und schätzen, daß sich die Zahl der Aids-Kranken innerhalb von neun bis zehn Monaten verdoppelt. Von den rund 800 000 Homosexuellen im Bundesgebiet könnte es – so errechneten Fachleute – jeder zweite sein. Ein Grund mehr, daß die Mitglieder dieser Hauptrisikogruppe – ebenso wie die Fixer – sehr viel vorsichtiger mit ihrer Gesundheit und ihrem Leben umgehen sollten!

Leider hat aber in Amerika und Afrika vor allem auch die Aids-Erkrankung von heterosexuellen Frauen und Männern in letzter Zeit ganz enorm zugenommen, so daß Professor Robert Redfield, der Chef eines der größten US-Forschungsinstitute, auf einem Aids-Expertenkongreß in Washington, D. C. erklärte: »Aids ist eine Krankheit der amerikanischen Familie.«

»Wir alle haben Aids unterschätzt«

»Alles wird schlimm und schlimmer mit Aids, und wir alle haben das unterschätzt – vor allem ich«, gestand freimütig auch Dr. Halfdan Mahler, ehemals Chef der WHO.

Total unterschätzt, wie gesagt, hatten auch die deutschen Medizinfunktionäre Aids. Zu einem Zeitpunkt als es international schon viele tausend manifeste Aids-Kranke gab, versuchten sie immer noch, der Öffentlichkeit gegenüber zu »mauern«, »Öl auf die Wogen zu schütten« – siehe jener Professor, von dem ich am Anfang dieses Kapitels berichtete.

Das hat sich erst im vergangenen Jahr auch bei uns grundlegend gewandelt. Jene, die in ihren Kliniken mit Aids-Kranken zu tun haben, haben längst den Ernst der Situation erkannt. Sie schicken Ärzte zu Informationsabenden überall ins Land, um Hausärzte über die tatsächlichen Gefahren aufzuklären, aber auch Lehrer, Schüler, Eltern, Berufsgruppen.

In New York ist heute Aids die führende Todesursache bei Männern von 30 bis 39 Jahren, aber Aids steht jetzt dort auch bei den Frauen zwischen 30 und 33 an zweiter Stelle Die Seuche ist übrigens schon lange keine reine »Großstadt-

Krankheit« mehr, sie breitet sich jetzt auch in Kleinstädten und auf dem Land aus. Neue Umfragen im Bundesgebiet ergeben – *mehr Deutsche haben heute schon Angst vor Aids als Angst vor einem Herzinfarkt!*

Aids-Kranke, eine große Verpflichtung!

Auch das gibt Anlaß, nachzudenken: Aids-Angst darf nicht dazu beitragen, daß wir die Aids-Kranken wie Aussätzige behandeln! Sie sind Menschen, denen ein furchtbares Unglück widerfahren ist. Den Infizierten droht oft genug der Sturz ins soziale Abseits – sie fliegen aus der Wohnung, verlieren den Arbeitsplatz, Angehörige und Freunde wenden sich oft von ihnen ab.

Aids hat in unserer Gesellschaft vieles verändert – aber leider nur weniges zum Guten. Aids hat Mißtrauen in Partnerschaften gesät, hat eine neue Diskriminierung von Homosexuellen provoziert, hat Verzweiflung und unendlich viel körperliches wie seelisches Leid verursacht.

Aus diesem Grund können wir jenen, die Aids-Kranke betreuen und wie »normale« Menschen behandeln, gar nicht dankbar genug sein – den behandelnden Ärzten, aber vor allem auch den Krankenschwestern, Pflegern, Laborantinnen, den Sozialarbeitern, Krankenhauspsychologen und allen Mitarbeitern von Aids-Hilfseinrichtungen.

Diese Menschen sind zutiefst zu bewundern. Sie stellen wahre Liebe am leidenden Mitmenschen vor alles andere, mit dem sie sich auseinandersetzen müssen, wie Vorurteile, Angst, Ekel vor so schwer Kranken. Was sie für Aids-Kranke tun – die meist von Todesängsten geschüttelt werden –

und oft genug ohne Hoffnung auf Erfolg ihrer Hilfe tun müssen –, ist praktizierte Menschenliebe.

In Aids-Kliniken ist es oft die Regel, daß Ärzte und Krankenschwestern demonstrativ den Kranken jeden Morgen die Hand schütteln, bei der Pflege den Arm liebevoll um die Schultern legen, damit diese nicht das Gefühl haben, »ausgestoßen« zu sein.

»Aids«, so sagt der Psychoanalytiker Horst-Eberhard Richter, *»wird eine große Probe für die Solidarität unserer Gesellschaft ...«*

Die Geschichte vom »kleinen Dr. Rozenbaum«

Wie entscheidend das menschliche Engagement der behandelnden Ärzte sein kann, zeigt die »Geschichte vom kleinen Dr. Rozenbaum«, die in einer großen französischen Illustrierten stand und die in der Aids-Forschung sogar einen Meilenstein bedeutete ...

Er behandelte in Paris als Assistenzarzt einer Klinik einige der ersten französischen Aids-Kranken. Da sich Rozenbaum für Epidemiologie interessierte, war er über die ersten amerikanischen Studien so gut informiert, daß er sehr frühzeitig schon die typischen Merkmale der Immunschwäche erkannte. Rozenbaum gründete mit einigen anderen Ärzten und Freunden eine Aids-Arbeitsgruppe, sammelte auch unter Bekannten Geld für seine Arbeit und seine Patienten.

Ab Dezember 1982 arbeitete Rozenbaum eng mit dem Pasteur-Institut zusammen. Er stellte dem Team von Professor Luc Montaigner, der eine Retrovirologengruppe leitete, Blut und Lymphdrüsen von Aids-verdächtigen Patienten zu Verfügung. Und tatsächlich entdeckte Montaigner ein »humanspezifisches Retrovirus«.

Dies war der Anfang zur Entdeckung des Aids-Erregers. Der Anfang freilich auch einer heftigen Fehde zwischen den

»beiden Entdeckern« von HIV, Robert Gallo in Amerika und Luc Montaigner in Paris.

Heute steht fest, daß diese beiden Forscher als Aids-Pioniere in die Medizingeschichte eingehen werden. Sie sind beide heute auch schon nobelpreisverdächtig. Es ist aber sehr die Frage, ob von dem »kleinen Dr. Rozenbaum« je noch die Rede sein wird, einem schlichten Klinikarzt in den untersten Rängen der Medizinhierarchie – der aus eigener Initiative den Anstoß für die Aids-Forschung im Pasteur-Institut gab ...

Wann kommt der Impfstoff?

Noch gibt es keinen Impfstoff – und alle Hoffnungen, daß er demnächst entwicket sein wird, sind wohl Illusionen. Denn das Aids-Virus hat, wie Sie jetzt wissen, eine sehr komplizierte Genstruktur, es verwandelt seine Hülle ständig, und es ist ein *»moving target«*, ein *»bewegliches Ziel«*, das man nur sehr schwer anvisieren kann. Oft genug versteckt es sich jahrelang im Körper, indem es sich kaum vermehrt, dann erwacht es irgendwann und vermehrt sich explosiv. Insgesamt arbeiten weltweit mehr als 20 Arzneimittelfirmen und große Forschungsinstitute an der Entwicklung von Anti-Aids-Impfstoffen.

- Aufsehen und Bewunderung erregte der Immunologe Professor Daniel Zagury von der Pierre-et-Marie-Curie-Universität in Paris, der in einem *heroischen Selbstversuch* seinen gentechnologisch entwickelten Impfstoff »erprobt« hat und nun in Zaire, einem Aids-Brennpunkt in Afrika, das Präparat an einer größeren Gruppe von besonders gefährdeten (freiwilligen) Personen weiter testen wird.
- Die Forschung versucht, an mehreren Stellen gleichzeitig im Kampf gegen Aids anzusetzen: Als erstes kam sie mit AZT heraus, das aus Heringssperma hergestellt wird und

in Deutschland »Retrovir« heißt. Diese Substanz soll eine Neuinfektion von bisher nichtinfizierten Blutzellen schon Erkrankter verhindern. Denn AZT ist angeblich in der Lage, das gefährliche HIV-Enzym »Reverse Transkriptase« zu blockieren, das in der Wirtszelle die Erbinformation umschreibt (siehe weiter vorn in diesem Kapitel).

- Aber erstens ist die Herstellung von AZT noch unheimlich teuer, und zweitens verursacht es schwere Blutarmut, und drittens ist das Aids-Virus, wenn AZT wirksam wird, ja bereits in die Zelle eingedrungen. Das Mittel kann also Aids *nicht kurieren,* weil es das HIV-Erbmaterial nicht auszuschalten vermag, der Erreger wird nicht beseitigt, *nur seine Vermehrung gehemmt.* Aber immerhin kann AZT offenbar den Tod von Aids-Kranken hinausschieben. Wie Fachleute, z. B. Professor Dr. Hans Dieter Pohle, Berlin, sagen, um zwölf bis 18 Monate ...
- Übrigens sind auch noch mehrere weitere »*Transkriptase-Hemmer*« im Test, z. B. DDC, das 1994 in Deutschland als Arzneimittel zugelassen worden ist.
- Andere »*Anti-Aids-Mittel*«, wie das Suramin, in das man anfangs auch große Hoffnungen setzte, haben gefährliche Nebenwirkungen und schaden unter Umständen mehr, als sie nützen.
- Neu im Gespräch sind *Aids-Antikörper* aus Japan, wie das »0,5 Beta«, das angeblich sogar verhindern kann, daß die Aids-Viren in die Zellen eindringen, neu im Gespräch ist auch »Peptide«, eine Chemikalie, die verhindern soll, daß das Aids-Virus weiter gesunde Zellen angreift und in diese eindringt. »Peptide«, aus einer Substanz gewonnen, die auch in der Natur vorkommt, soll – so hoffen die geistigen »Väter und Mütter« der Chemikalie, vor allem durch Aids verursachte Schäden an Hirnzellen aufhalten, evtl. sogar »reparieren« können.
- Auch an der Münchner Universitäts-Poliklinik wird mit einer Substanz experimentell gearbeitet: Sie soll zu einer

Veränderung der Membraneigenschaften von Virus und Zielzelle führen, so daß der Kontakt zwischen Virus und Zelle unterbunden werden kann.

Große Hoffnung in die Gentechnik

Ganz große Hoffnung setzen die Pharmafirmen in die *Gentechnik* im Zusammenhang mit Aids. So gelang es Biochemikern bei Hoffmann La Roche in Basel, von den bekannten sieben verschiedenen Eiweißmolekülen, aus denen sich Virushülle und -kern von HIV zusammensetzen, vier schon zu identifizieren und ihre chemische Zusammensetzung zu entschlüsseln.

- Diese vier Proteine kann man nun bereits künstlich herstellen und mit Hilfe von genetisch umprogrammierten Bakterien massenhaft vermehren.
- Ein hieraus zusammengestellter Impfstoff *soll* den damit geimpften Menschen Schutz durch die Bildung von »neutralisierenden Antikörpern« im Blut bieten, ohne daß damit das Risiko einer Aids-Infektion verbunden ist.

Die *»neutralisierenden Antikörper«,* von denen in vitro, also im Reagenzglas, nachgewiesen werden konnte, daß sie das Aids-Virus abtöten können, sind überhaupt zur Zeit eine ganz große Hoffnung der Aids-Forschung. Auf dieser Basis arbeitet auch die Wiener Firma Immuno, die kürzlich bekanntgab, sie hoffe, schon bald einen *Impfstoff gegen Aids* zur Verfügung stellen zu können: »g p 160«, ein Glykoprotein, d. h. einen Stoff, der aus Zucker und Eiweiß besteht. Er wird gentechnologisch produziert und soll den vollständigen Eiweißstoff aus der Virushülle darstellen. Wenn es mit Hilfe von »g p 160« gelänge, den Körper zur Bildung »neutralisierender Antikörper« anzuregen, dann könnte man mit ihrer Hilfe das Aids-Virus tatsächlich unschädlich machen ... Vorausgesetzt, daß es sich nicht wieder eine neue Kapriole ausdenkt, mit der es die Wissenschaftler austrickst.

Aber immerhin – es tauchen jetzt schon kleine Lichter am Ende eines langen, dunklen Tunnels auf!

Viele sind schon gestorben ...

Unmittelbar bevor die Erstauflage dieses Buchs in Druck ging, sprach ich noch einmal mit Frau Professor Dr. Johanna L'Age-Stehr, der Wissenschaftlichen Direktorin des Robert-Koch-Instituts beim Bundesgesundheitsamt in Berlin. Ich bekam noch einige Informationen, die mir wieder eindringlich klarmachten, wie ernst die Aids-Situation bereits damals war:

- Die längste kontrollierte Aids-Studie (»Kohorte«) stammt aus San Francisco. Da hatte man schon im Jahr 1978 insgesamt 63 Patienten (Homosexuellen) Blut abgenommen, das ursprünglich für eine Hepatitis-Untersuchung dienen sollte und eingefroren worden war und das sich später als HIV-infiziert entpuppte. Von diesen allerersten untersuchten Aids-Kranken in den USA haben heute 78 *Prozent das Vollbild erreicht* – viele sind schon gestorben. *Inkubationszeit: bis zu zehn Jahre.* In den oben genannten Fällen handelte es sich freilich um die *sexuell übertragene* Infektion. Bei *Blutkonserven,* die ja, was besonders tragisch ist, eine Stimulierung des Organismus bewirken, kann sich die Virusvermehrung und damit die Zerstörung durch das Virus erheblich beschleunigen. Aids kann bei solchen Infizierten viel früher ausbrechen!
- Es gibt eine neue Entdeckung, daß auch Makrophagen (Freßzellen), die *unter der Haut* liegen, »unheimlich schnell und gut und sicher durch HIV zu infizieren sind«.

Allerdings verhält sich gerade hier das Aids-Virus, das ja, wie schon erwähnt, ein »langsames«, sprich »Lenti-Virus« ist, oft lange Zeit sehr ruhig. So ruhig, daß im Körper nicht einmal Antikörper gebildet werden. – In Finnland haben nun Forscher in einer Untersuchung entdeckt, daß bei Paaren, bei denen ein Partner infiziert war – was sich auch im Test zeigte –, der andere Partner »sero-negativ«, das heißt *negativ im Aids-Test* blieb, obwohl er bereits infiziert war, und zwar noch zweieinhalb Jahre lang. Das Virus »schlummerte« unter der Haut, in Zellen, die zu den Immunorganen gehören – den »Langerhansschen Zellen«. Zu ihren Aufgaben gehört es, die T-4-Helferzellen zu stimulieren (siehe auch »Haut«, im dritten Teil des Buches).

- Nicht nur die Schreckensmeldung aus Finnland, auch andere Forschungsergebnisse zeigen, daß es häufig falschpositive, aber auch falsch-negative *Testresultate* im Zusammenhang mit Aids gibt, mehr als bisher angenommen. Auf jeden Fall ist es notwendig, daß – wenn auch nur der geringste Verdacht besteht – nach etwa sechs Monaten nochmals ein Test erfolgt!

Unheimlich, ungeklärt, unheilbar? Oder bald eine Krankheit wie andere?

Krebs – immer noch das große Rätsel

Begegnungen mit dem Krebs

Ich saß bei ihr in ihrem schönen Wohnzimmer. Im Hintergrund Musik. Michelangeli, Haydns Klavierkonzert in D-Dur. Das weiß ich noch ganz genau. Da nahm meine Freundin ihre Teetasse in die Hand, die klirrte ganz leise auf der Untertasse. Und dann sagte sie drei Worte, sonst nichts: »Ich habe Krebs.«

Ein ganz großer Zufall wollte, daß ich es einen Tag vorher von einem Arzt erfahren hatte, der sich »verplaudert« hatte. So war ich etwas vorbereitet. Ich versuchte, ganz ruhig zu sein und sie unbefangen anzuschauen. Ich stellte meine Teetasse auf den Tisch und sagte zu ihr: »Also – dann werden wir ihn zusammen haben.« Dann fielen wir uns in die Arme und weinten.

Von diesem Nachmittag an habe ich meiner Freundin wirklich jede freie Minute gewidmet. Und es waren eineinhalb Jahre in meinem Leben, für die ich meiner Freundin unendlich dankbar sein muß. Ich lernte, was Krebs bedeutet. Alle Stufen des Endstadiums lernte ich kennen. Und ich lernte, was wirkliche Tapferkeit ist. Meine Freundin hatte das Herz einer Löwin, und sie konnte erst sterben, als dieses Herz sich – endlich – auch der schweren Krankheit ergab.

Aber sie war bis zum letzten Augenblick sie selbst geblieben. Der Mittelpunkt ihrer Familie, mit vielen Kindern und

Enkeln, die Herrin ihres großen Hauses, die Chefin einer Firma und »nebenbei« die Vorsitzende eines sozialen Vereins, für den sie in unserem Dorf Einrichtungen geschaffen hatte, die nach ihrem Tod vom Bundeskanzler mit einer hohen Auszeichnung bedacht wurden.

All das, was sie tat, als Schwerstkranke, wäre schon für eine gesunde Frau um die siebzig genug gewesen. Ich weiß nicht, wie sie das alles schaffte, noch hier und dort engagiert, interessiert zu sein, während immer wieder eine Operation auf die andere folgte, während sie erschreckend an Gewicht verlor und während sie manchmal fast außer sich war vor Schmerzen.

Wann immer es sich ergab, ihr danach war, saßen wir die Nachmittage und Abende zusammen. Ich las ihr vor, wir diskutierten, und sie lachte auch gern, wenn ihr etwas besonders gefiel. Sie erzählte viel von früher, es war ihr wohl wichtig, die Vergangenheit »aufzuarbeiten«. Oft mußte sie zwischendurch Schmerzspritzen bekommen, oft *versuchte* sie, etwas zu essen, und wir alle waren ganz glücklich, wenn ihr etwas – liebevoll Zubereitetes – gut schmeckte, auch mal ein paar Löffelchen Kaviar oder ein halbes Glas Sekt.

Wie Sandkörner im Stundenglas

»Ich weiß schon, ich soll das nicht essen«, sagte sie dann schuldbewußt wie ein kleines Mädchen. »Aber wenn's mir doch schmeckt ...« Oft konnte ich nur den Kopf schütteln über die Gebote und Verbote, die ihr dieser oder jener Arzt erteilt hatte, was sie alles nicht durfte, nicht hätte tun dürfen. Welche Rolle spielt das, wenn die Tage gezählt sind wie die Sandkörner in einem Stundenglas!

Dutzende von »alternativen« Krebsmitteln brachte ihr tiefbesorgter Mann nach Haus, aber wir alle wußten, daß es für diese Dinge zu spät war. Ein Computer-Tomograph hatte die verheerende Diagnose gestellt – die sie freilich nicht kannte: Ihr gesamter Körper war durchsetzt von Krebs, buchstäblich von Kopf bis Fuß.

Die Chemotherapie, die zum Schluß noch »Wunder wirken« sollte, lehnte sie ab. »Ich möchte meine Haare behalten«, hatte sie entschieden gesagt. Ohnedies wäre es auch für diese giftige Behandlung zu spät gewesen. Und dies war wirklich wie ein kleines Wunder: Sie wurde immer schöner. Ihr Haar glänzte, ihre Gesichtshaut blieb jung und rosig, und unter ihren hübschen neuen Kleidern – sie war von Größe 46 auf Größe 36 geschwunden – sah niemand, wie schrecklich abgemagert sie war.

Da-Sein, Zuhören, Ablenken, ihr soviel Liebe geben wie möglich, sie einhüllen in Wärme, oft ihre Hand halten, bis sie eingeschlafen war, das war alles, was ich für meine Freundin tun konnte. Ich habe sie, wie man so sagt, »in den Tod begleitet«. Diese Zeit hat auch in meinem Leben eine Wende bedeutet. Ich war zwar erheblich jünger als sie, aber sie hat mir das Gefühl für die Vergänglichkeit, von der wir alle bedroht sind, täglich bewußt gemacht.

Ich habe auch für mich Konsequenzen daraus gezogen, vor allem die eine: daß *jeder Tag ein Geschenk ist,* das wir dankbar in Empfang nehmen sollen und besonders dies: *daß man Zeit nicht »totschlägt«* – weil sie das Kostbarste ist, was wir besitzen!

So unberechenbar kann Krebs sein

Krebs – ich begegnete ihm zum ersten Mal mit 17 Jahren. Damals, im Krieg, arbeitete ich im Operationssaal eines Luftwaffen-Lazaretts. Eines Tages wurde ein bildhübscher junger Soldat eingeliefert. Er war nicht verwundet – er hatte unerträgliche Magenschmerzen. Die Röntgenaufnahmen ergaben »Krebs«. Er wurde noch operiert, vergeblich, die

Geschwulst wuchs derart aggressiv, daß der Patient bald, nicht einmal 21jährig, starb.

Doch dann gab es den anderen, Hansl F., einen Tegernseer Skilehrer. Der hatte es auch im Magen. Auch bei ihm wurde Krebs diagnostiziert. Wieder nahm unser Chefarzt eine Totaloperation vor – die berühmte »nach Billroth II«. Und das Wunder geschah – der Hansl stand aus dem Krankenbett auf und wurde von Tag zu Tag munterer.

In den Krieg mußte er nicht mehr, so blieb er daheim auf dem Hof seiner Eltern, schaute dort nach dem Rechten. Ich sah ihn später öfter noch wieder. Der Hansl, mit Magenkrebs »dem Tod von der Schippe gesprungen«, war noch 20 Jahre lang Skilehrer am Wallberg, an einer der steilsten Skiabfahrten Deutschlands. So unberechenbar ist die Sache mit dem Krebs ...

Ist Krebs meist ein Todesurteil?

Der Fall von Hansl F. zeigt schon, daß Krebs durchaus nicht immer ein Todesurteil bedeuten muß. Aber doch ist Krebs für jeden von uns unheimlich. Krebs macht Angst, denn Krebs gilt ja immer noch allgemein als »unheilbar« – obwohl das längst so nicht mehr stimmt.

Krebs ist belastet mit unzähligen Vorurteilen und vielen falschen Vorstellungen, und die unglaubliche Flut von Veröffentlichungen über Krebs, die fast tägliche Begegnung mit »jemandem, der Krebs hat«, macht die Sache nicht besser.

Krebs – immer noch ein Tabu?

Die Tübinger Volkskundlerin Jutta Dornheim hat untersucht, wie es Krebspatienten in ländlichen Gegenden oft geht. Da wird, man staune, auch heute noch eine solche Erkrankung, solange es geht, geheimgehalten, weil man sie »für die Folge eines unmoralischen Lebenswandels« hält. Da glaubt man vielfach an Ansteckung, da treibt man die Erkrankten in eine schreckliche Isolation. Sie können mit niemandem über ihr Leiden sprechen – und damit verringern sich auch ihre Heilungschancen.

Oft können Krebskranke sich nicht einmal mit ihrem Arzt aussprechen. Eine Patientin: »Ich glaube, mein Arzt hat Angst vor mir. Er läßt mich während der kurzen Zeit in der Sprechstunde nie zu Wort kommen und geht mir – wo immer möglich – aus dem Weg.«

- Dabei kann mit Sicherheit auch ein Patient besser gegen einen Feind ankämpfen, den er kennt! Und Umfragen haben ergeben, daß heute die Mehrzahl der Krebspatienten sich nichts mehr wünscht, als *»richtige* Aufklärung durch den Arzt«.

Shirley Temple brach das Eis

Lange Zeit war es in unserer Gesellschaft nicht schicklich, über Krebs offen zu reden. Zumal über so »peinliche« Tumore wie Brustkrebs, Hodenkrebs, Gebärmutterkrebs. Die erste, die »das Eis brach« und an die Öffentlichkeit appellierte, zu einer Aufklärungskampagne aufrief, war Shirley Temple, der berühmte blondgelockte Kinderstar der 30er Jahre. Als sie Brustkrebs bekam und operiert wurde – sie war damals UNO-Abgesandte –, ergriff sie die Flucht nach vorn.

Sie hatte im Krankenhaus erlebt, wie verlogen und schamhaft diese Dinge verschwiegen wurden, wie die operierten Frauen schwere Minderwertigkeitskomplexe entwickelten und verzweifelt waren, weil sie ja jetzt angeblich »keine richtige Frauen« mehr waren. Shirley Temple ist es zu verdanken, daß hier allmählich ein Umdenk-, ein Lernprozeß einsetzte.

Lob den Selbsthilfegruppen

Dann wurde Betty Ford, die Frau des damaligen US-Präsidenten, ebenfalls brustoperiert und gab freimütig Auskünfte, gründete Selbsthilfegruppen. Heute sind solche Zusammenschlüsse krebsoperierter Frauen überall auf der Welt eine Selbstverständlichkeit. Und mit großer Sicherheit hat die Arbeit, der Einsatz dieser Gruppen das Leben zahlloser Frauen verlängert oder zumindest ihre Lebensqualität in der verbliebenen Zeitspanne sehr verbessert – weil sie den Kopf oben behielten und sich selbstbewußt mit ihrer Krankheit auseinandersetzten.

Mittlerweile hat sich ja wohl auch die Erkenntnis durchgesetzt, daß Krebs eine *Schicksalskrankheit* ist, die *jeder* bekommen kann, der Hilfsarbeiter wie der Akademiker, der Papst wie der Politiker. Krebs hatte der reichste Mann der Welt und die schönste Frau der Welt. Ob Hildegard Knef oder Mildred Scheel, Ronald Reagan oder ein Kennedy-Sohn – der Krebs macht keine Unterschiede.

Und ganz sicher ist es gut, daß die Krankheit aus der Tabuzone herausgekommen ist. Denn sie ist ja schon unheimlich genug – und je mehr Klarheit in das dunkle Geheimnis dringt, das den Krebs immer noch umgibt, desto größer werden auch die Hoffnungen auf »Klärung« des Problems. Dennoch:

Wir alle sehnen den Tag herbei, an dem echte Heilmethoden für Krebs gefunden werden – und die Experten den Menschen auch sagen können, was sie tun können und müssen, um ihr Krebsrisiko so niedrig wie möglich zu halten ...

Viele Raucher sind Selbstmörder

Seit der Jahrhundertwende ist Krebs in den Sterbestatistiken *von Platz sieben auf Platz zwei* gerückt – wird nur noch überflügelt von den Herz- und Kreislauferkrankungen. Wußten Sie, daß allein im vergangenen statistischen Jahr die Zahl der Krebstoten um 2,3 Prozent zugenommen hat? Und das trotz vielfältiger Anstrengungen und hoher Investitionen der modernen Medizin und Pharmazie!

Fast 170 000 Menschen sterben im Bundesgebiet pro Jahr an Krebs (300 000 erkranken jährlich neu an Krebs). In den USA gibt es Jahr für Jahr 600 000 Krebsfälle, und nur etwa die Hälfte von den Erkrankten überlebt die kritische Fünf-Jahres-Frist.

- Aber – wußten Sie, daß *jeder vierte Krebskranke ein Raucher ist?*
- Daß allein im Bundesgebiet die Zahl der an Lungenkrebs gestorbenen Männer zwischen 1952 und 1982 um 400 Prozent zugenommen hat?
- Daß der *Lungenkrebs bei Frauen* innerhalb von nur 20 Jahren um 300 Prozent zugenommen hat?
- Nach einer WHO-Rechnung werden die *Frauen* unter den *Krebstoten als Folge des Rauchens* bis zum Jahr 2000 die Männer »überholt« haben.

Chemikalien als Krebsauslöser

Rund 80 Prozent aller Krebserkrankungen, so nimmt man an, haben ihre Ursache direkt oder indirekt in *Umwelteinflüssen.*

Für ein Drittel ist, wie gesagt, das Rauchen verantwortlich, zu etwa einem Drittel ist die falsche Ernährung schuld. Der ganz große Rest geht vermutlich auf das Konto von »Umwelt-Chemikalien«.

Mehr und mehr erhärtet sich die These, daß *Chemikalien aller Art* die wichtigsten Auslöser menschlicher Krebserkrankungen sind.

Bei chemischen Ursachen kann man aber – wie ein Experte bemerkt, »leicht die Übersicht verlieren«; denn die chemischen Substanzen kommen ja nicht nur aus *den Fabriken,* sondern auch aus *der Natur.*

Mit etwa 60000 solcher Chemikalien (wenn es nicht noch mehr sind) müssen wir heute leben, von ihnen sind höchstens zehn Prozent auf eventuelle Karzinogene (krebserregende Inhaltsstoffe) getestet worden.

Das Geld reicht gerade, um jährlich etwa 100 Substanzen durchzutesten …

Krebsgefahren, die auf uns lauern

40 Bände haben internationale Fachleute im Auftrag der WHO zusammengestellt, in denen sie alle *Krebsrisiken durch Chemikalien* erfaßten. Als besonders verdächtig wurden darin nicht weniger als 1800 verschiedene Substanzen, industrielle Prozesse und Lebensgewohnheiten aufgeführt, die zu Krebs führen können.

Nur ein paar Beispiele:

- Nicht nur Lungenkrebs, sondern auch Kehlkopf-, Blasen- und Bauchspeicheldrüsenkrebs sind die Folgen von *Rauchen.* Von den 3800 chemischen Substanzen, die im Tabak gefunden wurden, haben sich (im Tierversuch) sage und schreibe *50 als kanzerogen* erwiesen.
- Auch *Alkoholmißbrauch* führt oft zu tödlichen Krebserkrankungen.
- Der *hochgiftige Asbest* hat – mit einer Latenzzeit von 15 bis 40 (!) Jahren – nach einer amerikanischen Untersuchung Abertausende von Lungen-, Brustfell-, Magen-, Nasennebenhöhlen-Krebsen auf dem Gewissen. Er muß, so fordern die Ärzte, vollkommen aus allen industriellen Fertigungen verschwinden!
- Stark krebsfördernd sind auch die *giftigen Autoabgase.* Sie ließen sich auf ein Minimum reduzieren, wenn alle Leute nur noch Katalysator-Autos fahren würden. Auch mit dem Umsteigen auf »zentrale Wärmeversorgung« könnte unsere Luft verbessert werden.
- Und viele Brust-, Dickdarm-, Gebärmutter- und Prostata-Krebse wären zu vermeiden, wenn viele Menschen *weniger fettreich essen* würden, dafür mehr Wert auf eine Vitalkost mit Schutzstoffen (Vitaminen, Spurenelementen) und vielen Ballaststoffen legen würden. Das klingt doch eigentlich so einfach und einleuchtend – nicht wahr? Das sagt einem doch alles der »gesunde Menschenverstand«, nicht wahr? Und doch betragen allein die Kosten für *ernährungsbedingte Krankheiten* mit all ihren Folgen hierzulande jährlich weit über 40 Milliarden Mark!

130 Arten von Krebs

Überall auf der Welt werden große Anstrengungen unternommen, um die Diagnose und Behandlung von Krebserkrankungen zu verbessern. Solange man aber die geheimnisvolle Biologie der einzelnen Krebsarten nicht durchschaut hat, wird kein endgültiger Durchbruch zu erreichen sein. Denn: Es gibt etwa 350 verschiedene Formen von Krebs bei Pflanzen, Tieren und Menschen, darunter entdeckte man bis heute circa 130 »menschliche« Krebsarten, kann sie definieren und erkennen. Aber es gibt eben gar nicht *den* Krebs!

- Tumor ist nicht gleich Tumor. Jedes System entwickelt z. B. einen systemspezifischen Tumor, und in der Therapie heißt das u. a. auch: mancher Tumor kann einer Chemotherapie völlig widerstehen, ein anderer kann auf sie gut ansprechen.

Experten nehmen an: Erst wenn wir viel mehr darüber wissen, welche Wechselwirkungen zwischen den einzelnen Systemen und innerhalb von ihnen zwischen den einzelnen Zellen in unserem Körper bestehen, erst dann werden wir echte »Heilmethoden« gegen den Krebs entwickeln können.

Offensichtlich sind Störungen der Kommunikation zwischen den Zellen und den Systemen Hauptursachen von Krebs. Und die aufzuspüren, nachzuvollziehen und notfalls zu »reparieren«, das ist das ungeheure Problem.

Vorläufig stirbt weiter *alle vier Minuten* in Deutschland ein Mensch an Krebs, sterben mindestens *100 Menschen* (wenn nicht viel mehr) auf der ganzen Welt, *ehe Sie eine Seite dieses Buches zu Ende gelesen haben!*

Zuverlässige Wächter des Immunsystems

Tag und Nacht teilen sich im menschlichen Körper unzählige Zellen, bis zu 350 Milliarden am Tag. Jedesmal wenn sich eine normale Körperzelle teilt, besteht aber auch die Gefahr, daß sie entartet – also zu einer Krebszelle wird. Warum aber entwickeln doch die meisten Menschen in ihrem ganzen Leben *keine* Krebsgeschwulst?

Der Körper verfügt offensichtlich mit seinem *Immunsystem* über zuverlässige Wächter, die verhindern können, daß überhaupt bösartige Zellen entstehen oder daß sie sich zu bösartigen Tumoren weiterentwickeln. Darauf kommen wir noch ausführlich.

Gutartig oder bösartig?

Überall also können im Körper Zellen plötzlich anfangen, unkontrolliert zu wachsen und Geschwülste zu bilden.

- Wachsen die daraus entstehenden Tumoren örtlich begrenzt und gelangen sie nicht in das umliegende Gewebe, so spricht man von *gutartigen* Tumoren. Diese können meist im ganzen entfernt werden – nach der Operation ist der Mensch geheilt.
- Lösen sich aber aus solch einer Geschwulst unkontrolliert wachsende Zellen und gelangen diese in die Blutbahn oder in die Lymphbahnen, so ist dieser Tumor *bösartig.* Der Mensch stirbt dann meist nicht an einer einzigen Geschwulst, sondern an *Aussiedlungen* dieser verschleppten Zellen in anderen Organen und den sich daraus bildenden *»Metastasen« oder Tochtergeschwülsten.*

Wie sie heißen, wie sie entstehen

Die Medizin unterscheidet die Krebsarten nach den Körperzellen, aus denen sie sich unkontrolliert vermehren:

- Die weit überwiegende Zahl menschlicher Krebse, das sind »*Karzinome*«, bösartige Entartungen von sogenannten Deckzellen der einzelnen Organe, z. B. der Lunge, des Magens, des Darmes, der Gebärmutter.
- Von »*Sarkomen*« spricht man, wenn das Bindegewebe, also die Zellen, welche die einzelnen Organe zusammenbinden, entarten.
- Aus den blutbildenden Zellen des Knochenmarks und der Lymphknoten können »*Leukämien*« und »*Lymphome*« entstehen. In solchen Fällen wenden sich also die eigentlich für unsere Abwehr vorgesehenen Zellen *gegen uns selbst.*

Aber es gibt auch hier Ausnahmen: So bilden z. B. bösartige Hirntumoren oder bestimmte Arten von Hautkrebs überhaupt keine Metastasen. Gelingt es in solchen Fällen, den Krebs vollständig herauszuschneiden, dann ist der Mensch wieder ganz gesund.

Viele Krebsarten bilden jedoch schon Tochtergeschwülste in anderen Organen, bevor man den »Primär-Tumor« überhaupt entdeckt hat, wie z. B. der Lungenkrebs, der Gallenblasen- und auch der Bauchspeicheldrüsenkrebs. In Zukunft wird man auch hier verstärkt *monoklonale Antikörper* einsetzen – zum Aufspüren dieser Absiedelungen. (Siehe auch Kapitel »Immunabwehr«.)

Dann wird man Krebs frühzeitiger erkennen und behandeln können. Aber bis heute haben sich die »schnellen Hoffnungen« noch nicht erfüllt.

Der Einsatz von monoklonalen Antikörpern erfordert sehr individuelle und sehr aufwendige Diagnose- und Therapiepläne, und es fehlt einfach noch die Erfahrung. (Darüber später noch mehr.)

Wenn Gene entarten

Wie schon ausführlich erläutert, enthält jede unserer Körperzellen in ihrem Kern die sogenannte DNS, in der unsere gesamten Erbmerkmale gespeichert sind, welche auch an die folgenden Generationen weitergegeben werden. Z. B. die Informationen »blaue Augen«, »blonde Haare«, »lange Beine«, »dunkle Haut« und so weiter.

Nun gibt es mehrere *Theorien zur Krebsentstehung,* z. B.:

1. *Theorie:* Viele Zellen (möglicherweise sogar alle Zellen in unserem Körper) besitzen ein »Onko-Gen« (onko = Geschwulst), ein Krebs-Gen also. Dieses Krebs-Gen ruht in der Regel und wird von mehreren Wächter-Genen beobachtet. Werden aber nun diese »Wächter« durch irgendeine Substanz oder ein »Agens« (einen Wirkstoff) wie radioaktive Strahlen, Umweltgifte, Nitrosamine, Viren und so weiter zerstört, dann kann das Krebs-Gen plötzlich ungehindert wachsen, die Zelle entartet. (Die ersten Onko-Gene wurden übrigens erst Ende der 70er Jahre entdeckt.)
2. *Theorie:* Das Onko-Gen wird nicht »bewacht« und kann direkt von äußeren Einflüssen (Strahlen, Chemikalien, Umweltgifte etc.) zur Produktion von Krebszellen angeregt und aktiviert werden.
3. *Theorie:* Ein Retrovirus, das in die Wirtszelle eingedrungen ist, schmuggelt mit seiner »umgeschriebenen RNS«, seiner Erbinformation (siehe Abschnitt »Viren« und Abschnitt »Aids«), auch ein Onko-Gen mit ein, und dieses kann die Zelle zur Krebszelle umfunktionieren.

Der Übergang einer gesunden Zelle zur Krebszelle vollzieht sich meist nicht in einem Schritt:

- *In der ersten Phase* (Initiation) wird sie gegenüber krebserregenden Substanzen und Einflüssen nur empfindlicher.
- *Erst im zweiten Stadium* (der Promotionsphase) verändert sich die Zelle in eine Tumorzelle.
  Auslöser kann hier alles mögliche sein. Oft sind es radioaktive Strahlen – ich wies schon darauf hin – oder chemische Kanzerogene, aber auch z. B. UV-Licht (extremer Solarien-Besuch etc.). Möglicherweise sind für beide Phasen sogar ganz verschiedene Kanzerogene und unter Umständen auch verschiedene Onko-Gene verantwortlich zu machen.
  Onko-Gene sind, so erklärt es ein prominenter Krebsforscher, der US-Professor J. Michael Bishop von der Universität in San Francisco, »nicht als fremde, unerwünschte Eindringlinge zu betrachten, sondern als normale, sogar lebenswichtige Zellgene, die ausflippen und Amok zu laufen beginnen. Freund wird zu Feind. Und das alles, weil karzinogene Substanzen vermutlich die Krebsgene selbst oder Kontrollgene schädigen, welche normalerweise die Aktivitäten der Krebsgene überwachen und steuern.«

Krebszellen, die der Abwehr »entschlüpfen«

Warum kommt es nun überhaupt zum Auswachsen einer Krebsgeschwulst, wenn es doch so vielfältige Möglichkeiten der körpereigenen Abwehr gibt – die Freßzellen, die Killerzellen und die Antikörper und andere mehr? Dazu Professor Dr. Volker Schirrmacher vom Deutschen Krebsforschungszentrum in Heidelberg (DKFZ):

»Jüngste Untersuchungen an einigen besonders bösartigen Krebszellen haben ergeben, daß diese eine enorme Anpassungsfähigkeit besitzen und vielfältige Mechanismen entwickeln können, mit deren Hilfe sie einer körpereigenen Abwehr entkommen können. Derartige Mechanismen der *Unterwanderung des Immunsystems* werden auch als ›*Escape-Mechanismen*‹. bezeichnet.« (Englisch: to escape = entkommen, entschlüpfen.)

Schirrmacher weiter: »So kann eine bösartige Zelle sich tarnen, indem sie ihr Tumor-Antigen entweder verändert, abdeckt oder es komplett abwirft. Andere Escape-Mechanismen bestehen in einer Blockierung des Abwehrsystems durch bestimmte Stoffe, die der Tumor produziert.«

Die üblen Tricks der Krebszellen

Die Krebszellen kennen also leider auch ganz üble Tricks, mit denen sie das Abwehrsystem unterwandern oder täuschen. Noch mal:

- Entweder sie blockieren es, so daß unsere Abwehrzellen die Krebszellen nicht mehr als »fremd« erkennen und sich passiv verhalten.
- Oder aber die Krebszellen bringen es fertig, die Unterdrücker-(Suppressor-)Zellen des Immunsystems verstärkt anzuregen. Dann laufen auf einmal keine Abwehrreaktionen mehr ab. (Sie wissen ja, daß diese Unterdrücker- oder Dämpferzellen den Kampf der Freß- und Killerzellen gegen Antigene stoppen, damit kein Schaden durch Übereifer der Abwehr angerichtet werden kann.)

Immuntraining – äußerst wichtig!

Eines weiß man aber auch schon genau: Menschen mit *stark gestörter, geschwächter körpereigener Abwehr* erkranken *häufiger an Krebs* als solche mit gut funktionierendem Abwehrsystem. Deshalb ist ja auch das »Training« der Abwehr, ist der richtige Umgang mit kleinen Infekten, Fieber etc. so enorm wichtig. (An anderer Stelle habe ich auf dieses notwendige »Immuntraining« bereits hingewiesen.)

Eine weitere Erforschung der Tarnungs- und Escape-Mechanismen von Krebszellen scheint unseren heutigen Krebsexperten von grundsätzlicher Bedeutung. Denn wenn sie die durchschauen, kommen sie vielleicht auch dahinter, warum bestimmte Formen der Krebsbehandlung keinen Erfolg haben, und können dann versuchen, in Zukunft grundsätzlich neue Wege in der Krebsbehandlung zu beschreiten ...

Im Alter – mehr Krebs

- Jetzt ist aber auch verständlicher, warum *ältere Menschen* häufiger an Krebs erkranken: Wir wissen, daß die Onko-Gene durch äußere Einflüsse wie Strahlen, Umweltgifte (auch Nikotin), Viren etc. aktiviert werden können. Und je älter ein Mensch wird, desto *häufiger und länger* ist er natürlich vielen solcher schädigenden Faktoren ausgesetzt! Außerdem funktionieren – wahrscheinlich – in zunehmendem Alter auch die Reparaturmechanismen nicht mehr so gut wie in der Jugend.

Die Wissenschaft hat noch eine Theorie entwickelt: daß jede Zelle *mehrere Kontrollgene* besitzt, die unabhängig voneinander die Ausbildung eines bösartigen Tumors verhindern. So kann sich z. B. ein Krebs erst dann entwickeln, wenn durch krebserzeugende Stoffe (Karzinogene) *Erbänderungen, sogenannte Mutationen,* in der Zelle entstehen, und die können dann eine Vorstufe zum Krebs sein.

Je öfter und je länger im Leben eines Menschen dann solche Mutations-Ereignisse stattfinden, desto größer wird auch die Gefahr der Krebserkrankung. Mit anderen Worten: Die tumorauslösenden Ereignisse *sammeln sich an,* oft über viele Jahre.

So kommt es z. B. auch, daß manche berufsbedingten Krebse, hervorgerufen etwa durch Industrie-Chemikalien oder Asbest, manchmal erst zehn oder 20 Jahre *nach der Pensionierung* des Erkrankten auftreten!

Und dann gibt es natürlich auch noch die *statistische* Krebs-Erwartung: Die Menschen werden heute viel älter als früher. Die Lebenserwartung erhöhte sich in den letzten 100 Jahren (bei uns) tatsächlich auf das Doppelte.

- So er-leben eben auch viele alte Menschen »ihren« Krebs, den sie früher schon in sich trugen, der aber noch nicht zum Ausbruch gekommen war, als sie starben ...

Unermüdlich arbeitet die Abwehr

Wie schon mehrfach dargestellt, bildet unser Immunsystem unterschiedliche Zellen, die alles *Fremdartige* in unserem Körper zerstören. Also müßte das auch auf die Krebszellen zutreffen. Tatsächlich kämpfen T-Zellen und B-Zellen Schulter an Schulter miteinander gegen die Eindringlinge in unsere Gesundheit. Und deshalb werden auch mit Sicherheit viele Krebszellen von den Freß- und Killerzellen und den Antikörpern abgefangen, noch ehe sie – die Krebszellen – eine Geschwulst bilden können.

Dazu Professor Dr. Schirrmacher vom DKFZ: »Bei der immensen Zahl von Zellteilungen, die sich pausenlos im Körper vollziehen, wäre theoretisch eine überwältigend höhere Zahl von Tumoren zu erwarten. Man vermutet, daß es im menschlichen Körper immer wieder zu Zellveränderungen kommt, daß aber verschiedene *Kontrollsysteme* diese Zellen meistens daran hindern, Tumoren zu bilden, und daß Geschwulstbildungen eben nur in jenen Zellen gelingen, die den intra- und extrazellulären Kontrollsystemen und schließlich auch der Immunabwehr entgehen konnten.«

Die Erkennung von Krebszellen durch das System der spezifischen Immunität setzt aber voraus, daß die Krebszellen von den körpereigenen Zellen unterschieden werden können.

- Nur wenn die Krebszellen sogenannte *Tumor-Antigene* tragen, können sie von den spezifischen T- oder B-Lymphozyten überhaupt erkannt werden.
- Außerdem gibt es aber immer noch das »natürliche Abwehrsystem« mit den *Makrophagen,* den *natürlichen Killerzellen* etc., die kein Tumor-Antigen zur Erkennung einer Tumorzelle benötigen.

Notreparatur der DNS – Kontrollsystem von innen

Sehr oft vermag die Zelle sich sogar *selbst zu reparieren;* diese »Repair-Mechanismen« arbeiten mit Hilfe eigener Reparaturenzyme, die in der Lage sind, innerhalb der DNS – wenn an der Erbsubstanz schon Schäden sind – eine tadellose Notreparatur vorzunehmen, sogar bei größeren Schäden.

Wie diese fantastische Selbsthilfe funktioniert, das weiß die Forschung bereits genau.

Professor Schirrmacher: »Die ersten Schritte der Veränderung von gesunden in kranke Zellen sind viel häufiger als die letzten. Und dann gibt es auch noch ein *Gewebskontrollsystem* von außerhalb der Zelle. Dieses System sorgt z. B. dafür, daß die Organzellen in der richtigen Position zueinander stehen, bestimmt, wann sie sich teilen sollen und wann nicht. Daran beteiligt sind Zell-Zell-Kontakte und Gewebsfaktoren (z. B. sogenannte Chalone und Zytokine), die in einem Notfall aktiviert werden können.

Ein Beispiel: Wenn man von der Leber ein Stückchen herausnimmt – so wächst es wieder nach. Bei Nerven geschieht das sehr selten, bei Sehnen geht es langsamer, aber es geht, und bei der Wundheilung funktioniert das fantastisch schnell.«

Ja – und dann wissen diese erstaunlichen Ingenieure auch noch, wann die Reparatur beendet ist – und sie die Arbeit niederlegen müssen ...

Unser Immunsystem, so Professor Schirrmacher, schützt den ganzen Organismus – aber auf die Zellen bezogen sind da viele weitere Kontrollsysteme vorgeschaltet. Noch einmal zusammengefaßt:

1. Die schon erwähnte DNA-Reparatur.
2. Die Gewebskontrolle.
3. Die Immunkontrolle – das natürliche Abwehrsystem und das spezifische Abwehrsystem, das auch als adaptives Immunsystem bezeichnet wird.

»Das Immunsystem ist unglaublich *adaptiv* – im Gegensatz zu Maschinen kann es sich an die jeweilige Umgebung *anpassen.* Ohne Adaption könnten wohl kaum Menschen in der kalten Arktis leben wie auch schwerlich in der Tropenhitze. Die Natur ist zu bewundern, was sie alles leisten kann – sie kann sich, das wissen wir heute, auch tatsächlich adaptieren an Zivilisationsveränderungen.«

»Der Knoten ist weg!«

Wie wunderbar manchmal unser körpereigener Reparaturmechanismus funktioniert, das erleben Ärzte immer wieder mal, wenn bei Patienten ein vorher einwandfrei diagnostizierter Krebs plötzlich spurlos verschwindet. Fast jeder Mediziner kennt diese Fälle von *Selbstheilung,* von plötzlichen *Rückbildungen* der Tumoren: Ein Arzt fühlt z. B. eindeutig bei einer Patientin einen Knoten in der Brust, bestellt sie zur Biopsie – und eventuellen Brustoperation. Sie kommt wieder, »der Knoten ist weg«!

Man rätselt viel um diese Rückbildungen und Spontanheilungen und vermutet: Hier spielt *die Psyche* – in enger Zusammenarbeit mit *Gehirn und Immunsystem* – die »HeilerRolle«. Warum das in dem einen Fall perfekt klappt, im anderen nicht, dies freilich ist auch noch völlig ungeklärt.

Krebst schläft wie Dornröschen

Es gibt aber auch jenen Zustand, den die Forschung *Tumordormancy* nennt, einen »Schlafzustand des Krebses wie bei Dornröschen«.

- Sehr oft findet man das z. B. bei Brustkrebs. Frauen, die operiert wurden, geht es gut, 20, 30, ja 50 Jahre lang. Dann bekommen sie wieder Krebs. Und man kann zytologisch (unterm Mikroskop, in den Zellen) erkennen, daß der Krebs abgeleitet ist vom damaligen.

Man erklärt sich diese langen Pausen damit, daß die Zelle in all der langen Zeit ganz still liegenblieb (man findet dann auch keine Wachstumsfaktoren mehr), bis sich plötzlich irgend etwas im Organismus, im System verändert oder Einflüsse von außen kommen wie Schadstoffe oder Streß. Oder: Daß das Immunsystem plötzlich falsch funktioniert, das lange Zeit z. B. Hunderttausende von Krebszellen niedergehalten hatte – und nun auf einmal versagt.

Virus als Krebsauslöser

- Man weiß heute auch, daß es bei bestimmten Krebsarten einen Zusammenhang zwischen einer *Virusinfektion* und der Entstehung des Krebses gibt.
- So erkranken Menschen, die sich mit dem Hepatitis-B-Virus infiziert hatten, viele Jahre später häufiger an Leberkrebs als andere. Bestimmte Viren können auch einen Genitalkrebs auslösen.
- Auch das Aids-Virus wird – wie im Abschnitt Aids erwähnt – mit einem bösartigen Hautkrebs, dem Kaposi-Sarkom, in Verbindung gebracht.

Man schätzt, daß etwa 20 Prozent der Krebserkrankungen bei Frauen und zehn Prozent bei Männern durch Virusinfektionen begünstigt werden.

Krebsprävention durch Impfung?

Aber – gegen viele Viruserkrankungen können wir uns heute schon *impfen lassen,* und dann bleiben wir von *dieser* Krankheit verschont. Theoretisch müßte das also auch ein »Impfschutz gegen Krebs« sein. An derartigen Impfstoffen, z. B. gegen Hepatitis B, wird zur Zeit intensiv gearbeitet.

Wir wissen jedoch, daß der Krebs aus einer Vielzahl von Ursachen entstehen kann – daß es *den* Krebs nicht gibt, sondern weit über 100 verschiedene Krebsarten. Bis zur Entwicklung regelrechter Impfstoffe wird es also noch ein langer, mühseliger Weg sein.

Krebsforschung auf neuen Impf-Wegen

Betrachten wir einmal die Möglichkeiten jener *Krebs-Immunisierungen,* die heute im Gespräch, aber auch alle noch umstritten sind:

1. Die unspezifische Immunstimulierung, z. B. mit den jetzt schon gebräuchlichen *BCG-Impfstoffen* (aus abgeschwächten Tuberkel-Bakterien) – oder mit Substanzen *der Naturheilkunde.* Aber selbst hier kann man nicht sicher sein, ob die Behandlung nicht auch schaden könnte. Denn bei diesen Therapien könnten ebenso die falschen Zellen, z. B. die Suppressor-(Unterdrücker-)Zellen aktiviert werden, und dann könnte sich womöglich der Krebs noch schneller ausbreiten.

2. Die aktiv-spezifischen Immuntherapie-Verfahren (ASI), auch »Autovakzinations-Verfahren« genannt. Das kann z. B. ein gezieltes Verfahren zur Stimulierung von krebsspezifischen Abwehrmechanismen sein.

So hat man früher den Kranken Substanzen gespritzt, um ihre Abwehr zu steigern. Jetzt entnimmt man ihnen Zellen, die entscheidend für die Immunabwehr verantwortlich sind, wie z. B. T-Zellen. Die werden *außerhalb des Körpers* vermehrt und aktiviert und dann dem Patienten wieder zugeführt.

Das ASI-Verfahren kann vielleicht auch helfen, bessere monoklonale Antikörper zu bekommen.

3. Die passiven Immuntherapie-Verfahren:

- Man impft z. B. Krebskranke, aktiviert damit deren Immunsystem, kann mit den von ihnen gewonnenen Antikörpern dann weitere Tumorpatienten behandeln – auf dem Weg über die dann gezüchteten monoklonalen Antikörper. Die ersten Erfolge sind ermutigend, aber auch hier ist alles noch im »allerersten Erprobungsstadium«.
- Man behandelt z. B. mit Interleukinen und/oder Interferonen oder mit dem »Zelltransfer« von aktivierten Killerzellen. Vielversprechend ist aus der Sicht der Forscher die Weiterarbeit auf dem Gebiet der *Zwei-Komponenten-Impfstoffe,* die zusammengesetzt werden aus
- der spezifischen Komponente – mit Tumorzellen des Patienten, die das »richtige« Tumor-Antigen tragen, das die körpereigenen Abwehrzellen »dann erkennen« und bekämpfen können und
- aus der unspezifischen Komponente, z. B. mit BCG-Impfstoff oder nichtonkogenen Viren zur »Aktivierung der Immunantwort«. Das alles aber muß ungeheuer vorsichtig angegangen werden.

Professor Schirrmacher weist auf das Problem der richtigen Dosierung hin: »Das ist so, wie wenn man ein Thermostat an- und abschaltet – man muß immer schön in der richtigen Temperatur bleiben, darf nicht überhitzen. Meist liegt die optimal wirksame Dosis bei biologischen Wirkstoffen im Niedrig-Bereich, und man sollte dieses Optimum vorher immer austesten.«

Es gibt auch Anti-Krebs-Gene

- Im Herbst 1986 entdeckten nun US-Wissenschaftler im menschlichen Erbgut die ersten zwei *Anti-Krebs-Gene.* Sie kamen zu der Erkenntnis, daß manche Menschen, denen diese Gene fehlen (etwa durch Erbanlage), einen bestimmten Augenkrebs (Retinoblastom) bekommen.

- Aber, so stellten sie ebenfalls fest – auch *radioaktive Strahlen* oder bestimmte *chemische Stoffe* und nicht zuletzt auch *Viren* können einen Defekt in den Anti-Krebs-Genen verursachen. Dann ist die Abwehr gegen diesen oder jenen bestimmten Krebs nicht mehr gesichert.

Die Wissenschaftler wollen jetzt versuchen, Anti-Krebs-Gene und deren Produkte, die bestimmten Proteine, *künstlich herzustellen.* Sie sind auch schon überzeugt, daß es im menschlichen Organismus ebenso Anti-Krebs-Gene gegen *andere Krebsarten* wie z. B. Darmkrebs, Lungen- oder Brustkrebs gibt, die aber nur noch nicht gefunden wurden.

Das alles ist wahnsinnig kompliziert, liebe Leser. Und sicher wird es noch nicht so rasch Grund zu lautem Jubel geben. Aber am Horizont taucht schon ein Schimmer Hoffnung auf – daß in absehbarer Zeit Krebskranken wirklich geholfen werden könnte ...

Krebs macht keinen Unterschied

Vorläufig ist Krebs auch heute immer noch ein völlig »unvorhergesehenes« Leiden. Er bricht meist von einem Augenblick auf den anderen über sein Opfer herein. Krebs macht, ich sagte es schon, keinen Unterschied zwischen armen und reichen Menschen.

Freilich gibt es gewisse »Krebsarten der Armen« – die z. B. mit den Hygiene- und Mangelverhältnissen zusammenhängen, in denen sie zu leben gezwungen sind. Und es gibt auch Krebsarten, an denen bevorzugt Reiche und Unvernünftige erkranken – die sich bewußt vielen »Risiken« aussetzen. Sie wissen das, liebe Leser.

Leider muß ich da noch einmal auf *das Rauchen* zurückkommen: John Cairns, Professor für Mikrobiologie an der Harvard-Universität: »Der Lungenkrebs ist eine Krankheit des 20. Jahrhunderts.« Eine neue Statistik aus England stellt fest – um 1900 rauchten die Leute im Schnitt nur ca. 700 Zigaretten im Jahr. Lungenkrebs war – dementsprechend – noch bis zu Beginn der 20er Jahre so gut wie unbekannt. Dann nahm das Rauchen enorm zu. Und langsam, in den 20 Jahren zwischen 1920 und 1940, verdoppelte sich die Zahl der Lungenkrebskranken. 20 und mehr Jahre kann es also oft dauern, bis der Krebs »manifest« wird!

Warnzeichen für möglichen Krebs

Nach einer neuen Statistik des »Deutschen Grünen Kreuzes« erkranken unter den von Krebs befallenen Männern 22 Prozent an Lungenkrebs, 14 Prozent an Darmkrebs, 19 Prozent an Prostatakrebs, neun Prozent an Krebs der Harnorgane und drei Prozent an Magenkrebs. Bei den Frauen überwiegt mit 26 Prozent der Krebs der Brustdrüse, gefolgt von 16 Prozent Darmkrebs, je elf Prozent Lungen- und Gebärmutterkrebs und vier Prozent Krebs der Eierstöcke.

Es gibt *deutliche Warnzeichen,* die auf eine beginnende Krebserkrankung hindeuten *können,* wohlgemerkt, nicht müssen! Wer aber diese Zeichen an sich beobachtet, der sollte unbedingt zum Arzt gehen:

- Veränderungen von Darm- und Blasenfunktionen,
- schlecht oder nicht heilende Wunden,
- außergewöhnliche Blutungen oder starker Ausfluß,
- Verdickungen oder Knoten in der Brust oder an anderen Körperstellen,

- chronische Verdauungsstörungen oder Schluckbeschwerden,
- jede Veränderung (Vergrößerung, Juckreiz, Blutung) einer Warze oder eines Leberfleckes
- anhaltender Reizhusten oder ständige Heiserkeit.

Vorsorge ist viel besser als Nachsorge!

Der Deutsche Bundestag hat schon vor rund 25 Jahren auf Drängen der Ärzte und in Abstimmung mit den Krankenkassen die *Früherkennungsuntersuchungen* in die gesetzliche Krankenversicherung eingeführt. Aber leider nehmen bis heute erst weniger als 30 Prozent der Frauen und weniger als zehn Prozent der Männer die Chance wahr, einen *eventuellen Krebs* abzufangen!

Allerdings geben manche Experten zu, »daß die Qualität der Untersuchungen oft zu wünschen übrig läßt«. Es kommt leider auch hier zu Fehldiagnosen. Man stelle sich vor: Die Technik der Krebsvorsorge-Untersuchungen wird immer noch *keinem Medizin-Studenten* vermittelt!

Auf jeden Fall ist die Medizin in Sachen Krebs auf die Wachsamkeit jedes einzelnen Menschen gegenüber Veränderungen in seinem Körper – siehe oben – angewiesen. Da sind sich die Ärzte und Forscher ganz einig: Es wäre vernünftiger, den Schwerpunkt der Krebsforschung *von der Therapie* weg zur *Prävention* (Vorbeugung) hin zu verlagern.

Die Krankenkassen übernehmen einmal im Jahr im Rahmen der Krebs-Früherkennungsaktionen folgende Untersuchungen:

Frauen: ab 20. Lebensjahr genital,
ab 30. Lebensjahr zusätzlich Brust und Haut,
ab 45. Lebensjahr zusätzlich Rektum und übriger Dickdarm.
Männer: ab 45. Lebensjahr Haut, äußeres Genital, Prostata, Rektum und übriger Dickdarm.

- Für Schnelltests zur Feststellung von Darmerkrankungen erhält jeder Versicherte ab dem 45. Lebensjahr ein Test-Päckchen. Es kann aber auch nicht schaden, *regelmäßig* die *Produkte der Verdauung* auf dem Klo anzugucken – auf etwaige Blutspuren.

Rat zur Selbstuntersuchung

Außerdem raten Ärzte – vor allem älteren Menschen – dringend zur *Selbstuntersuchung:*

- Alle vier Wochen sollten Frauen *vorsichtig* und behutsam ihre beiden Brüste abtasten,
- außerdem sie immer wieder im Spiegel auf etwaige Veränderungen (z. B. eingezogene Brustwarzen) kontrollieren.
- Auch Männer sollten regelmäßig ihre Hoden zwischen Daumen und Zeigefinger nehmen und behutsam auf etwaige Vergrößerungen, Verhärtungen oder Verdickungen überprüfen.

Übrigens geht das besonders gut in der Badewanne – sowohl die Brust- wie die Hodenuntersuchung!

Hier gibt es Antwort auf Fragen zum Krebs

»KID – Krebsinformationsdienst« heißt ein im deutschsprachigen Raum beispielhaftes Modell, wie man Menschen Information, sprich »Wissen« zum Thema Krebs vermitteln kann. Der »KID« arbeitet mit Geldern des Bundesgesundheitsministeriums und in den Räumen des Deutschen Krebsforschungszentrums (DKFZ) in Heidelberg seit dem Sommer 1986. Sein Ziel: eine Brücke zu schlagen zwischen Krebsexperten und interessierten bzw. betroffenen Menschen.

Und diese Menschen haben den angebotenen Service voll angenommen. Keinen Augenblick lang stehen die Telefone still – da rufen Männer und Frauen an, weil sie Angst haben, weil sie Schmerzen haben, weil sie sich alleingelassen fühlen von ihren Ärzten oder auch, obwohl sie gesund sind, weil ihnen Krebs unheimlich ist und sie aufgeklärt werden möchten, ob diese oder jene gesundheitliche »Auffälligkeit« vielleicht doch Krebs sein könnte.

Sehr oft geht es auch einfach darum, Mißverständnisse aus dem Weg zu räumen oder unnötige Sorgen zu zerstreuen, wie z. B. die einer weiblichen Anruferin: »Mein Junge hat sich in das nicht frischbezogene Bett einer Leukämiekranken gelegt. Bekommt er jetzt auch Leukämie?« Antwort: »Nein.«

Ein Mann hat in einer Zeitschrift gelesen, daß man von Paprikasalat Krebs kriegen könne (!). Und er ißt ihn so gern. Seine Frau drängte ihn, KID anzurufen. Auch dieser Mann konnte sofort beruhigt werden.

Eine andere Frau aber hatte in ihrer Brust einen Knoten entdeckt, das war schon vor einigen Wochen. Sie hatte schreckliche Angst, zum Arzt zu gehen. KID-Mitarbeiterinnen informierten sie, wie eine Mammographie vorgenommen wird. Man gab ihr den dringenden Rat, die

Untersuchung nicht länger aufzuschieben. Nach einigen Wochen nef sie wieder an. Der Tumor war in einem sehr frühen Stadium entdeckt und früh genug enffernt worden. Sie bedankte sich sehr bei ihren Beraterinnen.
Die zwölf Mitarbeiterinnen von KID sind eigens für diese Aufgabe ausgebildete Laien. Sie arbeiten eng mit Ärzten, Psychologen und Sozialarbeitern zusammen.
Alle Anrufer bei KID bleiben absolut anonym. »KID will nicht den Arzt ersetzen«, sagt Hilke Stamatiades, die Pressesprecherin im DKFZ, die mit der Psychotherapeutin Dr. Allmuth Sellschopp aus München die Idee aus Amerika mitbrachte.
KID will vor allem da Rat und Auskunft geben, wo dem Arzt die Zeit fehlt, wo ihm vielfach auch Informationen (Adressen etc.) nicht zugänglich sind und wo auch oft »die Barriere der medizinischen Fachsprache« eine Verständigung mit einem Betroffenen schwierig macht.
Wie hilfreich und wichtig KID heute schon für Anrufer ist – im Durchschnitt 1000 im Monat –, das beweist vor allem die Tatsache, daß über 50 Prozent von ihnen Patienten nach der ersten Krebsbehandlung sind. Ein Beweis, daß dies eine ganz besondere Krisenzeit ist, in der die Patienten und ihre Familien sich große Sorgen um die Zukunft machen und in der sie bei ihren »Krebs-Ärzten« nicht den Rat finden können, den sie jetzt brauchen. Denn es gibt ja im Bundesgebiet auch kein »brauchbares Netzwerk« für Krebsnachsorge!
KID arbeitet vorläufig für drei Jahre. So lange sind die notwendigen Gelder bewilligt. Man kann nur hoffen, daß KID ein langes Leben beschieden sein wird. Nicht zuletzt, weil viele Erfahrungen von KID in die Krebsforschung einfließen sollen.

Die Telefon-Nummer: Werktags von 7 bis 20 Uhr unter
0 62 21 / 41 01 21

Die drei Säulen der Krebstherapie

Stahl, Strahl und Chemotherapie – auf diesen drei Säulen ruht die herkömmliche Krebstherapie. Durch verbesserte Operationstechniken, ganz gezielt eingesetzte Bestrahlungen und chemotherapeutische Medikamente mit besser verträglichen Substanzen können zum Teil heute sehr gute Erfolge im Kampf gegen den Krebs erzielt werden. Je nach Tumorart werden diese Möglichkeiten einzeln oder auch kombiniert eingesetzt.

Bei *Leukämien von Kindern* sind heute wohl die schönsten Erfolge zu verzeichnen: Man erreicht, oft in der Kombination von Knochenmarks-Transplantationen zusammen mit zellhemmenden Mitteln (Zytostatika), schon eine Heilungsrate bis zu 90 Prozent. Vor zehn Jahren noch überlebte kaum ein Leukämie-Kind ...

- Welche Methoden nun beim einzelnen Patienten eingesetzt werden, das ist abhängig von der Krebsart und davon, wie weit die Erkrankung bereits fortgeschritten ist, d. h. ob der Krebs über das Blut schon zu anderen Organen im Körper gelangt ist.
- Auch das Alter und der allgemeine körperliche und seelische Zustand des Kranken spielen eine Rolle. Große Krebserfahrung der behandelnden Ärzte sowie ein gutes Vertrauensverhältnis zwischen Patient und Arzt sind äußerst wichtig.

»Krebsärzte« dürfen heute eigentlich keinen Tag lang auf ihrem Wissensstand bleiben, sie müssen sich fortwährend weiterbilden und sich über neue Erkenntnisse informieren, um den Patienten so schonend wie möglich zu behandeln.

Denn *jede Krebstherapie* ist ein sehr schwerer Eingriff, eine oft fast unerträgliche Belastung für Körper und Psyche der Kranken – auch die *Chemotherapie* vor allem.

Dazu Professor Schirrmacher: »Viele Ärzte, die sie anwenden, glauben, es sei ihre Kunst, wenn sie Erfolg haben. Ich behaupte dagegen: ›Trotz ihrer Gifte haben die Patienten überlebt. Hätte der Organismus nicht die Kraft und die Fähigkeit gehabt, sich zu regenerieren, sich von den unerwünschten Nebenwirkungen der Gifte zu erholen, so wäre es wohl kaum zu einer Heilung gekommen.‹«

Weitere Probleme der Chemotherapie sind aus der Sicht Schirrmachers:

- Es ist oft nicht vorhersagbar, ob ein Krebs anspricht oder nicht, so daß Patienten, bei denen die Krebszellen von vornherein resistent sind, völlig unnötig behandelt werden und damit erheblich zusätzlich belastet werden.
- Selbst bei Krebsen, die am Anfang auf die Chemotherapie gut angesprochen haben, können sich im Laufe der Zeit resistente Varianten herausbilden. Hier muß dann unbedingt eine neue Therapie gefunden werden.
- Da Chemotherapeutika Zellgifte darstellen, können sie ihrerseits auch zur Entstehung neuer Tumoren führen, die dann meist viel später auftreten.

Mit anderen Worten: Es gibt nicht wenige chemotherapeutische Mittel gegen Krebs, die – einfach paradox – als Spätfolge einen anderen Krebs auslösen …

Mit dem Krebs leben

Doch auch wenn eine Krebserkrankung *nicht geheilt werden kann,* ist heute schon oft mit der richtigen Therapie ein lebenswertes Leben möglich. Immer mehr Menschen leben viele Jahre mit ihrem Krebs wie mit einem anderen chronischen Leiden, z. B. einer chronischen Herzschwäche oder einer chronischen Lungenerkrankung, und sie kommen damit ganz gut zurecht.

Die Erfahrung lehrt aber:

> Je stabiler erstens *das seelische Gleichgewicht* des Kranken ist (was auch viel von der Umgebung abhängt) und je standfester und stetiger zweitens *sein Immunsystem arbeitet,* desto besser sind seine Überlebenschancen!

Krebsbehandlung mit Stoffen der Abwehr

Eine ganz große Hoffnung der modernen Krebsforschung ist daher heute der Ausbau der Immuntherapie. Vielleicht wird diese eines Tages zur »vierten Säule« der Krebsbehandlung.

- Im Rahmen der Immunologie werden in einer Art »Generalmobilmachung« jetzt Methoden gesucht, das Abwehrsystem des Menschen gegen die Krebskrankheit aktiv zu stärken, z. B. mit »biologischen Immun-Modulatoren« (Immun-Reglern).

Zwar verliefen bisherige Versuche in dieser Richtung oft auch enttäuschend, aber die Immunologen sind doch zuversichtlich. Das Immunsystem ist ein so hochsensibles und kompliziertes Regelsystem, und je besser sie es kennenlernen, die Erforscher, desto erfolgreicher werden sie sein. (In den USA wird jetzt pro Jahr eine Milliarde Dollar für die Krebsforschung aufgewandt, und es gibt schon 21 große Krebszentren.)

Diese Art der Krebstherapie wäre ja auch für die Kranken ungleich erträglicher als die oft höchst radikale mit »Stahl und Strahl« oder die immer noch hochgiftige Chemotherapie mit ihren Nebenwirkungen und Spätfolgen.

Auf die rechte Dosis kommt es an!

- Das Hauptproblem auch bei der Immuntherapie ist offensichtlich, die *rechte Dosis zu* finden – von der schon der weise Paracelsus einst sagte, sie allein mache es aus, *»ob ein Ding Gift ist«.*

Dazu Professor Schirrmacher: »Immunologische Effekte kann man nicht sehen und nicht fühlen, man kann nur messen, ob etwas passiert ist. Auch bei jeder immunologischen Therapie findet ein Eingriff in das komplexe, hochempfindliche Immunsystem statt. So kann z. B. eine falsche Dosierung beim Versuch einer Immuntherapie – ebenso wie bei der Chemotherapie – auch bewirken, daß der Krebs sogar noch schneller wächst. An den Grundlagen dieses Phänomens wird heute viel gearbeitet. Auch mit *Interferonen,* die so viele Vorschußlorbeeren bekamen, hat man am Anfang meist überdosiert. Heute ist man bei immer niedrigeren Dosen angelangt.«

Moderne »Lenkwaffen« gegen den Krebs

- Gleich mehrere moderne *»Lenkwaffen« gegen den Krebs* (im wahrsten Sinn des Wortes) entstehen heute in den Labors.

Die körpereigenen Abwehrstoffe wie der *Tumor-Nekrose-Faktor,* die *Interleukine,* die *Interferone* und die *Immuntoxine* und besonders die *monoklonalen Antikörper* stehen im Mittelpunkt dieser Forschung.

■ Und wenn man bedenkt, daß man manche dieser Begriffe vor wenigen Jahren überhaupt noch nicht kannte, muß man wirklich den Hut ganz tief ziehen vor den Immunologen. Ich werde jetzt versuchen, Ihnen, liebe Leser, zu erklären, wie diese neuen »Waffen« zünden:

Der Tumor-Nekrose-Faktor

■ Der »Tumor-Nekrose-Faktor« (TNF) – ein Wirkstoff – wird von den Makrophagen, den großen Freßzellen, produziert, wenn diese auf eine Tumorzelle stoßen. Man hat beobachtet, daß dabei einige Tumoren nekrotisch (durch Gewebstod) zerfallen und sich dann praktisch auflösen.

Dieser Faktor scheint auf zwei Ebenen wirksam zu sein: Zum einen schützt er die Zellen vor einem Virusbefall, zum anderen kann er bereits infizierte Zellen zerstören und damit deren Reifung und Ausbreitung als Krebszellen verhindern.

Diese Beobachtung ermutigt die Krebsforscher, den TNF auch allgemein für die Therapie bei *Virusinfektionen zu* nutzen. Zwar steht die Erprobung erst ganz am Anfang – aber immerhin ist es schon gelungen, ihn zu *klonen,* d. h. genetisch völlig einheitlich herzustellen, so daß er in reiner Form für experimentelle und klinische Studien verfügbar ist – und das ist ein enormer Schritt vorwärts!

Interleukine und Interferone

- Diese körpereigenen Abwehrstoffe werden mit gutem Erfolg heute schon bei bestimmten Arten von Leukämien (z. B. der seltenen Haarzell-Leukämie), bei Nierentumoren und bei Hautkrebsen eingesetzt.

Aber, wie gesagt, hier gibt es immer noch erhebliche Nebenwirkungen – weil die Dosierungsprobleme noch nicht gelöst sind.

Große Hoffnung auf monoklonale Antikörper

Dem deutschen Biochemiker und Nobelpreisträger Georges Köhler ist es zusammen mit dem Briten Cesar Milstein gelungen (siehe auch das Kapitel »Unsere Wunderwaffe Immunabwehr ... und wie sie zündet« am Anfang dieses Buches) die monoklonalen Antikörper im Reagenzglas zu züchten.

- Theoretisch sind sie eine ideale Waffe gegen den Krebs. Denn sie würden, wenn sie dazu gezüchtet sind, nur einen speziellen, »persönlichen« Feind, eine *bestimmte Krebszelle* z. B., zerstören und das normale Gewebe drumherum *verschonen.*

Anders also als bei den Zytostatika (Zellhemmern), die alle Zellen im Körper angreifen und deshalb oft schwerste Nebenwirkungen haben.

Man hat monoklonale Antikörper schon mit Radio-Isotopen beladen – und dann haben sie genau in ihrer Zielzelle, einer Krebszelle, auf dem Bildschirm aufgeleuchtet. Eine fantastische Vorstellung, daß sie dann auch genau solche Zellen töten könnten!

Immuntoxine auf der »Trägerrakete«

■ Ganz große Hoffnung setzen die Forscher auch in die »Immuntoxine«: Sie nehmen ein Zellgift, das in den Tumorzellen den Krebs abzutöten vermag, und verbinden es mit einem monoklonalen Antikörper, der gezielt zur Vernichtung der Krebszelle gezüchtet wurde.

Der monoklonale Antikörper ist also die »Trägerrakete«, die weiß, wo sie ihr Ziel suchen muß, und es voll trifft – und die gesunden, normalen Zellen dabei verschont. Im Versuchsstadium ist diese Therapie z. B. auch schon bei Leukämien eingesetzt worden.

Natürlich gibt es da bis heute noch so manchen Haken: So können bestimmte Krebszellen ja ihre Antigene, wie erwähnt, ändern und »einziehen« wie eine Schildkröte Kopf und Beine, und es bestünde dann eine Gefahr, daß die monoklonalen Antikörper die Krebszellen gar nicht mehr finden. Oder aber der Körper sieht im Eifer des Gefechts auch die monoklonalen Antikörper als Eindringlinge an, bildet selbst gegen sie wieder Antikörper, sogenannte »Anti-Antikörper«. Also – auch hier gibt es noch manche harte Nuß für die Forscher zu knacken!

Dennoch besteht Grund zu Optimismus: In den wenigen Jahren seit ihrer Entdeckung (oder besser gesagt, ihrer Schöpfung, s. Kapitel über »Immunabwehr«) sind schon mehr als 10000 verschiedene monoklonale Antikörper gezüchtet worden in den Labors. Wenn das so weitergeht, wird man hoffentlich auch auf dem Weg über die Immuntoxine eine richtige Strategie finden.

Übrigens hatte schon zu Beginn unseres Jahrhunderts der Vater der Chemotherapie, der deutsche Immunologe und

Bakteriologe Paul Ehrlich, die Vorstellung, man könnte Antikörper dazu benutzen, chemisch »angekoppelte« Giftstoffe zu bestimmten Zellen zu befördern. Immerhin sah Ehrlich diese fantastische Entwicklung um 80 Jahre voraus!

»Biotherapie« bei Krebs

- Zur »vierten Säule« gehört natürlich auch die sogenannte alternative Medizin, vielfach auch *Biotherapie* genannt.

Ein Schulmediziner sprach es aus, warum auch sie bei Krebs so wichtig geworden ist: Privatdozent Dr. Ulrich Dold, Chefarzt der Inneren Abteilung am Zentralkrankenhaus der LVA in Gauting bei München:

> »Wir haben im Eifer, den Krebs überall totzuschlagen, übersehen, daß die Patienten oft mehr unter der Therapie als unter dem Krebs leiden müssen.«

- In Dr. Dolds Klinik ist es selbstverständlich – und hat sich ausgezeichnet bewährt –, daß bestimmte Krebskranke z. B. auch mit Mistelpräparaten behandelt werden, die nachweislich das Immunsystem stimulieren.

Die *»Gesellschaft für Biologische Krebsabwehr e. V.«* in Heidelberg (Präsident Professor Dr. Albert Landsberger) will mit sogenannten »Biotherapien« überall dort ergänzend wirken, wo »Stahl, Strahl und Chemotherapie« an die Grenzen des Machbaren stoßen.

- Unter biologischer Krebsabwehr verstehen ihre Vertreter – viele tausend Ärzte im Bundesgebiet – »eine Unterstützung der Fähigkeit des Körpers, bösartig veränderte Zellen und Tumoren durch körpereigene Faktoren abzubauen und ihre Ausbreitung zu hemmen«.

Das Ziel der Biotherapie: den Krebs nicht mit undifferenzierter Streu-Munition anzugreifen – wie es z. B. oft die Chemotherapie tut, die kranke *und* gesunde Zellen kaputtmachen kann –, sondern u. a. ganz direkt den *Stoffwechsel der Zellen so zu verändern,* daß sie den Wirtszellen helfen, den Tumor zu vernichten. Das soll so geschehen, daß der Tumor in verändertem Zellmilieu nicht mehr lebensfähig ist.

Die Vertreter der biologischen Krebsabwehr nennen das eine »intelligente Therapie«. Dabei wollen die Biotherapeuten auf allen Ebenen auf den Krebs losgehen –

- auf dem Weg über das Immunsystem (auch womöglich mit Tumor-Impfstoffen – Zukunftsmusik),
- auf dem Weg über Hormone und
- auch über die Ernährung: mit Vitaminen, Enzymen, Spurenelementen etc.

Eine »Ganzheitsmedizin« also und zugleich eine »sanfte Medizin«, die doch sehr aktiv wirken kann.

Da sich Tumoren öfter spontan *unter Fieber* zurückbilden, werden auch »pyrogene« (fiebererzeugende) Substanzen in die biologische Therapie einbezogen. Man geht dabei von der Erfahrung aus, daß Fieber den gesamten Stoffwechsel anregt.

Auf einem wissenschaftlichen Kongreß der »Gesellschaft für Biologische Krebsabwehr« in Heidelberg wurden folgende Möglichkeiten alternativer Krebsbehandlung diskutiert, die beides verbinden, einerseits krebserzeugende Einflüsse abzuschwächen, aber andererseits vor allem die körpereigene Abwehr gegen Krebs zu stärken und anzuregen. Das sind:

- Immunstimulierende Stoffe
- Enzympräparate
- Pflanzen-Präparate, die mit Eiweißstoffen reagieren – wie z. B. die hochgelobte und vielbewährte Mistel
- Vitamine: Vitamin A (vom Arzt genau dosiert) – soll direkt hemmende Wirkung auf entartete Zellen haben – sowie E und C. Bei Blutuntersuchungen lagen bei gesunden Menschen im Schnitt die Werte dieser Vitamine um 15 bis 20 Prozent höher als bei Krebskranken!
- Spurenelemente, ganz besonders Selen
- Umstellung der Ernährung auf fett- und zuckerarme Kost, auf eine Vollwertkost, die sehr reich ist an Vitaminen, Spurenelementen und Ballaststoffen
- Die Verabreichung von biologisch wirksamen Substanzen, wie Zell- und Organpräparaten, Thymusfaktoren etc. (In der Schulmedizin sind allerdings gerade diese Präparate höchst umstritten.)
- Überwärmung, Fiebertherapie
- Homöopathie
- Psychologische Betreuung

Auch viele »Schulmediziner« in Amerika sprechen heute von »biological-response-modifier«, was soviel heißt wie »*biologische* Medikamente und Behandlungsmethoden, die in den Regulationsmechanismus der Zelle eingreifen« ...

- Noch ein weiterer Durchbruch zeichnet sich bei der »biologischen«, sprich natürlichen Krebsbehandlung ab: Sie legt immer mehr Wert auf die *psychotherapeutische Betreuung der Krebskranken.* Denn mit ihr kann es – nachweislich – oft gelingen, Krebskranke in ihrem Leid und Schmerz und ihren Ängsten seelisch »aufzufangen«, und damit den Heilungs- und Genesungsprozeß zu fördern.

Eine Frau wird durch Krebs unsterblich

»Was wären wir und wo wären wir«, so sagte einmal ein berühmter Krebsforscher, »ohne die Abertausende von Krebskranken, die uns geholfen haben bei der Erprobung neuer Therapien, neuer Medikamente. Nur durch ihre Bereitschaft zur Zusammenarbeit mit Forschungsprojekten – von denen oft absolut nicht sicher war, daß sie den Kranken selbst auch helfen würden – konnten wir unentbehrliche, für viele andere Krebskranke hilfreiche Erkenntnisse gewinnen.«

Alle diese Kranken sind anonym geblieben.

Die US-Amerikanerin Helen Lang aber ist *durch Krebs unsterblich geworden:* Im Jahr 1952 entnahmen Forscher einige Gewebsproben aus ihrem Gebärmutterhals-Karzinom. Helen Lang ist heute längst tot – die Zellen aus ihrem Krebs aber leben immer noch – in zahllosen Kulturen. Als *Hela-Zellen* werden sie in medizinisch-biochemischen Forschungslabors in aller Welt (auch im DKFZ) immer wieder gebraucht: Sie dienen zu zahlreichen Stoffwechseluntersuchungen und auch zur Prüfung neuer tumorhemmender Wirkstoffe ...

Der GAU von Tschernobyl und anderes Unglück –

Wie Strahlen das Immunsystem schädigen können

Am 26. April 1986 um 1.23 Uhr nachts flog der Atomreaktor Nr. 4 im ukrainischen Kernkraftwerk von Tschernobyl in die Luft. Menschliches Versagen und technische Mängel verursachten den gefürchteten sogenannten GAU, den »größten anzunehmenden Unfall«. Fünf Tonnen unverbrannte radioaktive Substanzen mit sage und schreibe 3300 Milliarden Becquerel wurden damals in die Luft geschleudert. Ein Hundertstel – *nur ein Hundertstel* – davon wurde zunächst mit dem Wind nach Norden getragen und später über weite Teile Europas verteilt.

Am 30. April 1986 erreichte die *radioaktive Wolke* Österreich, die Bundesrepublik und die Schweiz, wo sie buchstäblich *niederregnete.* Erst nach Tagen wurde das Ausmaß der Katastrophe allgemein bekannt. Ich muß darauf nicht näher eingehen, es wurde ausführlichst darüber in allen Medien berichtet. Tschernobyl war weit über ein Jahr lang Gesprächsthema Nr. 1 in jeder deutschen Familie.

Die totale Verunsicherung

Wichtig zu erwähnen sind vor allem zwei Dinge aus den Tagen danach:

- *Erstens:* Die offiziellen Informationen waren damals völlig unbefriedigend, die Gerüchteküche kochte, noch am

5. Mai erklärte der damalige Bundesinnenminister Friedrich Zimmermann, es bestehe nach wie vor »keine akute Gesundheitsgefährdung, auch nicht durch die Bodenbelastung«.

- *Zweitens:* Das chaotische Verhalten aller verantwortlichen Stellen, auch der sogenannten Experten mit hundert verschiedenen Meinungen, verunsicherte die Bevölkerung total. Ein Beispiel: Am 7. Mai empfahl die Strahlenschutzkommission, daß 500 Becquerel (bq) je Liter Trinkmilch nicht überschritten werden sollten. Hessen senkte die Werte auf 20, Schleswig-Holstein auf 50 für Trinkmilch, Hamburg legte sich auf 200, Berlin auf 100 bq fest. Das reinste Chaos.

Die ersten Wochen nach dem Unfall von Tschernobyl lösten überall in der Bevölkerung Verwirrung, Unsicherheit und Wut aus, und vor allem die nackte Angst. Kinder wurden angeschrien, wenn sie ins Freie liefen, wo endlich die Frühlingssonne schien, Ehemänner zur Schnecke gemacht, wenn sie ihre Schuhe nicht draußen ließen. Niemand wußte, was er einkaufen sollte, wie er sich verhalten sollte. Durfte man Wäsche raushängen? Waren Blumen auch verstrahlt? Sollte man überhaupt noch die Fenster aufmachen? Wie kriegte man das Zeug von Auto und Fahrrad ab? War der Dackel zur gefährlichen Strahlenquelle geworden?

Die verbrannten Beine der Bauersfrau

Mir drückt es heute noch fast das Herz ab, jedesmal wenn ich die Bilder im Fernsehen sehe, wie Feuerwehrleute und Helfer der ersten Stunden in Tschernobyl um ihr Leben rannten.

Professor Dr. Robert Gale, der Knochenmarksspezialist aus Kalifornien, der nach der Katastrophe die aufsehenerregenden Transplantationen in Moskau vornahm, hatte später auch auf einem Ärztekongreß in Interlaken demonstriert, wie gefährlich jene dran waren, die sich in der Akutphase im Freien aufhielten. Er zeigte die Fotos einer Bauersfrau aus Tschernobyl, der die Gammastrahlen total die Beine verbrannt hatten, weil sie nach dem Unfall weiter aufs Feld gegangen war.

Der Münchner Professor Dr. F. E. Stieve vom Institut für Strahlenschutz in Neuherberg erzählte mir, daß damals, gleich nach Tschernobyl, deutsche Arbeiter, die zum Zeitpunkt der Katastrophe dort waren, sofort nach Deutschland geholt wurden. Es ergab sich bei Analysen, daß diese Arbeiter bestimmte Veränderungen in den Chromosomen erlitten hatten. Wie sich das z. B. genetisch möglicherweise erst in ein bis zwei Generationen auswirkt, weiß man noch nicht. Man versuchte, so Prof. Stieve, »Reparaturmaßnahmen zu ergreifen ...«

Professor Gale hat übrigens auch bei einer Gruppe von anderen, weniger stark strahlengeschädigten Russen, die er später in Amerika weiterbehandelt hatte, *abnorme Zellen, möglicherweise Krebszellen,* im Blut gefunden.

Flucht nach Spanien

In den ersten Tagen damals, als die Wolke mit Maigewittern über uns niederging, mit einem enormen radioaktiven *Washout,* der zwischen 100 000 und einer Million bq pro Quadratmeter (!) betrug – weit mehr als z. B. in *Kiew,* wo es nicht regnete nach dem Unfall –, hätten jene, die die Gefahren kannten, eben doch die Strahlenwirkung auf die Menschen, zumal auf die Kinder, *minimieren* können. Wenn Autoritäten den Mut gehabt hätten, klar und deutlich zu sagen: »Leute, laßt eure Kinder jetzt im Haus«, dann wären die Kinder selbstverständlich im Haus behalten worden.

So aber wuchs die Angst, weil man so wenig wußte, sich langsam, aber sicher vielerorten zur Panik aus. Zahlreiche Mütter, vor allem übrigens Arztfrauen, fuhren und flogen vom süddeutschen Raum mit ihren kleinen Kindern erst mal für einige Wochen nach Spanien. Andere taten sich spontan zur gegenseitigen Hilfe und Beratung zusammen.

- Zu den Pionierinnen dieser Tage gehören die *»Mütter gegen Atomkraft«*, die mittlerweile als gemeinnütziger Verein anerkannt wurden und vor denen man nur den Hut ziehen kann.

»Ein GAU in 17 000 Jahren«

Viele Technik-Gläubige aber wollten damals einfach nicht wahrhaben, was geschehen war. Noch kurze Zeit vorher hatte eine deutsche Risikostudie festgestellt, ein GAU, der käme höchstens alle 17000 Reaktorjahre in Frage. Dieser optimistischen Vorhersage, Motto »Wen interessiert es denn, was in 17 000 Jahren geschieht?«, standen aber schon längst andere kompetente Voraussagen gegenüber: Wenn demnächst auf der Welt 500 Reaktoren arbeiten, so hieß es da, bedeutet das: »Ein Kernschmelz-Unfall in 20 Jahren!«

Was hat es aber jetzt für einen Sinn, da »nachzutarocken« wie ein schlechter Kartenspieler. Entscheidend ist doch nur das eine: Die hohe Radioaktivität ist, nachdem die Wolke wieder weggezogen war, dageblieben. *Und sie bleibt bei uns, zum Teil solange wir leben.*

Was aber bedeutet Radioaktivität für den Organismus und das Immunsystem?
Ganz genau weiß das niemand, aber eines weiß man ganz genau – und da helfen alle Beschwichtigungsversuche der

Atom-Lobby nichts –, jede, auch die *schwächste* Radioaktivität zusätzlich zu jener, die wir von der *Natur* schon bekommen, ist gefährlich. Egal, ob wir sie *künstlich* bekommen z. B. durch medizinische Strahlenbehandlung oder Röntgendiagnosen, oder ob wir sie durch die *Atomwaffentests* bekommen.

Pausenlose »kleine Schüsse«

All das summiert sich, wie es der bekannte Hämatologe Professor Dr. Herbert Begemann (früher Chefarzt im Städtischen Krankenhaus München-Schwabing) sagt, so »als wenn wir dauernd, von überall her, kleine, aber wirkungsvolle *Schüsse* bekämen«.
Welche Wirkung diese »Schüsse« haben, hängt davon ab, welche Zellen getroffen werden und wo sie getroffen werden.

- Treffen sie die *Zelloberfläche,* die sogenannte Membran, so hat das Funktionsstörungen der Zelle zur Folge.
- Treffen sie auf den *Zellkern, so* können sie dort die Chromosomen zerstören. Das kann u. a. zu einer Änderung des Charakters der Zelle, im Extremfall zur Ausbildung von Krebszellen, führen.

Genauer gesagt, im Zellkern ist die Nukleinsäure, DNS, in der alle Eigenschaften unseres Organismus »kodiert«, gespeichert, sind. Strahlen können diese DNS »knacken«, sie können etwas zerstören in der Ordnung ihrer Ketten. Sie können mit Fehlinformationen Unordnung in das Steuerungsprogramm bringen, und wenn diese Fehler nicht mehr repariert werden können, dann kann später evtl. eine entartete Zelle, sprich *Krebs* daraus werden.

Gefahr für nachgeborene Kinder

Wenn aber in den Chromosomen Veränderungen entstehen, so können diese auch zur Folge haben, daß *nachgeborene* Kinder und Enkel der von Strahlen getroffenen Menschen ihrerseits mißgebildete Kinder auf die Welt bringen.

- Also: Wenn Strahlen die *Keimzellen* treffen, können die Schäden auch noch nach Generationen auftreten. (Weshalb man z. B. beim Röntgen des Bauches fast immer eine Bleischürze auf den Unterleib bekommt, die vermeidet, daß Keimzellen von Strahlen getroffen werden.)

Das ist ja das Fatalste an der Radioaktivität: Und sei sie noch so hoch – man sieht sie nicht, man hört sie nicht, man riecht sie nicht, man schmeckt sie nicht. Würde sie z. B. rot, grün oder lila leuchten, auch die Bäuerin von Tschernobyl, der die Beine verbrannten, wäre im Haus geblieben. Und ganz gewiß wären andere Vorsichtsmaßregeln ergriffen worden – auch bei uns!

- Die *Zellentwicklung* ist jene Zeit, in der Zellen besonders strahlenempfindlich sind. So hat man vor vielen Jahren in den USA bei Gefangenen die Hoden bestrahlt und anschließend die Spermien gezählt: Nach 78 Tagen gab es keine Spermien mehr.
- Vor allem aber gibt es bei Kindern im *Mutterleib* ungleich mehr junge Zellen als im späteren Leben – weshalb die *Ungeborenen* am allermeisten gefährdet sind (siehe auch die Contergan-Katastrophe). Aber auch Strahlen sind für sie äußerst bedrohlich.

Alice Stewart, eine britische Wissenschaftlerin, die vor einigen Jahren den »Alternativen Nobelpreis« erhielt, hatte schon vor langer Zeit ermittelt, daß eine einzige Röntgen-Unterleibsbestrahlung einer schwangeren Frau *Leukämie beim Kind* auslösen kann!

- *Strahlen* können aber auch – ebenso wie übrigens bestimmte *Umweltgifte, Schadstoffe, Medikamente* (vor allem Antibiotika und Sulfonamide) – das *Knochenmark* selbst schädigen und damit die *Stammzellen,* aus denen die Lymphozyten entstehen, unsere unentbehrlichen Helfer im Immunsystem. Sowohl die Stammzellen als auch die Lymphozyten selbst sind *extrem strahlenempfindlich!* Wenn dann zuwenig weiße »Freßzellen« und »Antikörper« gebildet werden (die Sie ja aus dem Anfangskapitel schon kennen), dann können Bakterien, Viren, Pilze und andere Feinde unseres Körpers die Oberhand gewinnen, dann müssen wir mit Infektionen und schweren Erkrankungen der Haut, aber auch der Schleimhäute – in den Atemwegen ebenso wie im Verdauungstrakt – rechnen.

Intensive chemische Zellgifte

- Und schließlich entstehen bei starkem Strahleneinfluß auf Zellen auch intensive *chemische Zellgifte,* sogenannte *Radikale.*

Diese greifen ihrerseits vor allem wieder die empfindlichen Zellmembranen an, aber auch die *Enzyme.* Diese gefährlichen Radikale können dadurch den natürlichen Reparaturmechanismus der Zellen unterbinden und damit *das gesamte Abwehrsystem* schädigen.

- Je mehr radioaktive Stoffe sich aber im Körper befinden, das ist klar, *desto höher wird das Krebsrisiko.*

Professor Begemann: »Alles kumuliert. Wir wissen nur noch nicht genau, ob und wie sich chemische Gifte und Strahlenbelastung potenzieren. Jedenfalls beeinflussen sie sich gegenseitig.«

Radon + Rauchen = hohes Krebsrisiko

So gibt es z. B. wissenschaftliche Untersuchungen über einen bisher viel zuwenig beachteten Zusammenhang zwischen *Radon und Zigarettenrauch.*

Das radioaktive *Edelgas Radon,* das aus dem Gestein der Erdkruste (und auch aus Baumaterialien) entweicht und in Häusern, z. B. aus Bimstein, Gips, Schlacke, Granit, nistet, beschert uns in manchen Gegenden Deutschlands eine Dauerbelastung von bis zu 150 Millirem.

Nun sind aber auch im Zigarettenrauch *strahlende Teilchen* enthalten, und bei einem Gewohnheitsraucher, der eine Packung Zigaretten pro Tag »inhaliert«, kann das eine zusätzliche Strahlenbelastung der Lunge von 8000 und mehr Millirem pro Jahr ausmachen.

- Wohnt aber nun solch ein leidenschaftlicher Raucher auch noch in einer Gegend oder einem Haus, das mit Radon verseucht ist, dann hat er praktisch die doppelte Strahlenbelastung wie mit dem Tabak allein.

Denn die Radon-Zerfallsprodukte lagern sich besonders gern an Rauchpartikel an, und auch in den Atemwegen, in Luftröhre, Bronchien, Lungen von Rauchern binden sich diese Partikel vor allem an Teerablagerungen aus dem Zigarettenrauch. Dadurch kann die Strahlung viel länger ihre zerstörende Wirkung auf die Zellen ausüben.

Wie vor einiger Zeit die US-Umweltbehörde in einer landesweiten Untersuchung feststellte, ist in einigen, hoch mit *Radon* belasteten Gebieten der USA das Risiko, als *Raucher* Lungenkrebs zu bekommen, bis zu 60mal höher als bei Nichtrauchern!

Nach Meinung der US-Wissenschaftler ist Radon in Amerika schuld am Tod von mindestens 20 000 Menschen, die jährlich an Lungenkrebs sterben ...

Auch nach Tschernobyl wurde plötzlich viel über diese *natürliche* Strahlung, der wir ausgesetzt sind, diskutiert, nämlich, daß wir alle, im Flachland weniger, im Hochland mehr, der »terrestrischen« (aus dem Boden kommenden) und der »kosmischen« Strahlung (aus dem All) ausgesetzt sind.

- Es gibt Strahlenexperten, die sagen jetzt gar, in der Eifel oder im Schwarzwald sollte man lieber gar nicht wohnen, weil dort die Strahlen- bzw. Radonbelastung so besonders hoch sei, in der Schweiz sogar noch höher und in Nordindien, beim Himalaja, mindestens 20mal so hoch wie bei uns.

Und zu den *natürlichen* kommen dann auch noch die *künstlichen* Strahlen, z. B. durch Röntgen oder radioaktive medizinische Bestrahlung.

Das alles zusammen, so die Fachleute, liege bei uns zwischen 150 und 200 Millirem pro Jahr. Und gemessen daran wäre die Folge des radioaktiven Fallouts nach Tschernobyl geradezu lächerlich – es kämen dazu nämlich, verteilt auf *viele* kommende Jahre, insgesamt nur etwa 300 bis 400 Millirem.

Leben Bergbewohner wirklich gefährlicher?

Aber irgend etwas muß da wohl doch nicht stimmen. Erstens war in Süddeutschland die radioaktive Belastung nach Tschernobyl zum Teil um ein Vielfaches höher als die natürliche. Und außerdem muß unser Organismus sich wohl im Lauf von Jahrhunderten mit seinem Reparaturmechanismus an die *natürliche* Strahlenbelastung relativ gut angepaßt haben, sonst wären wir *alle* längst an Krebs gestorben.

Und jene, die sich viel in großen Höhen aufhalten – oder gar dort leben –, haben ja mitnichten eine höhere Krebsrate als Flachlandbewohner.

Beweis für diese These:

- Es gibt keinerlei Hinweis dafür, daß z. B. Völker, die in hohen Bergregionen wohnen, wo die natürliche Strahlung von Haus aus viel höher ist, mehr Krebs hätten, im Gegenteil. Die ältesten Bewohner dieser Erde finden sich scharenweise unter den rüstigen *Bergvölkern* des Balkans, Zentralrußlands und Südamerikas. Aber auch zahlreiche *Hochalpinisten,* wie etwa der vielgeliebte Luis Trenker, sind noch mit 90 frisch und vital gewesen.
- Auch gibt es überhaupt keinen Hinweis dafür, daß z. B. das *Flugpersonal,* das alljährlich 400 bis 600 Stunden in 10 000 Metern Höhe und noch höher unterwegs ist, eine auch nur minimal kürzere Lebenserwartung oder eine erhöhte Krebsrate hätte gegenüber anderen Berufsgruppen. Ich habe mich da extra bei den Chefärzten der Deutschen Lufthansa rückversichert …

Täglich tüchtig die Wohnung lüften!

Eines jedoch steht fest: In Anbetracht der örtlich zwar verschiedenen, aber doch recht hohen Radonbelastung ist es ganz sicher gut, *die Wohnung immer tüchtig zu lüften!*

Denn tatsächlich kann die Radioaktivität bis zu 15 bq pro Kubikmeter Atemluft betragen, und ein Kind atmet pro Tag ca. fünf Kubikmeter, ein Erwachsener 25 Kubikmeter Atemluft ein und aus.

- Durch regelmäßiges ausgiebiges Lüften, merken Sie sich das bitte, können wir in hoch mit Radon belasteten Gegenden erreichen, daß wir nur noch die Hälfte oder sogar nur ein Viertel des Radons im Haus haben! (Nach Angaben der Fachleute von Neuherberg steht der Raumluftdosis von 15 bq eine Atemluft-Belastung von nur ca. 4 bq draußen im Freien gegenüber.)

Streit der Experten

Der Streit vieler Experten geht nun darum, ob »die Zelle natürliche von künstlichen Strahlenquellen unterscheiden kann oder nicht«.

- Manche sagen, daß die biologische Wirksamkeit der natürlichen Strahlenexposition von jener durch künstliche Strahlenquellen prinzipiell verschieden sei.

Der Streit zwischen Nuklearmedizinern, Physikern, Hämatologen etc. wird wohl noch lange weitergehen. Und dazwischen stehen wir kleinen tumben Menschen und wissen überhaupt nicht mehr, wie wir dran sind.

Schließlich beruhen *alle Werte,* alle Werte, liebe Leser, die heute genannt werden, auf sogenannten Rechenmodellen. Sie gehen von Werten und Situationen aus, die heute gar nicht mehr gegeben sind. Und was von solchen Statistiken und Rechenkunststücken zu halten ist, das haben wir ja schon an dem Beispiel gesehen, das wir am Anfang zitierten – nämlich, daß ein GAU, sprich eine Reaktorkatastrophe, nur alle 17000 Jahre vorkäme. Welche *Hochrechnung!*

Vorsicht beim Röntgen!

Auf jeden Fall sollten wir aber alle heute *jede überflüssige radioaktive Belastung vermeiden.*

In der Vergangenheit, das geben selbst Ärzte-Funktionäre zu, ist hierzulande z. B. viel zuviel geröntgt worden. Wenn Sie sich vorstellen, daß die »natürliche« Ganzkörperbelastung eines erwachsenen Menschen bei 100 bis 150 Millirem liegt, und dann lesen,

- daß bei einer Röntgenaufnahme von Herz und Lunge die »Exposition« etwa 30 bis 100 Millirem beträgt,
- bei Nierenröntgen sogar 500 bis 2000 Millirem, daß eine Mammographie den Körper, je nach Dicke der Brust, mit etwa 1000 Millirem belastet,
- ein Kontrast-Einlauf oder Magenröntgen mit 2000 Millirem und daß wir bei einem Radiojodtest der Schilddrüse sogar bis zu 100000 Becquerel (oder zwei Millionen Millirem) mitkriegen, dann macht das schon nachdenklich.

Verantwortungsvolle Ärzte haben deshalb in den Monaten nach Tschernobyl immer wieder darauf hingewiesen, daß die medizinische Strahlenbelastung bei uns nach der natürlichen immer noch die höchste sei. So stellte Prof. Dr. Friedrich Kossel vom BGA-Institut in Neuherberg (laut »Medical Tribune«-Bericht vom 13.6.86) fest: »Die Röntgendiagnostik ist ein ganz unökonomisches Verfahren. Denn 99 Prozent der Strahlen sind eigentlich überflüssig, nur ein Prozent wäre für die Aufzeichnung nötig.« Jahrzehntelang sei die Zahl der Röntgenuntersuchungen von Jahr zu Jahr um je zwei bis fünf Prozent gestiegen. Prof. Kossel wörtlich: »Jetzt müssen alle Anstrengungen gemacht werden, die Strahlenexposition der Patienten zu senken.«

Das heißt im Klartext:

- Auf gar keinen Fall mehr zu irgendeiner *Röntgen-Reihenuntersuchung* gehen. *Nur* dann röntgen lassen, wenn es *unumgänglich* ist und wenn die Untersuchung nicht durch ungefährlichere Diagnose-Methoden – wie z. B. Ultraschall – ersetzt werden kann.
- Sofort einen *Röntgenpaß* bei der Krankenkasse anfordern. Jede Durchleuchtung, jede Röntgenaufnahme, und sei sie auch vom kleinsten Zeh oder vom kleinsten Zahn, in dieses Nachweisheft eintragen lassen. Jeder verantwortungsbewußte Arzt tut das.
- Und unbedingt sollte der Unfug der ewigen *Doppel-Röntgenuntersuchungen* abgeschafft werden. Noch immer wollen viele Krankenhäuser auch dann selbst röntgen, wenn die letzten Aufnahmen erst ein paar Tage alt sind. Da sollten die Kassen einen Riegel vorschieben.
- Schließlich sollten *alle* Röntgengeräte, auch in freien Arztpraxen, immer wieder darauf überprüft werden, ob sie auch dem letzten Standard entsprechen. Denn alte Röntgengeräte von schlechter Qualität belasten in der Regel die Patienten wesentlich stärker! Doch hier muß auch festgestellt werden: Ein Röntgenapparat strahlt nur, wenn er eingeschaltet ist. Die radioaktiven Teilchen und

Gase nach Atomunfällen aber lassen sich nicht abschalten. Sie bleiben und strahlen und strahlen ...

Kein Land ist »radioaktiv unschuldig«

Das ist aber noch nicht alles: Sie wissen, liebe Leser, daß wir seit dem Ende der 50er bis Mitte der 60er Jahre einer wahren Unzahl von *atmosphärischen Kernwaffentests* ausgesetzt waren. 1964 gab es den Höhepunkt des Atombomben-Fallouts. Aber dann stellte sich heraus, daß *noch viele Jahre nach dem Ende dieser Tests* die Radioaktivität wieder und wieder herunterkam, in hohen Dosen, damals auch das so besonders gefährliche Strontium. Man fand dann heraus, daß die radioaktiv geladenen Wolken in sehr große Höhen gestiegen waren, den Erdball *umkreist* hatten – und später immer wieder abgeregnet waren.

Aus diesem Grund ist wohl auch kein einziges Land der Erde seit den 60er Jahren mehr völlig »radioaktiv unschuldig«. Auch wir haben hierzulande noch von damals rund 3000 bq pro Quadratmeter im Boden.

Doppelt soviel Leukämiefälle

Professor Begemann und andere haben höchst besorgt festgestellt, daß die Zahl der *Leukämiefälle* sich seit Ende der 50er Jahre *verdoppelt* hat: »Heute sind es etwa 60 Leukämieopfer pro Jahr auf eine Million Bundesbürger. Anfang der 50er Jahre waren es 30, maximal 40.«

- Und daß in der näheren Umgebung von Kernkraftwerken *keine* erhöhte Radioaktivität existiert (von Gefahren durch immer wiederkehrende Pannen ganz zu schweigen), das glauben doch ernsthaft auch nur jene, die noch an den Weihnachtsmann glauben.

In England gab es in jüngster Zeit gerade mehrere Berichte in hochangesehenen medizinischen Zeitschriften, wonach in der Nähe von britischen Atomkraftwerken und WAAs (Wiederaufbereitungsanlagen) die *Leukämierate bei Kindern* innerhalb von 15 Jahren um bis zu 35 *Prozent höher* lag als im Landesdurchschnitt!

Alles steuern die Enzyme

Wie sagte Professor Begemann? »Je mehr radioaktive Stoffe sich im Körper befinden, desto höher ist das Krebsrisiko.« Und es gibt ja auch noch eine Fülle von anderen schädlichen Einflüssen, die »Krebs machen« können. Professor Begemann:

> »Wenn man sich unter Organismus eine Organisation vorstellt, dann ist ja jede Zelle und jedes System in unserem Körper ständig bemüht, eine Balance, ein *Gleichgewicht* herzustellen, das insgesamt das ›Produkt Gesundheit‹ ergibt. Und wenn irgendwo ein Schaden auftritt, dann versucht der Organismus, diesen Schaden zu umgehen, dann leitet er den Stoffwechsel um. Das alles wird gesteuert durch *Enzyme.*

Man muß sich das als einen Kreis vorstellen oder etwa wie eine Torte. Und jede chemische Noxe (alles Schädliche, jede Krankheitsursache), die einwirkt, wie Blei, Cadmium, Benzol und so weiter, hemmt bestimmte Enzyme in ihrer Aktivierbarkeit und Funktion. Das ist dann so, als wenn bei Belastungen immer wieder aus der Enzym-Torte ein ziemliches

Stück herausgeschnitten würde. Und zum Schluß bleiben nur noch ein paar Stückchen übrig – das heißt, die lebenswichtigen Enzyme werden weniger, immer weniger, ihre Aktivität wird immer geringer, und damit erleidet auch die gesamte Körperaktivität Einbußen. Schließlich werden unsere Enzyme derartig beengt und eingeschränkt, daß auch der ganze Reparaturmechanismus immer mehr eingeengt wird, immer weniger wirksam wird.«

Gifte hemmen die biologische Aktivität

Wenn man sich nun z. B. auch noch vorstellt, daß etwa 50 Prozent des körpereigenen Abwehrsystems über das Lymphgewebe des Darms laufen, weil in der Darmschleimhaut das lymphatische System konzentriert ist, und wenn man weiß, daß diese Schleimhaut a) ganz besonders strahlenempfindlich ist und b) besonders sensibel auf *Giftigkeit in der Nahrung* reagiert, kann man sich zusammenreimen, wie eng das alles miteinander verknüpft ist.

Und daß wir sicher auch in der Ernährung nicht nur auf die Becquerel achten müssen, sondern in Zukunft noch viel mehr als bisher darauf, daß wir verschont werden z. B. von Insekten- und Pflanzengiften und überreichlichem Dünger und künstlichen Zusatzstoffen in der Nahrung – weil einfach alles, was unsere »biologische Aktivität« hemmt, sich auch schädigend auswirken kann.

»Aber sterben tun wir ja alle«

Sagte zu alledem ein berühmter Professor kürzlich im Fernsehen, »aber sterben tun wir ja alle ...«

Die amtliche Prognose »nach Tschernobyl« lautet z. Zt.: »Wenn heute 20 Prozent der Menschen in unserem Land an Krebs sterben, werden es in künftigen Jahren 20,002 Prozent sein.« – Für die jetzt lebende Generation haben die »Offiziellen« etwa 6000 Krebsfälle mehr berechnet. Aber andere Wissenschaftler sagen, solche Hochrechnungen stünden auf tönernen Füßen. Und der international hochangesehene amerikanische Nuklear-Mediziner Professor John Gofmann, San Francisco, kommt zu dem Ergebnis, daß in der Bundesrepublik in dieser Generation rund 80 000 Menschen zusätzlich an Krebs und Leukämie erkranken werden, von denen die Hälfte an diesen Erkrankungen sterben wird. Ich habe von Gofmann selbst die Unterlagen aus Amerika erbeten, und sie haben mich tief betroffen gemacht.

- Fest steht – es kommt vor allem auch darauf an, daß wir in den nächsten Jahren und Jahrzehnten so wenig Radioaktivität und so wenig Gift aufnehmen, wie das irgend möglich ist. Und da wir täglich mehrmals essen und trinken, immerhin *pro Tag etwa fünf Pfund Nahrung,* ist diese Gefahr natürlich besonders groß. Ganz sorgfältig aber müssen wir in Zukunft darauf achten, was *unsere Kinder essen!*

Ältere dürfen nicht gleichgültig sein!

Dies muß freilich auch gesagt werden: »Wer heute über 50 ist, braucht sich in der Regel nicht mehr um sein Erbgut zu kümmern. Wer die 60 erreicht hat, wird voraussichtlich keine Zeit mehr haben, einen Tschernobyl-Strahlenkrebs zu entwickeln. Wer die 70 überschritten hat, den bedroht auch die Tschernobyl-Leukämie nicht mehr.« (Nach Professor Dr. Roland Scholz, München.) Diese Tatsache veranlaßt verantwortungsbewußte Experten, gerade die Älteren unter uns vor Gleichgültigkeit zu warnen. Und zu diesen Älteren gehören meistens auch die Verantwortlichen in den Spitzen der Regierung ...

- Nun, der Sinn der *Meßdaten,* die nach Tschernobyl überall von unabhängigen Meßstellen herausgegeben wurden, war vor allem, uns vor einem Zuviel an radioaktiver Nahrung zu warnen.

Auch wenn manche damals versucht haben, die »Becquerellis mit ihrer Schätzomanie« lächerlich zu machen, viele Untersuchungen, z. B. an der Universität Kiel, haben mittlerweile bestätigt, daß Kinder, deren Mütter sehr *strahlenbewußt* eingekauft und gekocht haben, eben bei Ganzkörpermessungen doch wesentlich niedrigere Werte aufweisen als andere gleichaltrige Kinder, deren Eltern weniger besorgt und sorgfältig waren.

Zur gesamten Problematik der Strahlenbelastung nach Tschernobyl ist noch folgendes zu sagen: Viele Ratschläge von Fachleuten, die Mitte 1986 galten, sind heute von den Verhältnissen überholt, gelten nicht mehr, oder das Gegenteil ist heute richtig.

Im Mai/Juni/Juli 1986 waren fast ausschließlich die radioaktiven *Niederschläge* maßgebend, alles, was auf Blätter und Pflanzen niederging. Heute ist die Radioaktivität im *Boden.*

Hier aber ist auf der »Landkarte nach Tschernobyl«, wie Sie wissen, ein starkes »Süd-Nord-Gefälle« zu sehen. Oberbayerns Voralpenland hat fast die zehnfachen Werte wie große Teile Norddeutschlands. Und die Cäsium-Ablagerung in dem Hauptkrisengebiet war vergleichbar, wie erwähnt, mit dem Raum um *Kiew* – wo es seinerzeit nicht geregnet hatte.

Aus diesem Grund gibt es Fachleute, die finden es sehr vernünftig, *Kataster* anzulegen, eine »Strahlen-Landkarte«, die genau angibt, wo besonders *hohe* Bodenbelastungen sind – und in diesen höchstbelasteten Gegenden sollten dann in Zukunft eben weniger Nahrungsmittel erzeugt werden, sollten auch weniger Kühe weiden.

Die Radioaktivität besteht, nachdem das Jod 131 schon innerhalb von wenigen Wochen abgebaut war und ab Mitte Juni 1986 praktisch schon verschwunden war, heute noch aus etwa 65 Prozent Cäsium 137, 24 Prozent Cäsium 134, zehn Prozent Ruthen 106, 0,6 Prozent Strontium und 0,1 Prozent Ruthen 103. (Insgesamt waren seinerzeit rund 200 verschiedene radioaktive Substanzen heruntergeregnet.) Zu schaffen machen uns in den nächsten 30 bis 50 Jahren vor allem das Cäsium 137 und das Strontium, weil beide Radionuklide so lange Halbwertzeiten haben: nämlich je fast 30 Jahre.

- *Halbwertzeit* – das heißt: Cäsium 137 wird erst in 30 Jahren zur Hälfte abgebaut sein! Eine schwere Hypothek, die wir da unseren Kindern aufbürden, und wahrlich Grund genug, ernsthaft darüber nachzudenken, wie wir die Strahlenbelastung möglichst niedrig halten können!

»Mangelernährung« nach Tschernobyl

Es wurde allenthalben so viel über die radioaktive Belastung nach Tschernobyl geschrieben, daß ich mir das hier ersparen will, einfach weil noch so viel anderes zu sagen ist. Was aber damals schlimm war: Im ganzen Jahr 1986 hatten viele Menschen aus eigener Initiative oder oft auch aus großer Angst drastisch ihre *Ernährung umgestellt.*

- In zahlreichen Familien gab es monatelang überhaupt keine frischen Salate, keine Gemüse, keine Kräuter, all diese guten Vitaminspender nicht mehr. Es gab keine Milch und Milchprodukte mehr, kaum mehr frisches Obst. Nur noch Konserven und Tiefkühlkost, Magermilchpulver und gehamsterte Trockenfrüchte. Viele Leute fürchteten eben, sich »schleichend« zu vergiften.

Mit dieser einseitigen Kost aber schädigten sie sich ebenfalls. Kinder vor allem dürfen nicht »mangelernährt« werden. Manche Vitamine in unseren Körperspeichern sind schon in wenigen Monaten aufgebraucht, wenn sie nicht nachgefüllt werden! Dazu gehören Vitamin C, viele B-Vitamine und die wertvolle Folsäure.

Ohnedies bestanden hierzulande mitten in unserem Wohlstand schon *vor* Tschernobyl gewisse Mangelerscheinungen gerade an diesen Vitaminen. Man muß sich also vorstellen, daß auf schon vorhandene Defizite von *vor* Tschernobyl noch schwere Mangelerscheinungen durch oft völlig einseitige Nahrung *nach* Tschernobyl kommen konnten.

»Lebensmittel«, nicht »Nahrungsmittel«

Da aber mittlerweile fast jedes Lebensmittel hierzulande radioaktiv belastet ist – das eine freilich sehr stark und das andere nur schwach –, müssen wir nun um so sorgfältiger überlegen, was wir essen! Dazu möchte ich Ihnen sagen:

- Wichtiger denn je ist, daß Sie *Lebensmittel* auf den Tisch bringen und nicht nur *Nahrungsmittel.* Wenn Sie sich monatelang von Konserven ernähren, dann fehlen Ihnen dabei die *Vitalstoffe,* jene Aufbau- und Wirkstoffe, die Ihren ganzen Stoffwechsel in Schwung halten und damit auch Ihr Immunsystem, die sozusagen der »Treibstoff« sein sollten in Ihrem Körpermotor. Die Experten nennen das *Vollwertkost.*

Das ist eigentlich ganz einfach: eine naturbelassene, ausgezeichnet gemischte Kost, die ausreichend Vitamine und Mineralstoffe, Eiweiß und Kohlenhydrate enthält.

Das sind also Vollkornprodukte, frisches Obst, das ist Rohkost, das sind Salate und Gemüse aller Art, Kartoffeln und Naturreis.

Das heißt: Weg von Müllmampf und Fertigkost, von Vorgekochtem, weg von all dem chemisch Aufbereiteten, für Wochen und Monate künstlich haltbar Gemachten, Konservierten.

Echte Vollwertkost ist Schutz-Nahrung. Sie soll unsere Zellen schützen vor Schäden aller Art. Echte Vollwertkost bedeutet: kaum weißes Mehl, das praktisch aller wertvollen Stoffe beraubt ist, kein polierter Reis, keine Getreideflocken ohne Keim, kein isolierter Zucker, keine heißgepreßten Öle, keine gehärteten Fette, keine Kunstprodukte aller Art, zu denen natürlich vor allem auch die vielen Süßwaren und Naschereien gehören.

Aufwerten mit Frischkost

Und wenn wir diese künstlichen Substanzen essen, z. B. aus Zeitnot oder einfach weil sie uns schmecken, sollten wir sie immer mit *Frischkost aufwerten,* einem Salat voraus, einem Müsli oder einem Obstsalat als Abschluß, ein paar frischen Kräutern, einer frischgepreßten Orange oder Zitrone.

Viele wertvolle Ratschläge zur täglichen, möglichst wenig radioaktiv belasteten Nahrung finden Sie auch in anderen schlauen Büchern.

Hier nur noch einige wenige Tips:

- Vom *Molketrunk* würde ich die Finger lassen. Fast alles Radioaktive, das in der Milch ist, läuft bei der Käseerzeugung aus ihr heraus: 90 Prozent des Cäsiums bleiben in der Molke. Die wird weiterverwendet, glauben Sie ja nicht, daß sie weggeschüttet wird. Die Molke kommt zu einem hohen Prozentsatz in die *Schweinemästereien.* Aber sie kommt auch in unsere *Nahrungsmittelfabriken.*

Die Molke wird in besonders viele *Fertigprodukte* eingearbeitet, wo überall, das ist gar nicht so leicht zu erfahren. Aber z. B. findet sich Molke recht häufig in Schokolade, in verschiedensten Süßigkeiten, z. B. oft auch in Gummibärchen, im Knödelpulver, im Kartoffelfertigbrei, in bestimmten Margarinesorten, in Trockensuppen, in Keksen und Zwieback und manchen kakaohaltigen Getränkepulvern, in Würsten und in manchen Abführmitteln (Milchzucker). *Eigentlich* muß das immer auf der Verpackung vermerkt sein.

- Absolut abzuraten ist davon, irgend etwas auf den Tisch zu bringen, das *Knochen* enthält. Denn das gefährliche Strontium 90 lagert sich in den Knochen ein, was zumal für Kinder sehr gefährlich werden kann. Denn im Knochenmark werden ja bekanntlich unsere *Blutkörperchen* gebildet. Also gilt der Rat: Kein Ochsenschwanzragout mehr, wenigstens bestimmt für Kinder nicht. Für sie möglichst auch keine Knochenbrühen und Markbouillons. Keine Sülzen, keine Gummibärle, nichts aus Gelatine. Agar-Agar aus Algen ist ebensogut für alles zu verwenden, was in Richtung Wackelpeter geht.

- Vielleicht merken Sie sich auch dies: *Cäsium meidet das Fett!* Deshalb ist Rahm und Butter weit weniger belastet als Magermilch oder Buttermilch. Wenn sich z. B. in der Vollmilch 100 Teile der radioaktiven Substanzen befinden, dann gehen davon nur 18 Teile in den Rahm, aber 82 Teile in die Magermilch. Cäsium ist natürlich auch *nicht öllöslich. So* ist z. B. das gesunde, weil Vitamin-E-haltige Weizenkeimöl gänzlich unbelastet. *Johanniskraut* enthielt bei Untersuchungen in wäßriger Lösung 50 Prozent des Cäsiums, »das im frischen Kraut war«, *in Öl absolut nichts ...*

Wieviel Becquerel pro Tag sind erlaubt?

Gern möchte ich Ihnen hier noch mal die *Richtwerte* wiederholen, die nach Meinung zahlreicher erfahrener Strahlenexperten (und nach den Empfehlungen der »Mütter gegen Atomkraft«) als gerade noch tragbar angesehen werden: Professor Dr. Roland Scholz vom Institut für physiologische Chemie an der Universität München hat berechnet,

- daß vom Cäsium (plus Strontium) ein Erwachsener normal im Jahr höchstens 20 000 bq aufnehmen darf,
- ein Kleinkind aber nur 5000 bq pro Jahr.
- Das scheinen auf den ersten Blick große Mengen zu sein. Aber die kommen rasch zusammen. Umgerechnet auf den Tag sind das nämlich bei den Erwachsenen weniger als 60 bq, bei Kindern allerhöchstens 20 bq.

Im Klartext, Professor Scholz: »Mit einem Liter Milch von 60 bq hätte ein Erwachsener bereits sein tägliches Maß voll. Seine übrige Nahrung müßte an diesem Tag völlig frei von Radioaktivität sein.« Und bei einem Kleinkind wäre die Grenze des Zulässigen schon mit einer halben Tasse erreicht! Als wünschenswert nennt der Professor sogar noch niedrigere Zahlen, nämlich 40–50 bq für Erwachsene und 10–20 bq pro Kind. Zum Glück ist die radioaktive Belastung der Milch in den letzten Monaten erfreulich zurückgegangen ...

Da unser Speisezettel sich aus niedrig-, mittel- und hochbelasteter Nahrung zusammensetzt, müssen wir das also sehr bewußt kombinieren und »hoch mit niedrig kompensieren«.

Professor Scholz: »Wenn ein Erwachsener z. B. ein Stück Rindfleisch mit erheblich mehr als 50 bq verzehrt, so sollte er darauf achten, daß er dazu die wenig belasteten Kartoffeln, Gemüse, Salate etc. ißt und nicht am gleichen Tag auch noch bei Milchprodukten und Wurstwaren voll zulangt. Und nach einer hochbelasteten Renke oder Rehkeule wären mehrere fleischfreie Tage angebracht.«

Weniger Fleisch – mehr Gemüse, Salate, Früchte

Nun würde ein grundsätzlicher Rat das Problem sehr vereinfachen: nämlich anstatt des Ernährungspfades Pflanze – Tier – Mensch den direkten Pfad Pflanze – Mensch zu gehen. Das heißt:

- *Weniger tierische Nahrungsmittel* wie Fleisch und Milch (die besonders hoch belastet waren) und dafür *viel mehr Kartoffeln, Getreide, Gemüse, Obst.*

Wenn wir uns vor Augen halten, daß Deutschland mit über 90 Kilo pro Kopf und Jahr den absoluten Weltrekord im Fleischkonsum hält und daß andererseits der Verzehr der ach so guten und jetzt total unbelasteten Kartoffel seit 1950 von ca. 170 Kilo auf ca. 78 Kilo zurückgegangen ist, dann lohnt es sich wirklich, wieder umzulernen.

Kalium und Kalzium contra Cäsium und Strontium

Viele Ernährungswissenschaftler vertreten die These, daß man nach Tschernobyl kalium- und kalziumreich essen soll, damit vom Körper nicht soviel Cäsium und Strontium aufgenommen wird.

Andere Experten bestreiten diese Chance, vor allem die Cäsiumaufnahme zu beinflussen, vehement. *Dafür* spricht aber die – in medizinischen Fachblättern veröffentlichte – Tatsache, daß in Skandinavien hochverstrahlte Rentiere, denen man mit dem Futter reichlich Kalium gab, die hohe Radioaktivität wesentlich rascher abbauten.

Wenn Sie sich dafür interessieren, welche Nahrungsmittel da noch besonders günstig sind, hier noch einige Einzelheiten:

- *Kalium* finden Sie reichlich in Aprikosen, Bananen, Birnen, aber auch in Grapefruits, Äpfeln, Orangen, Melonen, Kirschen, Pfirsichen, Pflaumen, grünen Bohnen, Erbsen, Karotten, Spinat, Sojabohnen, Spargel, in Bier- und Bäckerhefe. Und der »Star« unter den Kaliumspendern ist die gute Kartoffel!
- *Kalziumreich* sind neben Milch und allen Milchprodukten noch Aprikosen, Kirschen, Mandarinen, Orangen, Pflaumen, dicke Bohnen, Karotten, Spinat, fast alle grünen Küchenkräuter, Edelkastanien, Mandeln, Pistazienkerne, Eiklar und – man staune – Sardinen, Kaviar und Weinbergschnecken!

Sie sehen – Strahlenschutzkost muß nicht immer karg sein! Grundsätzlich gilt immer weiter der Rat: *Alles Gemüse, alle Salate immer gründlichst waschen!* Dr. Eckehard Krüger vom Münchner Umweltinstitut sagte mir dazu, das sei vor allem deshalb wichtig, weil unter Umständen auch mal mehr Radioaktivität durch den Staub als durch die Wurzel auf das Gemüse kommt. Gemüse auch in mehr Wasser als bisher kochen und das Wasser dann weitgehend wegschütten – wenn's auch weh tut.

Chufas-Nüßli statt Kleie!

Übrigens, überall wo *Kleie* drin ist, das sollten Sie unbedingt meiden. Dazu zählen auch viele sogenannte Schrotbrote und -semmeln.

- Weil logischerweise die äußersten Randschichten des Korns mit Abstand am meisten abgekriegt haben, sollten Sie vor Kleieprodukten haltmachen. (Es sei denn, die angegebenen bq beweisen die »Harmlosigkeit«.)

Kleie *zur Verbesserung der Verdauung zu* mampfen, war noch nie ein guter Rat. Es gibt genug Leute, denen man zementharte Kleieklumpen aus dem Bauch herausoperieren mußte.

Als *Alternative* habe ich da einen wirklichen *Knüller* für Sie: die *Chufas-Nüßli,* eine fein-verflockte »Erdmandel«, die man in Spanien erntet. Chufas kannte man schon vor 6000 Jahren in China und Ägypten. Die Flocken werden aus den Knollen des Zypergrases gewonnen, die ähnlich wie Kartoffeln in der Erde wachsen.

Man verwendet sie pur, in Müsli, zu Joghurt, Topfen, in Dickmilch, in der Rohkost, gebacken, in Aufläufen oder als Brei.

- Chufas hat der emeritierte Chefarzt des Krankenhauses für Naturheilweisen in München, Dr. Walther Zimmermann, in großem Umfang zur Behandlung schwer *darmkranker* Patienten eingesetzt. Chufas hat nämlich die merkwürdige Eigenschaft, sowohl gegen Verstopfung (deshalb gut als Kleie-Ersatz) als auch gegen Durchfall zu wirken.
- Chufas hat vorzügliche Ballaststoff-Wirkung, aber im Gegensatz zu Kleie enthält die Erdmandel noch viele weitere wertvolle Stoffe, nämlich auch reichlich *Kalium, Kalzium,* Magnesium, auch Eisen und die seltenen Vitamine H (Biotin) und P (Rutin) sowie zahlreiche Enzyme. Vor allem aber 15 Prozent Linolsäure, die ja eine Schutzwirkung gegen Arteriosklerose hat.

Ich wollte es selber anfangs nicht glauben, daß Chufas so etwas Fantastisches ist, aber Chefarzt Dr. Zimmermann hatte einmal auf einem Kneipp-Ärztekongreß in Bad Wiessee Röntgenaufnahmen von Patienten gezeigt, die schwerste Darmdivertikel hatten und die er in wenigen Wochen erfolgreich mit Chufas behandelte. Die Tagesdosis *für Gesunde* sollten zwei Eßlöffel sein, in beliebiger Form eingenommen, als Müsli oder zum Joghurt oder – siehe oben.

Soja, Reis, Sprossen und Keime

Andere ebenfalls völlig unbelastete Lebensmittel sind die *Sojabohne* und all die guten Sachen, die man aus ihr macht, sind der *Naturreis* (aus Fernost und Amerika), sind die vielen Sprossen und Keime, die Sie selber am Fensterbankl ziehen können.

Alle diese Produkte haben 0 Becquerel. Auch Hülsenfrüchte sind im allgemeinen unbelastet. Daß sie auch wertvolle Eiweißspender sind, wissen Sie natürlich.

»Zwölf Gebote« zur Stärkung der Abwehr

Eines muß ich Ihnen jetzt noch dringend ans Herz legen: Die Folgen von Tschernobyl sind nicht mehr rückgängig zu machen, nicht zu ändern. Tun Sie deshalb alles, *um Ihre Abwehrkräfte zu steigern.* Manches, was ich Ihnen jetzt sage, kommt zwar in anderen Abschnitten dieses Buches noch mal wieder, aber – man kann es gar nicht oft genug sagen!

1. Immer aufpassen! Es gibt praktisch nichts, was nicht radioaktiv ist. Viele Wenig ergeben ein Viel. Ganz besonders gilt dies für die Ernährung.
2. Deshalb unverdrossen immer fragen, sich drum kümmern, was weniger belastet ist, was mehr, schon gar, wenn Sie kleine Kinder haben. Machen Sie Ihre Salate, Quark- und Milchspeisen, Puddinge, Kuchen und Kekse *möglichst immer selbst.* Dann blicken Sie durch. Dann wissen Sie genau, was *drin* ist, und werden auch von all diesen Stabilisatoren, Emulgatoren, Konservierungs- und Färbemitteln verschont.
3. Vergessen Sie nie: Tschernobyls Folgen sind immer noch hier! Da sich aber fast nirgends auf den Lebensmitteln Hinweise über die enthaltenen Becquerel finden, weder in der Kühltruhe noch am Käse- oder Gemüsestand, weder beim Metzger noch beim Bäcker (leider nur höchst selten), sollten Sie ganz stur immer wieder die Händler bedrängen, daß sie Werte auslegen. Ganz stur, immer wieder danach fragen!
4. Unterstützen Sie jene tatkräftig, die sich um Meßwerte kümmern und sich engagieren. Schließen Sie sich z. B. den *Müttern gegen Atomkraft* an, dann können Sie regelmäßig neueste Informationen erfragen. Oder lassen

Sie sich von den *Verbraucherzentralen* oder den *Umweltinstituten* aktuelle Meßwerte sagen.

5. Meiden Sie jegliche unnötige gesundheitliche Belastung zusätzlich, vor allem alles, was nachweislich *in der Nahrung Krebs* erregen kann. (Aber z. B. auch exzessive *Sonnenbäder*.)
   Das sind in der Ernährung zunächst die *Nitrate,* die sich in *Nitrosamine* verwandeln können, das ist z. B. gekochter Spinat von vorgestern oder das sind Gemüse, die gekocht außerhalb des Kühlschrankes herumstehen. Das sind aber vor allem *gepökelte* Fleischwaren, deren Verzehr Sie einschränken sollten. Und wichtig: All dies *Rote, Gepökelte* wie Kaßler, Schinken etc. *sollte möglichst nie gegrillt werden!*
   Das ist *Schimmel* auf Speisen, der das hochgiftige *Aflatoxin* enthält, und das sind die bei *falschem Grillen* entstehenden *Benzpyrene,* die sich bilden, *wenn Fett in die Glut tropft.*
6. Geben Sie jenen Nährstoffen den Vorzug, die eine nachgewiesene *Schutzfunktion* für die Zellen haben. Das sind vor allem die Vitamine E, C und A. Zu finden in Keimölen, Obst, Salaten, allen gelben und grünen Blattgemüsen sowie in Karotten, Paprika, Tomaten etc.
   Das ist die Folsäure (auch Vitamin M), die maßgeblich am Aufbau der roten Blutkörperchen und der Zellteilungsvorgänge beteiligt ist und die wir nach Tschernobyl durch einseitige Ernährung vielfach zuwenig gekriegt haben. Folsäure kommt in Hefe, magerem Fleisch, Vollkorn, allen grünen Gemüsen, Kohl, Brokkoli, Hülsenfrüchten, Nüssen, Zitrusfrüchten und Bananen vor.
   Das sind verschiedene B-Vitamine, die Sie samt und sonders reichlich in Bierhefe finden (weil Sie ja jetzt nicht mehr soviel Schweinefleisch essen sollen und auch keine Leber). Die Bierhefe können Sie auch ruhig eine Zeitlang als Tabletten nehmen, nach Vorschrift.

Das ist nach neuen Erkenntnissen vor allem auch das *Spurenelement Selen.* Sie finden es z. B. in Champignons (die ja, sofern aus der Zucht, ganz unbelastet sind), Datteln, Eiern, Fischen (vor allem Thunfisch), Hafer, Sesamsamen, Spargel und Weizen. Siehe auch letztes Kapitel.

7. Auch die *ballaststoff- und schlackenreiche Nahrung ist sehr wichtig,* weil sie die Darmpassage vorantreiben, die Ausscheidung beschleunigt und damit verhütet, daß sich allzu viele Schadstoffe an den Darmwänden ansetzen und damit in das Blut und in die Zellen gelangen.
8. *Kräftigen* Sie ganz bewußt *Ihren Körper,* auch das stärkt Ihre Abwehrkräfte. Dazu gehört, so banal das klingt,

- *tägliche Abhärtung,* vor allem der Kinder. Möglichst jeden Morgen kalt abwaschen – immer zum Herzen hin, das wissen Sie ja (auch darüber später mehr);
- *viel frische Luft,* viel körperliche *Bewegung* in frischer Luft, aber auch viel *Lüften* in den Wohnungen. Das ist, wie Sie schon gelernt haben, nämlich die einzige Möglichkeit, um natürliche Radioaktivität aus dem Gas *Radon* zum Fenster rauszujagen.
- Vor allem aber auch all diese *überflüssigen Umweltgifte* reduzieren! Wie Formaldehyd in Inneneinrichtungen und Isoliermaterial, Stickoxide vom Heizen und Kochen mit Gas und Heizen von offenen Kaminen, ganz besonders jedoch giftige Dämpfe von *Putz- und Lösungsmitteln,* von denen viel zu viele im Haushalt verwendet werden!
- Gesundheitliche Gefährdungen entstehen natürlich auch durch *Alkohol und Nikotin!* Beides sind schwere Gefäßgifte. (Siehe den Abschnitt »Suchtgifte«.) – Auch überflüssig eingenommene *Medikamente* schädigen unsere Abwehrkräfte.
- Dazu gehört ferner vor allem, jeder *zusätzlichen* radioaktiven Strahlung aus dem Weg zu gehen – siehe Röntgen.

9. Tun Sie alles, was in Ihren Kräften steht, damit wir Energie aus *Atomkraftwerken* nicht mehr brauchen. Sparen Sie Strom, wo Sie können!
10. Sorgen Sie auch mit dafür, daß unsere Um-Welt wieder sauberer wird. Wer heute noch ein neues Auto kauft, das keinen Katalysator hat, der versündigt sich an den kommenden Generationen. Also: *Nur noch bleifrei tanken!*
    Und *die Müllberge verkleinern!* Alljährlich gibt es bei uns 40 Millionen Tonnen Hausmüll, und von Jahr zu Jahr wird es noch mehr. Bremsen Sie den Verpackungswahnsinn, wo Sie können. Jede Tonne verbrannter Müll schleudert wieder Gifte in unsere Atemluft und auf unseren Boden, der uns ernährt.
11. Laufen Sie Sturm zusammen mit jenen Organisationen, die sich dagegen wehren, daß die radioaktiv verseuchte *Schweinegülle* und vor allem *Klärschlamm* auf unsere Felder gebracht wird, auf denen Nahrungspflanzen wie Getreide, Futtermais, Gemüse, aber auch Weidegras wachsen. Über die Nahrungskette nehmen wir diesen Dreck später wieder auf.
12. Weil *Angst* nachweislich *krank macht,* sollten Sie sich das Tag für Tag bewußt machen. *Angst und psychischer Streß,* das ist wissenschaftlich bewiesen, können unser Immunsystem zusammenbrechen lassen. Angst kann *organisch krank machen.* (Im Schlußkapitel darüber noch ausführlich.) Angst kann man bewältigen, indem man lernt, mit ihr umzugehen.

Ganz besonders wichtig aber ist es jetzt, *daß unsere Kinder soweit als möglich angstfrei aufwachsen* oder zumindest mit bewältigter Angst. Das ist möglich, wenn sie großes Vertrauen zu Ihnen haben können, wenn Sie ihnen alle Liebe und Zuwendung schenken, die Sie haben. Mehr denn je sollten Sie jetzt *jede freie Minute mit Ihren Kindern verbringen.*

Wie der bekannte Psychoanalytiker Horst Eberhard Richter berichtet, hat eine repräsentative Umfrage unter Jugendlichen ergeben, daß 75 Prozent von ihnen heute glauben, sie würden in ihrem Leben noch einen Atomkrieg mitmachen und wahrscheinlich dabei umkommen. *Aber auch kleine Kinder haben heute schon Atomangst,* träumen oft vom Atomkrieg.

Setzen Sie sich abends zu Ihren Kindern ans Bett statt vor den Fernseher, erzählen Sie ihnen schöne Geschichten. Streicheln Sie sie. Geben Sie ihnen liebevoll die Anweisung, die Augen zu schließen. Lassen Sie die Kinder beten. Und dann sagen Sie ihnen, sie sollen sich an einen Ort versetzen, an dem sie schon mal besonders glücklich waren, ob das eine Geburtstagsfeier, ein Badestrand oder ein Picknick an einem See war. Lehren Sie die Kinder, dort in Gedanken zu verweilen und dabei tief ein- und auszuatmen. Vermutlich werden sie schon in wenigen Minuten dabei angstfrei einschlafen.

Gehen Sie mit den Kindern möglichst viel *in die Natur* hinaus. Auch das gibt Kraft und Sicherheit. Genießen Sie mit ihnen alles, was schön ist, Musik, Bücher, Kunst.

Nicht den Kopf in den Sand stecken!

Für uns Erwachsene aber weiß ich keinen besseren Rat als den des Theologie-Professors Dr. Hans Eckehard Bahr, Bochum, der sagte:

»Nicht wegschauen in Situationen der Ohnmacht, der Hilf- und Ratlosigkeit, nicht verdrängen, nicht den Kopf in den Sand stecken, wie es so viele nach Tschernobyl taten. Sondern die Angst überwinden durch Handeln, durch Aktivwerden, durch öffentliches Kritisieren.«

Gehen Sie also in Bürgerinitiativen und Mütterorganisationen. Das gibt Hoffnung, das gibt gemeinsame Kraft.

Professor Bahr weiter: »Es gibt zwei Formen der Angst: die Angst der Ohnmacht und die Angst, die sich »ausdrückt«, die nach vorne zieht. Selbst die allerkleinste Unterbrechung der Katastrophe kann für uns schon zu einem Stück der Rettung werden. Wenn es heute irgendwo in unserer bedrohten Welt ein Stück Hoffnung gibt, dann deshalb, weil sich überall Menschen zusammentun, beraten, aktiv werden, nach vorne schauen – und nicht zurück.«

Autoimmunkrankheiten – geheimnisvolle Attacken »verbotener« Abwehrzellen

Wenn das Immunsystem ein Eigentor schießt

Jeder von uns, Sie wissen das, liebe Leser, kommt im Lauf seines Lebens mit unzähligen Mikroorganismen in Berührung, die Krankheiten hervorrufen können. Wenn diese Fremdstoffe in den Körper eingedrungen sind, werden sie in der Regel durch unsere Immunabwehr in Schach gehalten; denn das gut funktionierende Immunsystem sorgt dafür, daß alles »Fremde« abgefangen und zerstört wird. Dazu haben die Lymphozyten, die zur Verteidigungstruppe des Immunsystems gehören, an ihrer Oberfläche besondere »Rezeptoren« (Empfangseinrichtungen), mit denen sie die Eindringlinge finden und erkennen können (siehe Abschnitt über »Immunabwehr«).

Nebenbei bemerkt: Die Erkennungsmoleküle des Immunsystems – die Antikörper und die T-Zell-Rezeptoren – gehen in die 100 Millionen, ja vielleicht sogar in die Milliarden. Und man weiß heute schon, daß vom Organismus weit *mehr Antikörper* bereitgestellt werden, als für eine »Immunantwort« unbedingt erforderlich sind. Motto: »Sicher ist sicher.«

Laut Professor Georges Köhler hat man schon gesehen, daß eine einzige Bindungsstelle auf einem Antigen von mindestens 1000 verschiedenen Antikörpern erkannt wird!

Bisher haben Sie ausführlich die Produktion von *Antikörpern* – vorwiegend als Waffe, als Schutzmechanismus gegen Eindringlinge in unsere Gesundheit – kennengelernt und auch erfahren, wie sie mit den verschiedensten *Antigenen*

(Fremdstoffen) reagieren. Aber, so wissen die Experten längst:

- Alle im Lauf der Entwicklungsgeschichte des Menschen durch Mutation (Erbänderung) und Selektion (Auslese) erworbenen *Vorteile* werden meist auch mit *Nachteilen* erkauft.

So wie also in unserem Körper ständig Reaktionen ablaufen, die *gesund erhalten* sollen, so besteht ebenso die Gefahr, daß diese Reaktionen auch mal *krank machen* können.

Denn die vielen Abwehrkräfte des Immunsystems, die Freßzellen ebenso wie die T- und B-Lymphozyten, letztere mit ihren Antikörpern, die alle ständig damit beschäftigt sind, *Aggressionen von außen* (durch Umweltgifte, Fremdstoffe aller Art, Viren, Bakterien, Pilze usw.) abzuschirmen, die haben ja gleichzeitig auch die Aufgabe, *Aggressionen von innen* (wie z. B. Zellveränderungen bis zum Krebs hin) abzublocken.

- Und dafür müssen wir manchmal einen hohen Preis bezahlen – in Form von *Überempfindlichkeitsreaktionen* und der sogenannten *Autoimmunität.*

Aggressiv gegen den eigenen Körper

Nun kann das Immunsystem normalerweise ja sehr gut zwischen »selbst« und »nicht selbst« unterscheiden – wie das geschieht, das ist allerdings immer noch nahezu unbekannt.

- Aber: Dem Immunsystem kann schon auch mal ein Irrtum unterlaufen, so daß es körpereigenes Gewebe angreift, gewissermaßen »ein Eigentor schießt«. Dann kommt es zu den gefährlichen und gefürchteten »Autoimmunkrankheiten«.

Gerade diese Fehler und Irrtümer des Immunsystems sind zur Zeit Gegenstand intensiver biologischer und medizinischer Forschung.

Schon Ende der 50er Jahre entwickelte dazu der »Nestor der Immunologie«, der Nobelpreisträger Sir Frank Macfarlane Burnet, folgendes Gedankenmodell: Die Lymphozyten lernen es bereits im Embryo, zwischen »selbst« und »nicht selbst« zu unterscheiden. Das heißt, sie lernen, daß sie körpereigene Stoffe nicht zerstören dürfen. Diese *erlaubten* Lymphozyten reagieren dann ihr Leben lang nur gegen Fremdstoffe, jedoch nicht gegen das Arsenal der »körpereigenen Antigene« wie z. B. Leberzellen, Schilddrüsenzellen, Gefäßzellen usw.

Unerklärlicherweise entstehen aber trotz dieser von der Natur angeordneten Auslese auch sogenannte *verbotene* oder *abtrünnige* Lymphozyten. Diese unerwünschten Lymphozyten vermehren sich auch und richten sich dann gegen *körpereigene* Zellen – was sie ja eigentlich nicht dürfen.

Da dieser Vorgang Ähnlichkeit hat mit anderen noch ungeklärten Erkrankungen, vermuten manche Forscher, daß hier unter Umständen auch *Viren* mit im Spiel sein könnten, die das Immunsystem »austricksen« nach bewährter Viren-Manier.

Der Bürgerkrieg der Lymphozyten

Nun gibt es auch noch eine neuere These – von Wissenschaftlern des Weizmann-Instituts in Israel –, die annimmt, es gäbe Kontrollmechanismen, die »abtrünnige« Lymphozyten im *reifen* Immunsystem daran hindern, ihr gefährliches Handwerk auszuüben. Das sind (wie bekannt) vor allem die *Suppressor-* oder Unterdrückerzellen. Sind diese Zellen zahlenmäßig oder funktionell geschwächt oder sind die »verbotenen« Lymphozyten übermäßig aktiv, dann können die Rebellen die Kontrolle durchbrechen.

Aber, wie gesagt, die letzten Ursachen solcher Entgleisungen sind bisher ungeklärt, die immunologische Autoaggression (Professor Hartmut Wekerle, lange im Freiburger Max-Planck-Institut für Immunologie, jetzt in Würzburg, spricht vom »Bürgerkrieg der Lymphozyten«) gehört nach wie vor zu den rätselhaftesten Phänomenen der Medizin.

Unser Immunsystem weist also auch gelegentlich – wie die anderen Organsysteme (Herz, Gehirn, Leber, Nieren, Verdauungsapparat) Störungen auf. Es reagiert *überschießend* oder zu *schwach.* Genauer:

- Reagiert das Immunsystem zu ***stark*** gegen *körpereigene Substanzen* (Zellen), so führt das zu den sogenannten *Autoimmunkrankheiten.* Eine Überreaktion gegen *Fremdstoffe* aber führt zu *Allergien,* auf die ich noch ausführlich komme.
- Reagiert das Immunsystem aber nun zu ***schwach*** – *so* schwach, daß die Abwehr nicht mehr genügt –, dann können die Menschen schwere, nicht kontrollierbare Infektionen bekommen. Die Ursachen für diese Abwehrschwächen kann man entweder *erben* oder *erwerben.* Für den Vorgang

der *»erworbenen Immunschwäche«* ist *Aids* ein besonders markantes, tragisches Beispiel.

- Es gibt aber auch noch andere Gefahren, die das Gleichgewicht des Immunsystems stören können: Wenn die sogenannten Suppressorzellen – siehe oben – überhaupt nicht in ausreichender Menge gebildet werden. Dies kann z. B. durch die Einwirkung von *Strahlen* oder *Umweltgiften* geschehen.

Größeres Risiko im Alter

Mit *zunehmendem Alter* steigt das Risiko der Ausbildung eines Autoimmunprozesses erheblich, z. B. nach Infektionen, Operationen, aber auch bei Zuständen schwerer Erschöpfung. Das erklärt sich so: Lebenslang haben wir uns, hat sich unser Immunsystem mit Infekten und mit Fremdstoffen auseinandergesetzt – aber zu Beginn des Lebens und vor allem am Ende treten sie gehäuft und auch dramatischer auf.

- Die *Kinder* werden heute ja meist durch *Impfen* immunisiert. Aber in den späten Lebensjahren hat sich unser Immunsystem durch seinen ständigen Einsatz quasi verausgabt, die Abwehrkraft des Körpers läßt erheblich nach. Außerdem haben ältere Leute, die öfter krank waren, auch immer wieder mal *Antibiotika* bekommen müssen, die ebenfalls das Immunsystem schwächen.

Nun gibt es zu diesem Problem noch eine weitere interessante These: daß nämlich der *Thymus* bei diesem *Alterungsprozeß* eine entscheidende Rolle spielen könnte. Wie ich Ihnen im ersten Kapitel schon mal erzählte, wird der Thymus mit zunehmenden Jahren immer kleiner. Die »Schulung der Lymphozyten«, seine große Aufgabe, hat unser Leben lang an seinen Kräften gezehrt, sein Gewebe schrumpft mit der

Zeit, um die Mitte des fünften Lebensjahrzehnts nimmt seine Funktionsfähigkeit rapide ab.

- Infolgedessen läßt die *thymusabhängige Immunität* von etwa dem 45. Lebensjahr an deutlich nach. Das erklärt – so sagen prominente Immunologen –, warum die »Alterskrankheiten« und Autoimmunkrankheiten einschließlich der rheumatischen Erscheinungen, aber auch die Infektionskrankheiten und die Krebse nach dem 50. Lebensjahr »überproportional« zunehmen.

Den »Schlußpunkt« des Lebens bilden dann oft die äußerst hartnäckigen aufsteigenden Harnwegsinfektionen und Lungenentzündungen. Doch, wie gesagt, es wird noch heftig gestritten, ob es sinnvoll und therapeutisch hilfreich ist (wäre), von der Lebensmitte an den Thymus zu stimulieren …

Mehr Frauen als Männer betroffen

Übrigens: *Frauen* erkranken *häufiger als Männer* an diesen Autoimmunkrankheiten. Sexualhormone scheinen dabei auch eine Rolle zu spielen. Werden diese Frauen dann mit männlichen Sexualhormonen behandelt, so beobachtet man oft einen Rückgang der Krankheitserscheinungen. Diese Therapien sind jedoch noch im Experimentierstadium.

Also: Viele Autoimmunerkrankungen entstehen aus einem *Irrtum* des hochentwickelten Immunsystems. Es kann »selbst« (eigene Zellen) nicht mehr von »nichtselbst« (fremden Substanzen) unterscheiden und beginnt, den Körper selbst, körpereigenes Gewebe, zu attackieren. *Welches Krankheitsbild* entsteht, das hängt von den Körperzellen ab, gegen die sich das Immunsystem wendet.

Der erste Forscher, der erkannte, daß der menschliche Organismus zwischen selbst und nicht selbst zu unterscheiden vermag, war übrigens auch wieder der deutsche Mikrobiologe Paul Ehrlich. Schon um das Jahr 1900 bemerkte er zu seiner Überraschung bei Experimenten mit Ziegen, daß auf sie das Blut eines Artgenossen wie ein Antigen (ein Fremdstoff) wirkte.

Die roten Blutkörperchen der *Spender-Ziege* wurden von den Antikörpern der *Empfänger-Ziege* zerstört! Andererseits erzeugte aber eine Ziege *niemals* Antikörper gegen das *eigene* Blut, auch dann nicht, wenn es ihr erst abgenommen und dann wieder eingespritzt wurde.

Therapie mit Eigenblut

Diese Tatsache macht man sich heute noch bei der *Eigenblut-Therapie* zunutze: Durch Eigenblut-Entnahme und Rückinjektion wird in ungefährlicher Weise die körpereigene Abwehr angeregt. Ehrlich gab dem Prinzip, daß ein Organismus normalerweise kein körpereigenes Gewebe angreift, den Namen »Horror autotoxicus – Furcht vor der Selbstzerstörung« ...

Verschiedene Autoimmunkrankheiten

Nun haben wir aber inzwischen gelernt, daß der menschliche Organismus aus irgendeinem (noch unbekannten) Grund auch *gegen die eigenen Zellen Antikörper bilden kann.* Dadurch entstehen die schon erwähnten Autoimmunkrankheiten. Man weiß heute, daß solche Reaktionen der Grund für viele früher rätselhafte Erkrankungen sind – allerdings hat man manche dieser Krankheiten noch lange nicht »im Griff«:

- Auto-Antikörper sind bei einigen Formen der *Blutarmut,* den *Hämolytischen Anämien* beteiligt. Die Antikörper binden sich in diesem Fall an die roten Blutkörperchen und zerstören diese (sie lösen das Blut auf = »Hämolyse«).
- Beim *Diabetes mellitus Typ I* (früher auch »jugendlicher Diabetes« genannt) finden sich in schweren Formen Antikörper gegen die Inselzellen der Bauchspeicheldrüse, die das Insulin produzieren.
- Bei Menschen mit *Muskelschwäche* (Myasthenia gravis) greifen Auto-Antikörper die Verbindung, die »Schaltstelle« zwischen Nerven und Muskeln, an. Die Muskeln gehorchen nicht mehr den Nervensignalen und erschlaffen für immer. Das kann schließlich, durch Versagen der Atemmuskulatur, zum Erstickungstod führen. Dieses Leiden wurde vor einigen Jahren weit über die Fachmedizin hinaus bekannt: Der Reeder-Tycoon Aristoteles Onassis litt und starb daran.
- Greifen Auto-Antikörper Zellen der *Schilddrüse* an, so werden diese zur überreichlichen Ausschüttung von Schilddrüsenhormonen angeregt. Es entsteht die *Basedowsche Krankheit* nach ihrem Entdecker, dem Merseburger Arzt Karl Adolf von Basedow, benannt. Der Mensch wird ruhelos, verliert trotz Heißhungers an Gewicht, leidet an lästigen Folgeerscheinungen wie Herzjagen, Herzrhythmusstörungen, Nervosität, Fingerzittern und Schweißausbrüchen. Der Krankheitsverlauf ist gekennzeichnet durch vorübergehendes Abklingen und erneute Rückfälle. Die Schilddrüsen-Überfunktion kommt außer bei Kindern in jedem Lebensalter vor und trifft Frauen etwa viermal häufiger als Männer.
- Auch chronische *Entzündungen der Schilddrüse* werden durch Antikörper gegen körpereigenes Eiweiß aus der Schilddrüse hervorgerufen. Es entsteht die *Hashimoto-Krankheit* (nach einem japanischen Pathologen), die fast nur bei Frauen jenseits der 40 vorkommt.

- Ein »Musterbeispiel« ist jedoch der *Systemische Lupus erythematodes* (LE genannt). Die Bezeichnung leitet sich ab von lateinisch *lupus = Wolf und* vom griechischen Wort *erythema = Röte.* Eine Rötung in Form eines Schmetterlings überzieht bei diesem Leiden Nase und Wangen. Gleichzeitig aber werden auch Auto-Antikörper gegen die Zellen der Gelenke, der Blutgefäße sowie von Herz, Lunge, Gehirn und besonders gegen die Nierenzellen gebildet. Der Angriff der Immunkomplexe kann derart eskalieren, daß die Organe schließlich ihre Funktionen nicht mehr erfüllen können. Die Niere z. B. wird verstopft, kann die Abbauprodukte aus dem Stoffwechsel nicht mehr ausscheiden – das kann tödlich sein.

Auch »Rheuma-Faktoren« sind Auto-Antikörper

Diese Attacken der »verbotenen Lymphozyten« gegen den eigenen Körper sind vermutlich die Ursache für viele noch ungeklärte, rätselhafte Erkrankungen, ich wies schon darauf hin.

- Die Forschung arbeitet fieberhaft an der Frage, ob auch z. B. die *multiple Sklerose* oder gefährliche entzündliche Darmerkrankungen *(wie Morbus Crohn und Colitis ulcerosa)* auf diesem unheimlichen Wege entstehen.

Offensichtlich gibt es auch Zusammenhänge mit *Viruserkrankungen in den Kinderjahren* (besonders Masern und Mumps) und später auftretenden Autoimmunerkrankungen.

Zu den häufigsten Auto-Antikörpern gehören die *Rheuma-Faktoren,* die von den B-Lymphozyten (den sonst so tüchtigen Abwehrzellen) gebildet werden. Sie zirkulieren auch – in mehr oder weniger großen Mengen – im Blut von gesunden Menschen. Massenhaft findet man sie jedoch bei den meisten Patienten mit rheumatischen Gelenksentzündungen.

»Rheuma – das kriegt doch jeder«

»Rheuma«, so denken viele, »kriegt heute jeder von einem gewissen Alter an. Und das ist ja auch logisch, denn die Gelenke und Knochen werden abgenutzt mit den Jahren.« Dies freilich ist ein weitverbreiteter Irrtum.

- Denn Rheuma ist *keine* Krankheit *nur des Alters,* schon jeder fünfte 18jährige leidet heute an »Rheuma«, und es gibt einige Rheumakliniken für *kleine Kinder.*

Vom 50. Lebensjahr an hat fast jeder Mensch gelegentlich Schmerzen in Gelenken, Muskeln, Sehnen oder Knochen – oft besonders stark nach körperlicher oder seelischer Überanstrengung, bei Wetterumschlägen, extremer Kälte und so weiter. Alarmzeichen ist oft das Gefühl der »Morgensteife« in allen Gliedern.

Rheuma – das ist ein schwammiger Oberbegriff für viele verschiedene Krankheitserscheinungen, nämlich für alle diejenigen Erkrankungen, bei denen Gelenke, Muskeln oder Knochen schmerzen. Aber auch die inneren Organe werden oft von »Rheuma« befallen, besonders Herz, Nieren, Milz und Lymphdrüsen werden in Mitleidenschaft gezogen.

Rheumatische Autoimmunleiden

»Rheuma« ist heute übrigens die teuerste und am meisten verbreitete Volkskrankheit (20 Milliarden geschätzte Kosten im Jahr).

Zu den rheumatischen Leiden, bei denen aber eine Autoimmunreaktion diskutiert wird, zählen:

- Die primär-chronische (progressive) *Polyarthritis* (PCP), auch »Rheumatoide Arthritis« genannt, bei der, wahrscheinlich durch Immunvorgänge ausgelöst, vor allem die Gewebe und die Knochen um unsere großen und kleinen Gelenke befallen werden. Oft wird auch der Herzmuskel angegriffen. Es gibt dabei »rheumatisches Fieber«, und der »Rheumafaktor« ist – außer bei Kindern – fast immer nachweisbar.
- Der *Morbus Bechterew:* – hier verknöchert und verkrümmt sich im Lauf der Erkrankung die Wirbelsäule. Die Menschen bekommen schließlich einen Rundrücken, bis zum typischen Buckel.
- Der *Morbus Reiter:* Durch eine Infektion entzünden sich zunächst die Augenbindehaut und die Harnröhre und später die Gelenke, vor allem der Beine. Auch hier bringt man ein Virus in Verbindung mit der Erkrankung.
- Das *rheumatische Fieber:* Bei dieser sehr gefährlichen Erkrankung, die z. B. nach einer heftigen Mandelentzündung entstehen und zu einem Herzklappenfehler führen kann, werden gegen die ins Blut eingedrungenen Bakterien (Streptokokken) Antikörper gebildet. Die Bakterien aber haben große Ähnlichkeit mit Herzmuskelzellen, und die Abwehr kann wieder plötzlich nicht mehr zwischen »selbst« und »nicht selbst« unterscheiden: Sie bildet auf einmal *Antikörper gegen die eigenen Herzzellen.* Hier ist eine frühzeitige Behandlung mit Penicillin unbedingt erforderlich!

Bei all den eben erwähnten Leiden ist, wohlgemerkt, immer die Rede von *entzündlichen* rheumatischen Erkrankungen, die infolge eines *Irrtums des Immunsystems* entstehen können. Wir sprechen hier *nicht* von *Abnützungserscheinungen* an den Gelenken (Arthrosen), zu denen die »steife Schulter« und die sogenannten Wirbelsäulen- und Bandscheibenschäden zählen.

Zur Behandlung *aller rheumatischen Erkrankungen* kennt die Schulmedizin die klassischen Basis-Medikamente, die je nach Schweregrad eingesetzt werden:

- abschwellende und entzündungshemmende Mittel (Antiphlogistika und Cortison),
- Gold, das ebenfalls entzündungshemmend wirkt,
- und in der letzten Stufe, bei stärksten Krankheitserscheinungen mit Knochenzerstörung, werden auch zellzerstörende Maßnahmen eingesetzt (mit Zytostatika) wie bei der Krebsbehandlung.

Dem Verschleiß entgegenwirken!

Grundsätzlich gelten fünf goldene Regeln, um dem Verschleiß der Gelenke und Knochen entgegenzuwirken. Professor Dr. Horst Cotta, Ordinarius für Orthopädie an der Universität Heidelberg und Direktor der Orthopädischen Universitätsklinik, hat sie in seinem Buch »*Der Mensch ist so jung wie seine Gelenke*« *so* treffend zusammengefaßt. Ich habe bei ihm abgespickt, weil ich ihn kenne und seine Arbeit sehr bewundere und weil niemand kürzer und präziser sagen kann, worauf es ankommt:

- *Haltung:* Eine gute Haltung ist nicht nur Ausdruck Ihrer körperlichen, sondern auch Ihrer seelischen Verfassung. Eine gute Haltung ist abhängig von der funktionellen Leistungsfähigkeit und Belastbarkeit Ihrer Gelenke, Ihrer Wirbelsäule und Ihrer Muskulatur. Und umgekehrt sind diese abhängig von Ihrer guten Haltung.

- *Bewegung:* Die gezielte, gut dosierte, vor allem aber die regelmäßige Bewegung (nicht nur, was der Beruf Ihnen abverlangt) bleibt Voraussetzung für ein tadelloses Funktionieren Ihres Haltungs- und Bewegungsapparates, und gleichzeitig auch dafür, daß Kreislauf, Atmung und Stoffwechsel gut funktionieren.
- *Ernährung:* Richtige Nahrung, vitamin-, mineralstoff- und ballaststoffreich, fettarm, mit ausreichendem Eiweiß (es muß nicht immer Fleisch sein!) fördert Ihre körperliche und geistige Leistungskraft.
- *Sport:* Wie jeder weiß, »hält Fitsein jung«. Sportliche Betätigung, ausgiebiges Bewegungstraining sind wichtig und nützlich für die körperliche und seelische Gesundheit. Aber: Auch Maßhalten ist hier entscheidend; denn Nutzen und Schaden liegen bei sportlichen »Leistungen« oft nah beieinander.
- *Behandlung:* Je eher rheumatische Erkrankungen in die Hand eines erfahrenen (Fach-)Arztes kommen, desto günstiger sind die Chancen, die Beschwerden im Rahmen des Erträglichen zu halten bzw. sie ganz zu bessern.

Grundsätzlich aber gilt hier der Satz: »Wer rastet, der rostet.«

Da dies jedoch ein Buch über das Immunsystem – und nicht über Rheuma – ist, wollen wir es dabei bewenden lassen.

Allergie – die Abwehr spielt verrückt!

Heuschnupfen, Hautausschlag, Asthma, Bauchweh

Im Sommer 1958 erkrankte der Luftwaffensoldat John Smith auf dem Flughafen Ramstein/Landstuhl an heftigem Nesselfieber. Im Krankenrevier wurde nach langwierigen Untersuchungen festgestellt, daß Smith eine Allergie gegen die Druckfarbe der US-Dollars hatte: Er war Zahlmeister und Kassierer seiner Einheit. Als man ihn an einen anderen Arbeitsplatz versetzte, war seine Krankheit schlagartig weg. John Smith ging in die Annalen der Medizin ein, weil eine Geldallergie relativ selten ist.

Doch Allergien sind alles andere als selten! Etwa 25 Prozent hierzulande reagieren überempfindlich auf irgendwelche Reizstoffe. Heuschnupfen, Kontaktekzeme, Asthma, schwere Magen-Darm-Störungen sind die Folge.

Oft genug ist die Arbeitsfähigkeit gefährdet. Da gibt es die seltsamsten Unverträglichkeiten:

- Eine Mutter kann ihren Sohn »nicht riechen« – jedesmal wenn der 39jährige auch nur in ihre Nähe kommt, muß sie niesen und husten.
- Ein anderer kann keinen Sonnenstrahl vertragen – sobald er auch nur für einige Minuten in die Sonne geht, überzieht sich sein Körper mit einem schmerzhaften Ausschlag, der nur langsam wieder abklingt. Der Unglückliche muß die Nacht zum Tag machen – wenn die Sonne scheint, schläft er, sitzt vor dem Fernseher oder liest, und erst nach Sonnenuntergang geht er aus dem Haus.

Und solche Unannehmlichkeiten sind schon fast alltäglich:

- Die Frau Direktor führt zum ersten Mal ihren neuen Pelz aus. Als sie ihn an der Operngarderobe ablegt, sind ihre Schultern, ihr Hals, ihr Kinn plötzlich feuerrot, und die Haut fängt an, barbarisch zu jucken.
- Der Teenager will fröhlich in die Disco starten und schminkt sich vorher mit dem ach so schicken neuen Lidschatten. Schon auf der Fahrt dorthin, im Auto ihres Freundes, fühlt die junge Schöne Entsetzliches: Ihre Augen brennen wie verrückt, als hätte sie die Lider mit Brennesseln eingerieben, die Tränen fließen wie's Bächlein auf der Wiesen, die Nase läuft wie verrückt. Es geht im Eiltempo in die nächste Klinik statt in die Disco.
- Der feine Herr ißt auf einer Party ein Kaviarbrötchen und in Sekundenschnelle sind sein ganzes Gesicht, sein Mund, sein Rachen dick angeschwollen. Er ringt nach Luft, auch er muß sofort zum Arzt.
- Zum Glück nicht so alltäglich wie Kontaktallergien auf Kleidungsstücke oder Nahrung oder Kosmetika ist der Fall, von dem Dr. Leonard Bernstein in Cincinnati (USA) in einem Ärzteblatt berichtete: Die Patientin, zu der er gerufen wurde, eine hübsche junge Frau, kam mit einem schweren Schock in die Klinik. Als sie wieder gesprächsfähig war, berichtete sie, daß sie neuerdings immer dann, wenn ihr Mann sie geliebt hatte, plötzlich einen schweren Ausschlag bekam und in Atemnot geriet. Sie hielt das zunächst für ein besonderes Zeichen ihrer Orgasmusfähigkeit. Doch ergaben Laboruntersuchungen, daß sie allergisch war – gegen das Sperma ihres Mannes. Doktor Bernstein verordnete *nicht ihr* die Medizin gegen dieses ungewöhnliche Leiden, sondern *ihrem Mann: Kondome …*

Allergien – auch eine Volkskrankheit

Allergien haben sich auch zur Volkskrankheit entwickelt. Mindestens jeder vierte Bundesbürger leidet an einer Überempfindlichkeitsreaktion seines Körpers auf bestimmte Substanzen – ob sie nun aus der Natur oder aus der »Zivilisation« kommen. Rund 20 000 Stoffe können eine Allergie auslösen – genaugenommen ist gegen *jeden* Stoff in unserer Umwelt eine allergische Reaktion möglich.

Allos = fremd, ergon = Wirkung

- »Allergie« – der Name ist abgeleitet von den griechischen Wörtern *allos = anders, fremd* und *ergon = Wirkung, Werk* und bedeutet soviel wie ungewöhnliche Reaktion.

Als der Wiener Kinderarzt Clemens Freiherr von Pirquet Anfang des 19. Jahrhunderts diesen Begriff prägte, wollte er damit alle Reaktionen des Immunsystems, die hilfreichen ebenso wie die schädlichen, kennzeichnen.

- Heute versteht man unter Allergie (offizielle Formulierung der Experten auf einem Kongreß 1958 in Paris) »eine erworbene, qualitativ gesteigerte (veränderte) Reaktionsbereitschaft lebenden Gewebes, hervorgerufen durch spezifische Allergene«.

Und weil das so schönes Branchen-Chinesisch ist, sagen wir's ganz einfach: Bei einer Allergie spielt die Abwehr »verrückt«. Sie gerät außer Kontrolle, erst schlägt sie falschen Alarm, und dann reagiert sie auch noch kopflos – und wendet sich gegen den eigenen Organismus.

Wie das geschieht?

Wie Allergien entstehen

Es ist noch keine 25 Jahre her, seit die Forschung das Entstehen von Allergien erkennen kann. Wie ich schon ausführlich berichtet habe, zieht unser Körper eine scharfe Trennlinie zwischen »selbst« und »nicht selbst«. Er unterscheidet sorgfältig körperfremde Stoffe (Eiweißmoleküle, Bakterien, Viren, Pilze etc.) von seinen eigenen und stuft sie als harmlos oder gefährlich ein und reagiert entsprechend – indem er sich *gegen die gefährlichen wehrt* und die *harmlosen ignoriert.*

Die Aufgaben der richtigen Erkennung von Fremdstoffen, auch Allergenen, erfüllen die T- und B-Lymphozyten; sie sind nicht nur im Blut, sondern im gesamten lymphatischen Gewebe vorhanden, in vielen inneren Organen, im Bindegewebe und in der Haut.

Jede spezielle Art von Lymphozyten (Sie haben sie im ersten Kapitel alle schon kennengelernt, »in Wort und Bild«, liebe Leser) ist darauf programmiert, ganz bestimmte Antigene mit Hilfe ihrer Rezeptoren zu erkennen. Die T-Lymphozyten verteidigen uns direkt, die B-Lymphozyten bilden *Antikörper,* die sogenannten *Immunglobuline.*

Es gäbe ein wahres Chaos

- Da wir nun aber im täglichen Leben mit jedem Atemzug und jedem Bissen Nahrung eine Unzahl körperfremder, sprich »Nicht-selbst«-Moleküle aufnehmen, gäbe es ein heilloses immunologisches Durcheinander, ein wahres Chaos, wenn T- und B-Zellen unkontrolliert gegen viele harmlose oder sogar nützliche Stoffe von außen sofort zum Angriff blasen würden.
- Damit dies nicht geschieht, greifen normalerweise die T-Suppressor-(Dämpfer-)Zellen in das Geschehen ein. Sie

hemmen unnötige Abwehrreaktionen. Wenn nun aber dieses raffinierte *Kontrollsystem versagt,* dann kommt es zu den – im letzten Abschnitt beschriebenen – »Autoimmunkrankheiten« oder eben zu jenen Fehlreaktionen, die man Allergie nennt.

Fünf Klassen von Immunglobulinen

Wie Sie schon wissen, gibt es fünf Klassen von Antikörper-Molekülen, Immunglobuline genannt, die von den Lymphozyten gegen Antigene – Fremdstoffe aller Art – gebildet werden: IgA, IgD, IgE, IgG und IgM. Jede Klasse hat eine andere, ganz bestimmte immunologische Aufgabe in der Abwehr:

- Die *IgA-Antikörper* dienen als Abwehrmechanismen im Atem- und im Magen-Darm-Trakt. Sie werden in Sekreten wie Speichel und Tränen gefunden.
- Die Rolle *des IgD* ist bis heute noch nicht entschlüsselt.
- *Das IgG* hat verschiedene Schutzaufgaben, und es ist der einzige Antikörper, der die Plazenta durchqueren und dem Embryo für die ersten Monate seines Lebens einen Schutz vor Infektionen mitgeben kann.
- *Das IgM* ist der Antikörper, der meist als erste Immunreaktion auf fremde Substanzen produziert wird. Gammaglobulin M spritzt man deshalb u. a. Touristen vor Fernreisen.
- Das Immunglobulin E, *IgE,* spielt bei uns Menschen nur selten eine Rolle, mit einer Ausnahme: In tropischen Ländern dient es der Abwehr bestimmter Parasiten. Sind wir ganz gesund, so findet sich das IgE nur in ganz geringen Spuren in unserem Blut.

Anders ist das, wenn wir nun eine Allergie bekommen!

Bei vielen Allergien, die durch irgendwelche Proteine hervorgerufen werden, ob sie nun von Katzen, Pollen, Muscheln, Milch, Soja oder Hausstaubmilben stammen, reagiert das Immunsystem dadurch, daß es große Mengen Antikörper der Klasse E produziert. Doch das IgE selbst bewirkt auch noch keine allergische Reaktion – es bereitet erst besondere Zellen, die *Mastzellen,* für dieses Geschehen vor, *sensibilisiert* sie.

Die Mastzelle – »gemästete Zelle«

Schon 1877 entdeckte Paul Ehrlich merkwürdige Bindegewebszellen, die besonders häufig in der Haut, in lymphatischen Organen, in den Schleimhäuten von Mund, Nase und Augen sowie in der Lunge und dem Darm vorkamen. Sie waren prall mit Körnchen (Granula) vollgestopft, die sich mit bestimmten Farbstoffen anfärben ließen. Die Zellen schienen diese Körnchen regelrecht verschlungen zu haben, um sich mit ihnen zu mästen, daher nannte Ehrlich sie »Mastzellen«. – Heute nimmt man eher an, daß sie diese Granula (bis zu 1000 in einer Mastzelle) selbst herstellen: biologisch hochwirksame Substanzen wie Histamin, Heparin, Serotonin, Prostaglandine usw. Das sind jene *Eiweißstoffe,* die später für die Allergien verantwortlich sind.

Die Oberflächen der Mastzellen aber sind regelrecht mit IgE-Rezeptoren gespickt – das können zwischen 100 000 und 50 0000 pro Zelle sein!

Alarm – wegen ein paar Löffeln Kaviar

Nun geschieht z. B. folgendes:

Ein Mensch ißt Kaviar. Das paßt dem Immunsystem nicht. Es stellt spezielle IgE-Antikörper, also in diesem Fall »Anti-

Kaviar-Körper«, her und entläßt sie in die Blutbahn und auch zu den Mastzellen im Bindegewebe, wo sie sich fest an den Rezeptoren verankern. Dabei kommt es aber noch zu keiner allergischen Reaktion.

Die entsteht erst, wenn dieser Mensch nun, mit großem Appetit und womöglich auch noch in größeren Mengen, wieder Kaviar löffelt. Dann braucht das »Allergen«, der Fremdstoff, der dem Immunsystem »nicht schmeckt«, gar nicht erst die B-Zellen zur Antikörperbildung anzuregen, es wandert unmittelbar zu den an den Mastzellen verankerten Anti-Kaviar-(IgE-)Antikörpern und bindet sich daran.

Und dann geht alles in Sekundenschnelle: Die Mastzelle öffnet sich, und heraus schießen die Granula, und all die aggressiven Stoffe – Histamin, Serotonin, Heparin – werden ins umgebende Gewebe ausgeschüttet.

Der arme Kaviar-Schlucker kriegt plötzlich einen heißen Kopf, sein Gesicht, seine Zunge, der ganze Mund, Rachen und Schlund schwellen an, die Augen tränen, er ringt nach Atem – er hat einen allergischen Schock!

- Das Histamin und all die anderen Stoffe bewirken eine augenblickliche Erweiterung der Gefäße und erhöhen auch deren Durchlässigkeit – die (zellulären und humoralen) Abwehrkräfte können damit noch schneller an den Herd des Geschehens strömen.
- Dies führt aber auch dazu, daß die Muskulatur der Bronchien sich verkrampft, die Schleimdrüsen vermehrt ihr Sekret absondern, die Schleimhäute anschwellen. Bei heftigen allergischen Reaktionen kann es dadurch zu starker Atemnot, bis zum Asthma-Anfall, kommen und eventuell auch zu Bauchkrämpfen und Durchfall. (Es ist übrigens bekannt, daß eine gehörige Portion Magenbitter die Durchlässigkeit der Gefäße erhöhen und solch einen Vorgang noch beschleunigen kann.)

Sofort-Typ und Spät-Typ

Seit den 60er Jahren teilen die Wissenschaftler nun die allergischen Phänomene in vier Typen ein:

Die Typen I bis III sind *Sofort-Typen oder Frühtypen.* Sehr oft bringen die Patienten eine Erbanlage mit, wie eine besondere Durchlässigkeit der Schleimhaut für Allergene oder die überschießende Produktion des Immunglobulins E.

Wie der Name sagt, treten diese Allergien meist innerhalb von Minuten auf: Juckreiz, Ausschlag, Quaddeln, Triefnase, entzündete Augen belästigen den Betroffenen. Im Ernstfall kann es zu schwerer Atemnot und Herzjagen kommen, bis zum Schockzustand. Zum *Sofort-Typ* gehören vor allem:

- *Inhalations-Allergene,* das heißt Stoffe, die wir einatmen, wie Blütenstaub, Pollen, Hausstaubmilben, aber auch manches »Umweltgift« in Haushalt und Beruf. (Allein unsere Atemluft, zumal in den Industriestädten, soll von ca. 10 000 verschiedenen Schadstoffen wimmeln.)
- *Nahrungsmittel-Allergien* – am häufigsten gegen Milch, Eier, Fische, Sellerie, aber auch z. B. gegen Konservierungsmittel und Medikamente (ich komme noch ausführlich darauf).

Beim Typ IV, dem sogenannten *Spät-Typ oder verzögerten Typ,* erfolgt die Reaktion des Körpers erst nach sechs Stunden bis zu drei Tagen. So lange kann es dauern, bis die dafür verantwortlichen T-Zellen in den Antigen-Bereich gelangt sind. Und das geschieht oft, wenn unsere Hände oder unsere Haut mit Fremdstoffen in Kontakt kommen, die dem Immunsystem nicht in den Kram passen. Es gibt Rötungen, Entzündungen, Ausschläge.

- Es entstehen die vielgefürchteten *Kontaktekzeme.* Sie können durch Chemikalien (wie Kosmetika, Farben etc.)

ausgelöst werden, durch Arzneimittel (etwa Heilpflaster, Einreibungen etc.), aber auch durch ganz natürliche Dinge wie Fleisch, Gemüse und so weiter.

Immunreaktion auf Abwegen

Eine echte Allergie ist also, wie Sie gesehen haben, immer eine »Immunreaktion auf Abwegen«. Bei diesen Störungen werden oft harmlose Substanzen fälschlich für gefährlich gehalten.

Denn, das muß hier ausdrücklich betont werden:

Nicht etwa die (oft mit Recht, oft mit Unrecht) vielgeschmähte *Chemie* ist an den meisten Allergien schuld, sondern die überwältigende Mehrzahl von »Kurzschlüssen« in der Abwehr wird nach wie vor von den guten Gaben der *Mutter Natur* ausgelöst: von saftigen Äpfeln, köstlichen Erdbeeren, von duftenden Blumen und Blütenpollen, von der »lieben« Sonne ganz zu schweigen. Sogar auf blankes Wasser kann man allergisch sein!

Und nicht *die Allergien* ganz allgemein nehmen zu, sondern nur ganz bestimmte. Weil aber auch die Diagnosemethoden heute so viel feiner und präziser geworden sind, ist es möglich geworden, manches hartnäckige, rätselhafte Ekzem, manches chronische »Bauchweh«, manche jahrelange Stirnhöhlenentzündung als Allergie zu entlarven.

Warum aber so viele Allergien?

Nicht das Allergen selbst ist die Bedrohung – das haben wir inzwischen gelernt, denn zahllose Leute können ungestraft z. B. Krabben oder Kaviar essen –, sondern irgendeine Reaktion im Organismus desjenigen, der Krabben oder Kaviar nicht verträgt. Das Immunsystem, aus welchem Grund auch immer dazu veranlaßt, begeht den Irrtum, die Krabben, den Kaviar als »Feind« anzusehen oder die Gräserpollen oder den Nickel im Modeschmuck ...

- Die meisten Allergien, auch das muß festgestellt werden, sind »harmlos«, man kann gut mit ihnen leben. Noch besser – wenn man das Allergen erkannt hat und es meidet.

Das Elend dabei ist – wir kommen gleich noch drauf –, daß es oft so schwierig ist, das Allergen – von der Katze bis zur Kontaktlinse und von der Erdnuß bis zum Ei – zu identifizieren.

Die Abwehr ist geschwächt

Warum und wie krankmachende Immunreaktionen entstehen, das freilich ist individuell verschieden und von allen möglichen Faktoren abhängig, wie z. B.

- einer Erbanlage (Disposition),
- Umwelteinflüssen,
- einer schlechten momentanen Stoffwechselsituation, aber auch
- der Dosis des Antigens.

Auf jeden Fall ist zum Zeitpunkt einer ausbrechenden Überempfindlichkeitsreaktion eigentlich immer *die Abwehr geschwächt.*

Dies kann wiederum geschehen sein

- durch eine vorangegangene Virusinfektion
- oder auch durch schwere seelische Belastungen, z. B. den

- Verlust eines nahestehenden Menschen oder des Arbeitsplatzes,
- durch körperliche Überanstrengung.

Das Immunsystem ist quasi *erschöpft* – wie der Mensch – und reagiert verwirrt. Ganz allgemein aber ist auch die körpereigene Abwehr heute *weniger stimuliert,* weil unser Immunsystem weniger herausgefordert wird.

Gegen viele Krankheiten sind wir geimpft – aber wir sind auch weniger abgehärtet, haben insgesamt weniger »Widerstandskräfte«, haben uns stark von der Natur und ihren Gewalten, mit denen sich unsere Vorfahren auseinandersetzen mußten, entfernt.

Die »modernen« Menschen verbringen 80 bis 90 Prozent ihrer Zeit *in geschlossenen Räumen.* Und die Innenraumluft ist meist stärker belastet als die Außenluft – selbst in den Ballungsräumen der großen Städte. Zentralheizungen, Klimaanlagen etc., auch natürliche Radioaktivität von Radon, tragen viel dazu bei.

Nach einer Umfrage der Wickert-Institute gaben im Sommer 1987 36 Prozent der Befragten an, gegen irgend etwas allergisch zu sein. Zwei Jahre vorher waren es erst 30 Prozent. Bei den Über-50jährigen behaupten heute sogar 44 Prozent, unter einer Allergie zu leiden. Doch mal ehrlich – oft handelt es sich dabei um irgendeine simple Unverträglichkeit. Selbst dann aber, wenn wir effektiv »nur« 20 bis 25 Prozent Allergiker unter uns hätten, wäre das schon alarmierend genug!

Der Schutzschild wird zerstört

Auch dies muß festgestellt werden: *Alkohol* in größeren Mengen, Nikotin-Mißbrauch (Kettenraucher) und bestimmte *Medikamente,* über lange Zeit in großen Mengen eingenommen (vor allem jene aus der Salicylat-Reihe wie Aspirin), können unser *Immunglobulin A* im Körper vermindern. Und gerade das IgA ist eine Art Schutzschild für unsere Schleimhäute und quasi ein »Gegenspieler« zum IgE.

- Wird das IgA außer Funktion gesetzt, dann können die Fremdstoffe noch leichter in den Körper eindringen – und das führt dann z. B. zu Heuschnupfen, aber auch zu Darmerkrankungen mit Durchfällen etc.

Nachholbedarf in Deutschland

Professor Dr. Dr. Johannes Ring von der Dermatologischen Klinik und Poliklinik der Universität München, einer unserer profiliertesten Allergologen, hat kürzlich in einem Interview mit der »Münchner Medizinischen Wochenschrift« gesagt, wir hätten in der Bundesrepublik in Sachen Allergien noch einen *Nachholbedarf.* Viele seiner Kollegen werden das nicht gern gelesen haben, andere werden ihm Recht geben.

Leider gibt es bei uns keinen »Facharzt für Allergologie«, sondern jeder Doktor behandelt den Patienten, der gerade zu ihm kommt. Wenn die Nase chronisch läuft, meist der HNO-Arzt, wenn das Fell juckt, der Hautarzt, wenn es zu Asthma kommt, der Internist, und wenn die Augen sich röten, der Augenarzt. Obendrein ist Allergologie in *keinem Lehrplan* unserer Universitäten für Medizinstudenten enthalten! Professor Dr. Dr. Ring meint auch, Allergien würden »sowohl über- als auch unterschätzt«.

Die vier Jahreszeiten der Allergien

»Die Allergie hat immer Saison«, sagt Professor Dr. med. Friedrich Schöpl von der Deutschen Klinik für Diagnostik in Wiesbaden. »Aber viele Allergien haben auch ihre *Jahreszeit.«*

- ***Im Winter*** tragen die Damen (und auch viele Herren wieder) Pelze und Leder mit Innenpelz, die meist chemisch stark präpariert sind.
  Die Hobby-Bastler werkeln mit Leim, Klebstoffen, Verdünnern, Farben. Im Fasching kleben sich die Männer mit Mastix Bärte an, und die Frauen schminken sich häufiger als sonst.
  Außerdem gibt es mehr Sportverletzungen, die mit bestimmten Präparaten behandelt werden. So begegnete Professor Schöpl eine Patientin, die versuchte, eine Kniegelenksverletzung mit einem ABC-Pflaster selbst zu behandeln und hochgradig allergisch reagierte. Ob Sie es glauben oder nicht – es gibt sogar Kälteallergien!
  Im Winter gehen die Menschen auch viel mehr mit ihren *Haustieren* »eng« um. Und leider sind manche Allergien, die von Tieren kommen, besonders aggressiv. Man schätzt, daß es vier bis fünf Millionen Tierallergiker gibt. Die lieben Hausgenossen (etwa sechs Millionen Hunde und Katzen) haben schon manchem Kind Asthma beschert. Früher lebten halt die Tiere im Freien und die Menschen im Haus. Heute leben die Tiere im Bett, auf dem Sofa, in der Küche, auf dem Balkon und im Auto – deshalb gibt es wahrscheinlich auch viel mehr Tierhaar-Allergiker.
  Aber fast durch nichts übertroffen wird die *Katze als Allergie-Verursacher.* An der Allergie-Poliklinik in Basel hat man nicht weniger als zwölf verschiedene Katzen-Allergene entdeckt. Am schlimmsten wirken dabei nicht, wie

allgemein angenommen, die Haare der Katze, sondern wirkt ihr *Speichel,* mit dem sie sich leckt und der danach als Staub auch in die Atemluft gelangt (Siamkatzen sind übrigens besonders »riskant« für Allergiker).
Auch die *Streu* von kleinen Nagern wie Mäusen, Meerschweinchen etc. kann gefährlich werden. 60 Prozent dieser Tierbesitzer sind allergisch! Solche »Atopiker« reagieren oft, ohne es zu wissen, allergisch gegen *Hunde* von Nachbarn, *Pferdeallergiker* sogar gegen die Reitkleidung von Freunden – und natürlich sowieso auch auf Felle von irgendwelchen exotischen Tieren, die sie zur Zierde des Heims vom Urlaub nach Hause geschleppt haben.
Übrigens ist auch *Fischfutter* (getrocknete Wasserflöhe etc.) oft eine Allergiequelle für ahnungslose Aquarien-Besitzer, die sich wundern, woher sie ihre Bronchitis oder ihr Asthma haben.

- ***Im Frühling*** sind's natürlich vor allem die *Pollen,* die Ärger und Beschwerden machen. Es gibt etwa sechs Millionen Pollenallergiker im Bundesgebiet. 90 Prozent von ihnen reagieren auf eine oder mehrere Pollen dieser Pflanzen oder Bäume:

Haselnuß	(Januar bis März)
Erle	(Februar bis März)
Birke	(April bis Mai)
Eiche, Buche, Pappel, Esche	(April bis Mai)
Gräser, Roggen	(Mai bis September)
Beifuß, Wegerich	(Juli bis August)

Wußten Sie, daß eine einzige Roggenähre über vier Millionen Pollenkörner enthält und daß 10 bis 15 ausreichen, beim Heuschnupfler die Triefnase hervorzurufen? Eine Birke gibt etwa sechs Milliarden Pollenkörner frei, von denen schon 50 genügen, um beim Allergiker Unheil anzurichten.

Auf den Heuschnupfen komme ich noch mal ausführlich zurück, weil er so viele Menschen betrifft.

- ***Im Sommer*** können es die Sommergetreide-, Gräser- und auch Kräuterpollen (siehe oben) sein. Dann lösen viele Sonnenkosmetika Allergien aus (aber auch die Sonne selbst kann mal beteiligt sein) und im Urlaub am Meer sogar der Gummi des Surfanzuges.

  Nicht nur Blumenpollen, auch der Kontakt mit vielen *Pflanzen* im Garten spielt eine Rolle. Liliengewächse verursachen oft Kontakt-Allergien. In Holland nennt man sie »Tulpenfinger«. Insgesamt stehen mehr als 200 Arten von Zierpflanzen, Wildpflanzen, aber auch Heilkräutern auf der Liste jener Pflanzen, die auch Allergien hervorrufen können.

  Da viele von ihnen für die Herstellung von Kosmetika, Heiltees, Kräuterbonbons und Hygieneartikeln, aber auch von Schnäpsen und Badezusätzen hergenommen werden, finden es die Betroffenen oft nicht heraus, wogegen sie allergisch sind. Ganz böse kann sich auch ein *Wespenstich* auswirken – der sogar, bei der entsprechenden Veranlagung des Gestochenen, einen lebensgefährlichen Schock auslösen kann!

  Genug Leute, die im Freibad *barfuß* herumlaufen oder gar barfuß *den Rasen mähen,* bekommen die *Wiesengräser-Dermatitis,* einen grausligen Ausschlag an den Beinen. Und die Mädchen (und eitlen Knaben) holen sich nicht nur im Sommer ihren Ausschlag durch *Modeschmuck* (falsche Diamanten im Ohr etc. aus Nickel) oder von den Jeansknöpfen.

Schimmelpilze allerorten!

- ***Im Herbst*** wird die Allergie dann öfter mal durch viel gespritztes (schlecht gewaschenes) Obst wie z. B. Weintrauben fällig. Dann kommt da auch gehäuft die *Schimmel-Allergie:*
Von den auf rund 250 000 geschätzten Schimmelpilzarten sind 340 als allergisierend bekannt. In erster Linie lösen die Sporen der Schimmelpilze die Krankheit aus, die – ebenso wie Pollen – viele viele Meilen weit fliegen können. Ein Kubikmeter Luft kann bis zu 120 000 Schimmelpilzsporen enthalten.
Es gibt Schätzungen, nach denen 30 bis 40 Prozent aller Allergiker auf Schimmelpilz sensibel reagieren. Die Hauptsaison der Schimmelpilz-Allergien dauert von Juni bis September, vor allem bei feuchtwarmer Witterung sind die Sporen »unterwegs«.
Aber – Schimmelpilze machen uns das ganze Jahr über das Leben sauer. Und zwar auf einem ganz fatalen Umweg: Die Enzyme, die sie liefern, sind heute aus der *Nahrungstechnologie* nicht mehr wegzudenken.
Sie beschleunigen und verbilligen die Herstellung unzähliger Produkte, die wir essen und trinken. Das Inhaltsverzeichnis über die Verwendung von Schimmelpilz-Enzymen in einem Fachbuch geht über viele Seiten: Es reicht von der Bierherstellung und der Sojaproteingewinnung über Instantlebensmittel, Schnellkochprodukte und die Aromagewinnung aus Pilzen, von Stärkeproduktion bis zum Tierfutterzusatz. Auch bei Hartbackwaren (Plätzchen) geht es offenbar nicht mehr ohne sie, Kaffeebohnen werden mit ihnen fermentiert (Instantpulver), Fruchtsäfte, Traubenzucker und Diabetikerbier werden mit ihrer Hilfe produziert.
Bei der Herstellung von *Orangensaft* werden heute nicht mehr die Apfelsinen mechanisch zerkleinert, sondern un-

geschält in einen Bottich gegeben, mit dem Schimmelpilz Aspergillus uriciae versetzt, der innerhalb von 24 Stunden Fruchtsaft produziert, dann wird der Schimmelpilz entfernt. Das klingt sehr praktisch, aber leider ist das *Allergen* in der Regel nicht wasserlöslich, so bleibt es im Fruchtsaft enthalten. Und wenn der arme Schimmelpilz-Allergiker dann diesen »gesunden« Fruchtsaft trinkt und knallrot anläuft und Atemnot bekommt – dann hat er in der Regel *keine* Orangensaft-Allergie, sondern eine Allergie gegen den »praktischen« Aspergillus uriciae!
In der *Fleischwirtschaft* werden solche Enzyme vor dem Schlachten verwendet. Das Tier wird mit Schimmelpilz-Enzymen gespritzt, um die gute Fleischqualität zu erhalten. Das Verfahren ist, so Dr. Martin Schata vom Asthma-Krankenhaus Mönchengladbach, der diese »Enthüllungen« veröffentlichte, vom toxikologischen Standpunkt aus unbedenklich – aber leider nicht vom allergologischen Standpunkt aus.
Auch bei der Herstellung von Waschmitteln, Kosmetika und Zahnpasten werden Schimmelpilz-Enzyme verwendet. Das geht alles so lange gut, wie ein Mensch nicht allergisch auf Schimmelpilze ist. Aber bei der industriellen Verwendung von jährlich mindestens 60 *Millionen Tonnen (!)* Schimmelpilzen finden sich die Enzyme in weiß Gott was. Und dann geht das große Rätseln und Suchen an; denn natürlich steht auf keinem der obengenannten Produkte, daß sie »unter Verwendung von Aspergillus uriciae« hergestellt wurden ...

Auch der »Sendlinger Beiß«

- ***Der Herbst*** ist auch Saison für diverse geheimnisvolle Insektenstiche, wie z. B. die saisonal in München auftretende »Trombidiose« – ein Hautausschlag, der im Volksmund

allgemein »Sendlinger Beiß« genannt wird. Diese Stiche werden oft mit Allergien verwechselt, man nennt sie Pseudo-Allergie oder »allergie-imitierende Reaktion«.
Festzeit haben im Herbst auch die – schon erwähnten *Hausstaubmilben.* Zwei Millionen Staubmilben, so las ich kürzlich, leben vergnügt in einem ganz normalen deutschen Doppelehebett, weitere zwei Millionen im Teppich drumherum. Die abgestorbenen Hautzellen der Menschen, die sich im Schlafzimmer an- und ausziehen – und jetzt, wenn die Sommerbräune wieder weggeht, besonders »abblättern« –, sind für sie Leckerbissen und Hauptnahrung zugleich. Sie können sich dran dick und rund fressen.
Nach Schätzung von Fachleuten leidet mindestens *eine halbe Million* Bundesbürger unter einer *Allergie gegen Hausstaubmilben,* und die meisten haben keine Ahnung, woher ihre Leiden kommen!

Heuschnupfen – Krankheit der Intelligenten?

In der Geschichte kennt man seit eh und je Allergiker, meist hatten sie *Heuschnupfen.* Kaiser Claudius im alten Rom quälte sich schon permanent mit laufender Nase und roten, juckenden Augen herum. In der Literatur der Antike wie des Mittelalters gibt es bereits vielfach das *Rosenfieber* – man machte damals den intensiven Duft der Blumen für diese Krankheit verantwortlich. Da wurde berichtet von Äbten, die immer zur Zeit der Rosenblüte in Ohnmacht fielen, und von Kardinälen, die nie mit Rosen in Berührung kommen durften.

Sogar etliche Könige – Georg IV. und Wilhelm IV. von England sowie Ludwig XIV. von Frankreich – reagierten auf Rosenblüten mit Kopfschmerzen, juckenden, tränenden Augen und Schwächeanfällen. So ganz sicher ist man aber heute nicht, ob nicht all diese Allergiker in Wahrheit auf Pollen und Gräser reagierten, die gleichzeitig mit den Rosen blühten.

Im 18. Jahrhundert waren jedenfalls *Rosenfieber* und *Heufieber* richtige Modekrankheiten. Es hatte sich damals herumgesprochen, daß vor allem *Aristokraten* daran erkrankten.

Und merkwürdig: Heute ergeben immer wieder Untersuchungen, daß der Heuschnupfen vor allem ein »Leiden der Intellektuellen« ist. Nirgends kommt er so gehäuft vor wie bei *Studenten und Akademikern.*

Eine rechte Erklärung dafür gibt es nicht. Höchstens die eine Spekulation, daß diese oft »Stubenhocker« sind und – im Gegensatz beispielsweise zu Bauernkindern – in der frühesten Kindheit *kein Immuntraining gegen Pollen* durchgemacht haben.

- Denn tatsächlich haben *Bauernkinder* am wenigsten Heuschnupfen, und unter *unseren Stadtkindern* leidet schon jedes zehnte an einer Pollen-Allergie.

Frühlingskinder haben mehr Heuschnupfen

Nun haben Immunologen aber auch eine weitere interessante Feststellung gemacht – daß nämlich Kinder, die in den Monaten März bis Mai geboren werden (mit einem »Gipfel« im April), besonders oft an Heuschnupfen und Pollen-Allergie leiden. (Immerhin wurden weit über 20 000 Patienten der Jahrgänge von 1930 bis 1974 untersucht.) Die Erklärung für dieses Phänomen:

Beim *Neugeborenen* sind sechs bis acht Wochen, nachdem es auf die Welt gekommen ist, die mütterlichen Immunglobuline (Antikörper) gegen Pollen ausgeschieden. Das Baby kann aber erst ca. ab dem achten Lebensmonat eigene ausreichende Immunglobuline bilden – die dann nach dem vierten Lebensjahr voll in der Abwehr funktionieren. Und das bedeutet:

- Die Kleinen sind zwischen der sechsten Lebenswoche und dem achten Lebensmonat den Pollen fast hilflos ausgeliefert – ohne sich durch Antikörper gegen sie wehren zu können.
- Deshalb sind viele *Frühlingskinder* besonders »sensibilisiert« gegen Pollen und haben später häufig Heuschnupfen und asthmatische Erscheinungen ...

Monokulturen und Staubsauger als Ursache?

Auch dies gehört in die Rubrik *Umweltschäden:*

- Daß so viele Menschen heute Heuschnupfen bekommen, wird von manchen Experten nicht zuletzt auf die Tatsache zurückgeführt, daß riesige Flächen unseres Landes heute mit *Monokulturen* bebaut werden und sich entsprechend die Pollen einiger Pflanzen enorm vermehrt haben.
- Sogar die *Putzwut* deutscher Hausfrauen wird beschuldigt, mit für eine häufig auftretende Allergie – die gegen Hausstaubmilben – verantwortlich zu sein: Früher lebte in den Bodenritzen unserer Häuser vielfach die *Raubmilbe.* Sie wurde das Opfer von wütend herumfuhrwerkenden Staubsaugern und starken, giftigen Reinigungsmitteln im Putzwasser. Weil es sie aber nicht mehr gibt, ist das »ökologische Gleichgewicht« gestört, und die *Hausstaubmilbe* konnte sich völlig ungehindert vermehren (von der sich früher die Raubmilben ernährt hatten), und die Allergien gegen Hausstaubmilben nahmen exzessiv zu!

Überhaupt kein Jux

Heuschnupfen ist aber überhaupt kein Jux, er muß vom Patienten und vom Arzt ernst genommen werden, darf nicht bagatellisiert werden;

- denn im Lauf der Jahre werden in 30 bis 40 Prozent der Fälle die tieferen Luftwege mit einbezogen, und es entsteht das gefürchtete Asthma bronchiale.
- Und leider ist der Heuschnupfen heute auch oft nur der »Einstieg« in andere, schwerere Allergien.

Gefahr auch im Straßenverkehr

In England hat man zudem festgestellt, daß »Heuschnupfler« bei einem Niesanfall hinter dem Lenkrad, während sie etwa 110 km/h draufhaben, mindestens 350 Meter lang völlig blind fahren. Deshalb ist in Großbritannien der Heuschnupfen auch meldepflichtig, und einem unvorsichtigen Fahrer kann sogar der Führerschein entzogen werden ...

Hilfe – die Pollen kommen!

Sechs Millionen Pollen-Allergiker hierzulande jammern und klagen zu bestimmten Jahreszeiten über juckende, geschwollene Augen, Kopfweh, Schlafstörungen, eine permanent triefende Nase, auch oft genug über Atemnot, und nicht selten über unerklärliche Ekzeme und Magen-Darm-Beschwerden.

Blütenpollen, die an sonnigen Tagen »mit dem richtigen Rückenwind« *bis zu 500 Kilometer* fliegen können (!), setzen sich auf die Schleimhäute und rufen dann die bekannten Reaktionen hervor, bis zum »anaphylaktischen Schock«. – Nicht der ganze Pollen wirkt übrigens als Allergen, sondern nur etwa ein Tausendstel von ihm, ganz geringe Eiweißbestandteile.

Wenn man sich die »Reisegeschwindigkeit« der Übeltäter vorstellt, dann versteht man auch, warum – außer im flachen Land – der sogenannte *Pollenflug-Kalender* nur sehr begrenzt nützlich ist. In Oberbayern z. B. gibt es zwischen München und dem Voralpenland aufgrund des Höhenunterschiedes schon eine Differenz von zwei bis drei Wochen in der Flora, mit dem vollen Erblühen der wichtigsten »pollenspendenden« Bäume, Sträucher, Gräser, Getreidearten.

Für schwere Pollen-Allergiker, die z. B. wissen, daß sie auf Haselnuß oder Birke besonders sensibel reagieren – und die einer Cortison-Spritze ausweichen möchten –, wäre es schon das Beste, genau hinzugucken, wo was um ihr Zuhause blüht und Pollen trägt, und dann, wenn es irgend machbar ist, in eine andere Gegend in den Urlaub zu flüchten, in schneebedeckte Alpenregionen oder auf Inseln im Meer wie z. B. Helgoland, wo die Asthmatiker und Allergiker meist eine wunderbare Linderung und Erleichterung finden, die nachher oft viele Monate anhält.

Wer es mit Fernreisen hat, für den bieten sich natürlich auch Wüstenziele wie Tunesien, Israel, Ägypten an.

Wer hochgradig pollenallergisch ist und etwa auch noch Asthma-Anfälle bekommt, der sollte sich mal an den »Allergiker- und Asthmatikerbund e. V.,« Hindenburgstr. 110, 41061 Mönchengladbach, wenden. Diese Selbsthilfe-Organisation gibt gute Ratschläge und hat Adressen aller Ortsverbände zur Verfügung, die dem Wohnort des Betroffenen am nächsten liegen.

Kontakt-Allergien – besonders peinlich

Sophie G., Chefsekretärin in einem Großbetrieb, kam völlig verzweifelt in eine Klinik: Sie hatte schon seit einem halben Jahr ein Kontaktekzem an beiden Händen, mit einem überaus häßlichen, verkrusteten Hautausschlag. An ihrem Arbeitsplatz schaute man sie schon schief an, und sie schämte sich schrecklich, ging fast gar nicht mehr ohne Handschuhe unter die Leute. Sie war schon von Arzt zu Arzt, Krankenhaus zu Krankenhaus und reihenweise zu Heilpraktikern gewandert. Alle Therapieversuche waren bisher vergeblich gewesen.

In wochenlanger »Mikroanamnese« wurde in der Klinik gefragt und geforscht bis ins kleinste Detail ihres Lebenslaufes.

Kein Mensch wußte, wo und wie man dieses Ekzem einordnen sollte. Da kam plötzlich einem jungen Assistenten die Erleuchtung: Er sagte: »Das Bild sieht genauso aus wie bei dem *Maurer-Ekzem* (vom Chrom im Zement), das wir vor einigen Wochen hatten.«

Und tatsächlich: Nach langem, hartnäckigem Weiterfragen, ob sie denn im Lauf des letzten halben Jahres etwas Neues eingekauft hätte, antwortete Sophie G.: »Ja, vor ungefähr sechs Monaten eine neue Ledertasche.« Tatsächlich hatte sie eine Chromat-Allergie – hatte hochallergisch auf Stoffe reagiert, mit denen das Leder dieser Tasche behandelt worden war!

Ähnliches passierte einem jungen Mann auf Reisen in Indien. Er bekam plötzlich einen schrecklichen Ausschlag an beiden Füßen, weit die Unterschenkel hinauf. Nachdem er vergeblich vier Kliniken aufgesucht hatte und viele weitere Ärzte befragt hatte, kam man dahinter, daß er allergisch geworden war auf seine chromgegerbten Sandalen. Heute muß er alles »Einschlägige« meiden, nicht mal ein Uhrenarmband aus Leder darf er tragen – und er ist symptomfrei.

Es gibt Experten, die glauben, daß 30 Prozent aller Ekzeme Chromat-Ekzeme sind …

Kontakt-Allergien sind für die Betroffenen meist besonders unangenehm, weil sie sich fast immer in offen sichtbaren Hautausschlägen äußern, die oft ausgesprochen »ungepflegt« und abstoßend auf die Umwelt wirken. Die Allergene, von denen sie ausgelöst werden, sind heute erst höchstens in sechs bis acht Prozent nachweisbar.

Und immer müssen Patient und Arzt – wie im Fall der Chromat-Allergie von Sophie G. – Sherlock-Holmes-Arbeit leisten. Nur durch ständiges Fragen, Fragen, welche Kontakte stattgefunden haben, welche Kleider getragen wurden, welcher Schmuck, welche Wäsche, mit welchen chemischen Substanzen der Betroffene umgegangen ist, mit welchen Blumen, Nahrungsmitteln, Putzmitteln, Modeartikeln er, sie, es in Berührung gekommen ist, kommt man manchmal den Böslingen auf die Spur.

Dermatologen teilen diese allergischen Hautkrankheiten wie folgt ein:

- *Urticaria = Nesselsucht:* Nur in fünf bis zehn Prozent allergisch verursacht. Auslöser sind öfter Medikamente, z. B. Antibiotika, auch in Tierfutter. Aber auch so alltägliche Dinge wie ein zu enger BH oder ein Hosengummi, die scheuern, können hier mal das Übel hervorrufen. Auslösende Nahrungsmittel sind am ehesten Fisch, Nüsse, aber auch »Exoten«, bestimmte Früchte, Sojaprodukte etc. Ziemlich oft wird Urticaria »im Sinne einer Pseudo-Allergie« ausgelöst (Histamin wird freigesetzt) durch erlaubte Lebensmittelfarben und -konservierungsstoffe. In etwa 60 Prozent der Fälle gelingt keine Klärung der Ursache.

- *Vasculitis allergica* (allergische Gefäßentzündung): Wird extrem selten durch Nahrungsmittel verursacht – manchmal durch Chinin in Limonade.
- *Hämatogene Kontaktekzeme:* Sie können vor allem durch Nickel ausgelöst werden – der sich reichlich in Modeschmuck findet –, aber auch z. B. durch Spuren von Nickel in Konservenkost oder Kochtöpfen. Es gibt Bläschen an den Händen, kann auch zu Hautblutungen kommen.
- *Lichtinduzierte hämatogene Kontaktekzeme:* Sie werden durch Substanzen ausgelöst, die bei Sensibilisierung durch die Lymphozyten unter Licht- und Sonneneinwirkung Ekzeme provozieren können. Dazu gehören auch *Süßstoffe,* Saccharin und Cyclamat, aber genauso Nahrungs- und Genußmittel, die viel Süßstoff enthalten, wie etwa »Diät-Limos« und »Diät-Joghurt«. Solche Kontaktekzeme können auch Asthma-Anfälle verursachen.
- Übrigens werden *Photo-Allergien,* die durch Sonnenlicht entstehen, recht häufig auch durch *Medikamente* wie Sulfonamide, bestimmte Harnstoff-Präparate und Tranquilizer hervorgerufen. Wenn sensibilisierte Menschen sich dann der Sonne aussetzen, bekommen sie schwere Reaktionen. Auf keinen Fall sollten sie Kölnisch Wasser oder bergamottehaltige Sonnenöle verwenden. Wenn Verdacht auf Photo-Allergie besteht, machen die Dermatologen heute bei den Betroffenen eine entsprechende *Licht-Testung.*
- *Allergische Kontaktekzeme:* Sie sind meist auf die Kontaktstellen der Hände beschränkt und suchen vor allem Berufstätige und Menschen heim, die viel mit bestimmten Stoffen zu tun haben.
- *Atopisches Ekzem* (auch endogenes Ekzem oder Neurodermitis): Bei Kindern meist in den Arm- und Kniebeugen, bei Erwachsenen ist das oft ein mehr generell stark juckender Ausschlag. Alles mögliche – Umwelt, Luftfeuchtigkeit, aber auch psychische Momente – werden damit in

Zusammenhang gebracht. Die Neigung dazu wird vielfach geerbt. Das fängt dann oft beim Baby im dritten Lebensmonat schon mit dem sogenannten Milchschorf an, kann wieder abklingen, dann später immer wieder mal auftauchen.

Berufsallergien – eine wahre Katastrophe!

Kontaktekzeme durch berufsbedingte Allergene haben sich ganz offensichtlich vermehrt – wahrscheinlich auch, weil die Stoffe, mit denen Menschen im Beruf umgehen müssen, immer mehr werden und weil diese Stoffe sehr oft »versteckt« vorkommen.

Diese Allergien brechen meist als wahre Katastrophe über die Erkrankten herein: Der Bäcker, der 20 Jahre lang in der Backstube stand, bekommt von einer Minute auf die andere eine Mehlallergie, die Friseuse reagiert nach vielen Berufsjahren plötzlich allergisch auf Dauerwellen und Haarfärbemittel, der Gärtner auf eine seiner Pflanzen, der Metzger auf Fleisch (Innereien sind besonders aggressiv!), der Inhaber einer Würstelbude auf Senf oder Curry, der Koch auf Auberginen oder Paprika.

Allergien am Arbeitsplatz bereiten den Allergologen und Arbeitsmedizinern oft großes Kopfzerbrechen. Im Vordergrund stehen neben den Kontaktekzemen auch Atemwegserkrankungen, sehr oft treten beide allergische Reaktionen zusammen auf.

Übrigens macht bei den Atemwegserkrankungen das »Bäcker-Asthma« die Allergie gegen Mehlstaub, mit 82 Prozent den Löwenanteil aus.

Bauarbeiter – am bedauernswertesten

Über die Chrom-Allergien habe ich schon berichtet, ihnen folgen in der Häufigkeit Haarfärbe- und Dauerwellenmittel, dann Nickel mit seinen Verbindungen und Desinfektionsmittel.

- Immerhin gibt es auch noch eine Menge Allergien gegen Produkte bei der Kunststoffverarbeitung, aromatische Stickstoffverbindungen, Reinigungsmittel und Waschmittel, Löse- und Verdünnungsmittel.

Wie die Kontakt-Allergien entstehen?

Nun, die Haut ist jahrelangen Reizen, z. B. durch Chromate, ausgesetzt. Und eines Tages hat der Maurer oder Bauarbeiter oder Häuslebauer seine handfeste Allergie – gegen das im Zement enthaltene *Dichromat.* Das Immunsystem ist der Ansicht, daß »das Faß voll ist«. Die im Baugewerbe Beschäftigten sind übrigens am bedauernswertesten – absolut am häufigsten sind diese Ärmsten betroffen von Kontakt-Allergien.

Auch Friseure leben riskant

Ein besonders hohes Risiko tragen auch die Angestellten des Friseurgewerbes. Sie müssen oft genug umgeschult werden, weil sie mit den Dauerwellen- und Färbemitteln plötzlich nicht mehr ungestraft umgehen können.

- *Fast alle Kontakt-Allergien sind »immunologischer Natur«,* sie wirken über die Antikörper, das IgE, oder sie gelangen, wie schon erwähnt, durch sensibilisierte Lymphozyten von der Hautoberfläche in das Körperinnere und richten da Aufruhr an.

Für Heimwerker und Häuslebauer ist in allen vier Jahreszeiten »Allergien-Saison«. Wenn man sich vorstellt, daß in der Bundesrepublik allein 500 000 Tonnen Lacke, 600 000 Tonnen Farbe und 100 000 Tonnen Lackverdünner pro Jahr verbraucht werden, und weiter weiß, daß etwa ein Drittel davon verdunstet und in die Atemluft gelangt, dann kann man sich auch gut vorstellen, daß nicht nur *Maler und Lackierer* berufsbedingt häufig mit Hautausschlägen und Asthma allergisch reagieren, sondern auch viele *Hobby-Bastler,* die ja meistens in schlechtgelüfteten Kellern ihrem – bestimmt nicht immer sehr gesunden – Vergnügen nachgehen.

Kopfschmerzen über lange Zeit werden aber oft der beruflichen Beanspruchung zugeschrieben, Schwindelgefühle einer Überanstrengung oder dem Wetter und Übelkeit einem zu üppigen Essen.

An eine Allergie denkt man erst, wenn sie »sichtbar«, beispielsweise als Ekzem, zu erkennen ist. Ein bißchen *Umsicht und Vorsicht* beim »Werkeln« könnte da gewiß manche lästige und auch gefährliche allergische Reaktion vermeiden helfen.

Die Hausfrauen und ihre »Chemie-Bomben«

Zu den »Berufsallergien« gehören letztlich auch die wachsenden Gefahren, denen *Frauen im Haushalt* ausgesetzt sind. Wahrlich nicht immer unschuldig – denn sie verwenden, wie schon mehrfach bemerkt, viel zu viele *Chemie-Bomben* zum Putzen und Waschen!

- Dabei riskieren sie nicht nur eine Allergie – evtl. sogar Asthma, das sie meist nicht mehr losbringen –, sondern belasten auf üble Weise auch noch *die Natur* (Gewässer etc.) mit schädlichen Rückständen. Darum: Mehr Verantwortung im Umgang mit Chemie!

Scharfe, ätzende Säuren zum Reinigen des Klos können durch Essigwasser ersetzt werden, Weichspüler für die Wäsche sind meist unnötig wie ein Kropf, jedes lauwarme Bügeleisen macht die Frotteetücher genauso weich. Statt mit giftigen Spezialmitteln können Kalk- und Eisenablagerungen (in Kaffeemaschinen, Badewanne etc.) mit Zitronen- oder anderen Fruchtsäuren viel schonender entfernt werden.

Es gibt ganz dicke Bücher, die unter dem Titel »Tu was« oder ähnlich dazu wertvolle Tips verraten.

Die Stoffe, aus denen die Allergien sind

Besonders viele Menschen reagieren heute auch auf *Textilien* überempfindlich, und zwar keineswegs nur auf synthetische, wie mancher meint, sondern beispielsweise auch auf *reine Wolle* Sie sind allergisch auf das *Lanolin-Wollfett* (das übrigens als Basis für viele Kosmetika, ganz besonders für sogenannte *Naturkosmetika* verwendet wird), aber auch auf Desinfektionsmittel, mit denen die Tiere behandelt wurden.

Auch *Baumwolle* und andere Naturfasern sind oft belastet mit Pflanzenschutzmitteln. Dazu kommen alle möglichen *Ausrüstungen,* mit denen die Stoffe »aufgepeppt« werden – knitterfrei gemacht, vor Mottenfraß geschützt, »veredelt« werden.

Rund 3000 Hilfsstoffe werden hierzulande den Textilien beigefügt. Da sind auch immer wieder mal Menschen auf diesen oder jenen chemischen Stoff allergisch.

Vor einiger Zeit wurde von einem schicken Baumwollpulli »made in Hongkong« im Fernsehen berichtet, der extrem viel Formaldehyd enthielt – Formaldehyd ist sogar krebsfördernd.

Textil-Farbstoffe sind, zumal bei Strümpfen in dunklen Farben, auch nicht immer »ohne«. Und dann gibt es diese flotten modischen Pullis, Stirnbänder, Kleider, Blusen, in die so schön glitzernde *Metallfäden* eingewoben oder eingestrickt sind – die vor allem sind *nickelhaltig* und können zu bösen Überraschungen führen!

Die Ärzte empfehlen, neue Textilien, zumal wenn sie sichtlich »ausgerüstet« sind, unbedingt *vor dem Tragen zu waschen.* Ganz besonders gilt dies für *Kinderkleidung!*

Wer aber schon unter Kontaktekzemen an den Händen leidet, der oder die sollte bei der Arbeit (ob Berufs- oder Haus- oder Hobbyarbeit) *Gummihandschuhe tragen* und öfter am Tag, nicht nur morgens und abends, sorgfältig *die gewaschenen Hände eincremen!*

Unter dem Titel *Sicher arbeiten* hat übrigens die Dermatologische Universitätsklinik Erlangen ein paar ausgezeichnete kleine Ratgeber für Angehörige bestimmter, häufig von Allergien bedrohter Berufe herausgegeben, z. B. für medizinisches Personal und für Friseure.

Nahrungsmittel-Allergien – oft nur mühsam aufzuspüren!

Nach der Kiwi kam der Schock

Nahrungsmittel-Allergien sind auch keine vergnügliche Sache. Weil eigentlich *alles, was wir essen,* ganz gleich, wie »natürlich« die Nahrung ist, primär *ein Fremdstoff ist,* ist jede allergische Reaktion darauf – vom Standpunkt des Immunsystems aus betrachtet – eine verständliche Abwehrreaktion.

- Dennoch: Den Nahrungsmitteln werden heute weit mehr Allergien »in die Schuhe geschoben«, als sie wirklich verschulden. Die Nahrungsmittel-Allergien haben ganz sicher macht in dem Umfang zugenommen, wie das vermutet und auch oft behauptet wird, das haben mir Experten immer wieder versichert.
- Allerdings: Weil wir heute eine sehr viel *größere Auswahl* an raffinierten und auch exotischen Nahrungsmitteln haben, ist das *Risiko* auch manchmal größer.

Und oft ist eine sehr *einseitige* Ernährung – »Körndl-Kost«, Eiweiß-Diät für Schlankheitsfanatiker etc. – schuld daran, daß plötzlich Allergien ausbrechen.

Tatsächlich mehren sich heutzutage in den Praxen der Allergologen Patienten, die schrecklich *gesund und alternativ* leben!
Sie haben vor lauter Einseitigkeit Getreide- und Soja-Allergien bekommen!

Die Allergologen trennen die ausgesprochenen Nahrungsmittel-Allergien (als Antigen-Antikörper-Reaktion) auch ab von sogenannten pseudo-allergischen Reaktionen, für die sie »Hilfsstoffe« der Lebensmittelindustrie wie Konservierungsmittel, Farbstoffe und ähnliches verantwortlich machen.

- Nahrungsmittel-Allergien spielen sich zum größten Teil an den sogenannten »Grenzflächen-Systemen« unseres Körpers ab, also an der Haut, an Schleimhäuten, der Bindehaut, dem ganzen Magen-Darm-Trakt und auch an den Anschlußdrüsen, von den Speicheldrüsen bis zur Bauchspeicheldrüse.

Hier einige typische Beispiele:

- Eine Hausfrau schält Kartoffeln oder Spargel, wie sie das schon viele hundert Mal gemacht hat – und plötzlich hat sie knallrote Hände, die anschwellen und jucken. Ein Ekzem!
- Ein Metzger steckt Nierenstückchen auf Grillspieße – auf einmal hat es auch ihn erwischt.
- Ein Kochlehrling schneidet Obstsalat – auch er bekommt eine Allergie.

Alle drei haben nicht mal das Lebensmittel gegessen, sie haben eine Kontakt-Allergie. Diese kommt relativ oft vor bei Berührung mit *Zwiebeln, Knoblauch, Zitrusfrüchten, Zimt, Vanille und Küchenkräutern.*

Schon das Nuckelkind …

- Dann aber gibt es das süße Baby, das abgestillt wird und, noch keine drei Monate alt, mit dem ersten Fläschchen Kuhmilch eine Nahrungsmittel-Allergie entwickelt.

Kuhmilchallergische Kinder zeigen – meßbar – schon eine *IgE-Antwort,* eine »Allergie auf einen Cocktail von Proteinen«. Bei diesen armen Kleinen ist Sojamilch die therapeutische Alternative. Viele Kinder sind aber heute, wie Professor Dr. Ulrich Wahn, Berlin, bei einem Seminar der Deutschen Gesellschaft für Ernährung berichtete, auch schon oft gegen *Erdnüsse* allergisch. Und dann kann es bereits schwierig werden: Denn Erdnüsse finden sich heute in schier unzähligen Fertiggerichten und -zubereitungen, vom Nußaufstrich über Kekse bis zu Schokolade.

Allergene sind bei Kindern, so Professor Wahn, in der Regel Proteine (Eiweißstoffe) und nicht, wie manchmal fälschlich behauptet wird, Zucker. Zucker macht schlechte Zähne, das ist ganz etwas anderes.

Große Forschungsarbeiten mit *Ekzem-Kindern* ergaben: Ganz vorn bei den Allergien kommen bei ihnen

- Eier und Milch,
- dann Erdnüsse,
- dann Soja,
- dann Fisch und Geflügel.

Die Gummibärchen waren schuld!

Es gab aber auch schon manches Kind, das urplötzlich einen Ausschlag, Bindehautentzündung der Augen und ein geschwollenes Gesichtchen bekam – und die Gummibärchen waren schuld! Und wieder eigentlich nicht diese, sondern vielmehr der rote Farbstoff; und wenn die lieben Kleinen erst mal solch eine allergische Reaktion gezeigt haben, dann reagieren sie künftig auch oft allergisch auf rote (gefärbte) Säfte, Marmeladen, Puddings, Joghurts und so weiter ...

Jahrelange Suchaktionen

Bei Nahrungsmittel-Allergien wird der Übeltäter leider oft jahrelang nicht entlarvt – weil wir ja so vieles essen und trinken, was »aus *der Fabrik*« stammt und die Zusätze keineswegs immer klar offenliegen. Bei jenen Beigaben, die viele ahnungslose Menschen krank machen, spielt der *Schwefel* eine nicht unerhebliche Rolle.

Schwefelzusätze im Wein sind häufig, aber auch in Kosmetika (überhaupt keine Deklarationspflicht!), in Arzneimitteln, in Trockenfrüchten, Nüssen, Meerrettich-Soßen, Kartoffelbreipulver etc. ist die Verwendung von Schwefel (als Haltbarmacher) üblich.

Dazu schrieb einmal die Ärztezeitschrift »Selecta«: »Schon ein Imbiß in einem Fast-Food-Restaurant, das überwiegend vorfabrizierte und konservierte Lebensmittel verarbeitet, kann 100 mg Schwefel enthalten. Ein Liter Wein darf in der Bundesrepublik bis zu 400 mg enthalten. Demgegenüber steht die WHO-Empfehlung für unbedenkliche tägliche Schwefel-Höchstwerte in Höhe von nur etwa 50 mg für einen Erwachsenen.«

Wo irgend möglich – Chemie vermeiden!

Zugegeben, in einer Zeit, wo Millionen Menschen in den Städten weit weg von den Erzeugern »frische« Nahrungsmittel beanspruchen, geht es ohne bestimmte »präparierte« Produkte nicht mehr. Aber es muß hier doch festgestellt werden:

Oft ist es *völlig überflüssig* und nur eine Frage der Bequemlichkeit, wenn »chemisch Zubereitetes« für den Kochtopf und den Eßtisch gekauft wird.

- Der Instant-Joghurt und die Quarkspeise mit *Stabilisator,* die sich viele Wochen lang halten, müssen ja nicht sein. Auch Brot kann man immer *ohne Konservierungsmittel* kaufen. *Farbstoffe,* die alles so schön bunt leuchten lassen – vom Bonbon bis zum Wackelpeter, vom Ketchup bis zur Fertigsuppe, dem Speiseeis und der Limonade –, wozu eigentlich?

Grenzwerte – für Gesunde gedacht!

Auch darüber sollte man mal nachdenken: Bei *Konservierungsstoffen z.* B., die vom Gesundheitsamt freigegeben wurden, sind die Grenzwerte für *Gesunde* gedacht und nicht für Allergiker. Und viele Zusatzstoffe kumulieren. Wer immer mehr davon ißt, bei dem addiert sich die Wirkung und erhöht sich das Allergierisiko.

Achten Sie also immer auf das Etikett, auf dem die Zusatzstoffe nach unseren Lebensmittelvorschriften aufgeführt sein sollen.
Und besorgen Sie sich bei Ihrer örtlichen *Verbraucher-Zentrale* eine *Lebensmittel-Zutatenliste* – ein wahres Enthüllungspapier in Sachen »Chemie im Essen«!

Zugegeben, die Kennzeichnungspflicht auf den Verpackungen ist ein Fortschritt. Viel besser aber wäre es natürlich, den Lebensmitteln nicht mehr so viele – entbehrliche – Zusatzstoffe beizugeben.

Valium in der Truthahnleber

Wie verzwickt es aber auch sein kann mit der Suche nach »Chemie«, berichteten Experten bei einem Seminar der Deutschen Gesellschaft für Ernährung: Eine Patientin bekam nach einem Gericht aus Truthahnleber, das sie mit Genuß gegessen hatte, einen allergischen Schock. Man fand heraus, daß Valium, ein starkes Beruhigungsmittel, daran schuld war. Mit *Valium* werden gern die Truthähne gefüttert – weil sie sonst, sobald sie Blut riechen, einen Vernichtungsdrang kriegen und wie verrückt aufeinander losgehen.

Ein anderer Mann aß ein großes saftiges »Porterhouse-Steak« aus bestem argentinischem Rindfleisch; auch er reagierte hoch-allergisch: auf das Konservierungsmittel *Benzoesäure,* mit dem die Rinder vor dem Schlachten oft in riesigen Mengen behandelt werden, um den Fleischtransport zu erleichtern. Nur unserer so verfeinerten *Laborana-*

lytik sind diese Entdeckungen unerwarteter Allergene zu verdanken.

Auch die »Natur« kann krank machen!

Die Dame, die ihre »Hollywood-Kur« macht und eine halbe Ananas oder drei Kiwis ißt, der Bio-Freak, der einen Riesentopf voll Frischkornbrei löffelt, der Feinschmecker, der den sechsten Tiefseescampi gabelt, der Hobbykoch, der sich und seinen Freunden gerade ein herzhaftes Currygericht zubereitet hat – sie alle können sie erleben: die blitzartige allergische Reaktion.

Unser Markt bietet heute eine unendliche Vielfalt von Köstlichkeiten aus fremden Ländern. Allein der Gewürzverbrauch ist seit 1971 siebenmal so hoch geworden!

Nahrungsmittel-Allergien werden – traurig, aber wahr – weit mehr durch »*natürliche*« Speisen hervorgerufen als durch »*künstliche*« Zusätze!

»Gefährliches« Gewürzregal

Das Repertoire hat sich durch die internationale Küche enorm vergrößert. Wo früher fast nur Salz und Pfeffer (und eventuell noch Kräuter) zum Würzen verwendet wurden, gibt es heute im Gewürzregal jedes Supermarktes Hunderte von Spezialitäten. Und viele Würz-Zutaten sind ja nicht »rein«, sondern *Gemische.* Um nur zwei Beispiele zu nennen, die von Dr. Martin Schata, Mönchengladbach, stammen:

Allein der *Senf* wird aus *bis zu 25 Einzelbestandteilen* hergestellt und *Curry aus 20 und mehr!* Es gibt in der Regel keine »Senf«-Allergie, aber oft eine allergische Reaktion auf irgendeinen der 25 Inhaltsstoffe, die heute in den raffinierten modischen Senfmischungen stecken. Und den dann – beim allergischen Patienten – herauszufinden, das ist für den Arzt wirklich verteufelt schwer!

Ähnlich kann es dem lieben Doktor ergehen, wenn er z. B. einem Kind – das offenbar auf Schokolade und Plätzchen (milchhaltig) allergisch reagiert – *Fruchtbonbons* erlaubt, quasi zum Trost.

Er kann sich dann sehr wundern, daß die Allergie nicht besser wird. Und stellt eines Tages staunend fest: Fruchtbonbons können u. a. *Sojamehl* und kondensierte *Magermilchmolke* enthalten. Das muß nicht deklariert werden – Bonbons kauft man ja meistens offen!

Ein Kreuz mit den Kreuzreaktionen

Ein Kreuz ist es auch mit den sogenannten *Kreuzreaktionen,* von denen oft weder die Patienten noch die Ärzte (ausgenommen Experten) eine Ahnung haben.

So hat es sich gezeigt, daß jeder vierte, der gegen *Birkenpollen* allergisch ist, auch auf Äpfel, Kartoffeln, Karotten und Sellerie überempfindlich reagiert. Aber nicht genug damit: Sogar gegen Paprika, Fenchel, Kümmel und Koriander kann er überempfindlich reagieren.

Kreuzreaktionen gibt es auch bei *Nuß-Allergie zu* Äpfeln und Oliven, bei denen, die gegen *Getreide-Pollen* allergisch sind, zu rohen Körnern – Vollkornbrot, Haferflocken, Müsli etc. Auch *Honig* bekommt den meisten Heuschnupflern schlecht. Fast 90 Prozent der Pollen-Allergiker sind auch gegen irgendwelche Gewürze (meist aus Samen), Kräuter oder Gemüse allergisch.

»Nahrungsmittel-Allergien«, so sagt Frau Dr. med. Claudia Thiel, Allergologin in der Deutschen Klinik für Diagnostik in

Wiesbaden, »sind keine Zeichen der modernen Konsumgesellschaft. Schon Hippokrates hat sie beschrieben.«

Wenn es aber erst z. B. seit etwa 15 Jahren bei uns Kiwis gibt, kann man halt früher von einer *Kiwi-Allergie* nichts gehört haben. Und seit praktisch kaum mehr Süßigkeiten auf dem Markt angeboten werden, in denen nicht Erdnüsse oder Haselnüsse stecken, kommen auch mehr »einschlägige« Allergien auf die Ärzte zu.

Ganz sicher gilt dies: *Einseitige Ernährung* – und die in großen Mengen – *erhöht das Allergierisiko!*

Allergiker werden hierzulande nicht im Stich gelassen

Von der Karenz bis zur »Desensibilisierung«

Es gibt heute, zum Trost für alle Betroffenen, doch eine ganze Reihe von Möglichkeiten, gegen Allergien anzugehen:

- Die einfachste ist natürlich die *»Karenz«*, die »Blockierung der Allergen-Zufuhr«, auf deutsch das *Weglassen* des bekannten Allergens. Aber davor haben die Götter oft »detektivischen Schweiß« gesetzt. Denn leider ist die Entlarvung des Übeltäters nur selten möglich, weil es oft einfach nicht gelingt, ihn zu identifizieren. Das gilt besonders bei den erwähnten Zusatzstoffen in Nahrungsmitteln oder bei Substanzen, mit denen wir beruflich, beim Hobby oder im Haushalt umgehen.
- Beim Verdacht auf Allergien gegen Pollen, Hausstaub oder bestimmte Keime kann der Experte Pflaster auf die Haut kleben, die Spuren der Allergene enthalten. Oder beim »Prick-Test« die Substanzen in die Haut einritzen.

Ich kann Ihnen aus eigener Erfahrung versichern, liebe Leser, daß all diese Tests überhaupt nicht schlimm sind. Wenn sich dann an bestimmten Stellen rote Quaddeln bilden, dann sind die Bösewichter gefunden. Und daraufhin kann etwas unternommen werden.

- Bei Nahrungsmitteln versucht man, einzugrenzen, wogegen der Patient allergisch ist – mit sogenannter »Eliminations« – sprich *Ausschluß-Diät.* Man fängt z. B. nach einer mehrtägigen Tee-Pause mit einfachem gekochtem Reis an und fügt immer mehr Nahrungsmittel dazu, vor allem nach und nach jene, die in Verdacht stehen, die Allergie ausgelöst zu haben. Damit kann man manchmal das Allergen sehr gut »entlarven«. Da aber immer die Gefahr eines allergischen Schocks bei diesen Tests besteht, sollten sie am besten in einer Spezialklinik gemacht werden.

Mit der dann verordneten »*Karenz*«, das heißt dem völligen Meiden des als gefährlich erkannten Allergens, wird sozusagen die »Kontaktsperre« aufgebaut.

- Zur Kontaktsperre gehört auch bei schweren Allergikern ein sechs- bis achtwöchiger Aufenthalt in den Bergen, hoch oben, wo keine Pollen fliegen, die Luft noch nicht verschmutzt ist und die Sonne stärkende Kraft hat. *Davos* ist solch ein klassischer Ort.

  Und Davos ist durchaus nicht nur den »Reichen und Schönen« vorbehalten: Für chronisch Hautkranke und Allergiker gibt es dort sogar ein Spezialhaus in herrlicher Lage, das zur Dermatologischen Klinik und Poliklinik der Technischen Universität München gehört (Direktor Professor Dr. Dr. Siegfried Borelli). Dort finden im Lauf eines Jahres viele Hunderte von Patienten Besserung und oft Heilung ihres chronischen Leidens, und sehr oft gewinnen sie ihre Arbeitsfähigkeit zurück, auf jeden Fall aber neuen Lebensmut.

Zur »*Alexanderhaus-Klinik* für Dermatologie und Allergie« in Davos (1600 m) sind nicht nur Kassenpatienten zugelassen – die vielfach hier zu einem »neuen Anfang« finden –, sondern es pilgern alljährlich hierher auch viele Ärzte aus dem deutschsprachigen Raum, um Erfahrungen auszutauschen und »Nachhilfestunden« in Allergologie und Dermatologie zu nehmen.

Heilfasten und auch Homöopathie

Da die Ärzte Allergien oft auch mit einer kranken, schlechtfunktionierenden *Darmflora* in Verbindung bringen, raten sie, wenn sie naturheilkundlich ausgerichtet sind, Allergikern gern zu *Heilfastenkuren* unter sachkundiger ärztlicher Betreuung.

Durch die völlige Entleerung und Entgiftung des Darmes (unterstützt durch Einläufe und Darmspülungen) und eine anschließende sorgfältige Aufbau-Diät können schädliche Darmbesiedler verjagt werden, und damit kann der Nährboden geschaffen werden für eine hilfreiche Darmflora und nützliche Enzyme.

- Ernährungsumstellung – mehr *vom »Sauren« zum »Basischen«* hin – empfehlen nicht nur ausgesprochene »Kohlrabi-Apostel«, sondern auch Koryphäen wie Professor Dr. Ernst August Stemmann, Gelsenkirchen. Das bedeutet, kurz gesagt: Eine Zeitlang sollte der Allergiker ganz wenig oder gar kein Fleisch essen und dafür sehr viel mehr »komplexe« Kohlenhydrate, das heißt Gemüse, Salate, Obst – vorausgesetzt natürlich, daß der Betroffene nicht eine »einschlägige« Nahrungsmittel-Allergie hat.
- *Homöopathen* versuchen es gern – und oft recht erfolgreich – mit *Akupunktur* in Kombination mit *homöopathischen Mitteln, z.* B. Nux vomica in der D4, Apis in D4 und

vor allem ein »Geheimtip« des Chefarztes im Krankenhaus für Naturheilweisen in München – Medusa in der D4.

- Recht gut bewähren sich manchmal *»Kneippsche Methoden«:* Es gibt Heuschnupfler, die schwören darauf, jeden Morgen *eiskalt zu duschen.* Die Erklärung: Unser menschlicher Körper bildet ein Hormon, das gegen den Heuschnupfen auch wirksam ist, das körpereigene Cortison – das übrigens morgens in größeren Mengen ausgeschüttet wird. Wenn der Allergiker nun morgens eiskalt duscht, sich sozusagen »abschreckt«, kann es, laut Professor Stickl, München, zu einer spontanen Ausschüttung dieses Cortisons aus unseren Nebennieren kommen – und damit kann schon die Allergie etwas unterdrückt werden.

Das gleiche geschieht übrigens auch bei der Konzentration auf (komplexe) kohlenhydratreiche Nahrung – und bei (gemäßigtem) *Bewegungstraining* ohne Überanstrengung. In all diesen Fällen wird die Cortison-Ausschüttung auf indirektem Wege gefördert.

Sportliche Überanstrengung allerdings sollen Allergiker grundsätzlich meiden – sie kann sogar unter Umständen einen Asthma-Anfall auslösen!

Medikamente, die nicht müde machen

- *Die Schulmedizin* hält sich im akuten allergischen Geschehen an die Cortison-Spritze (die gewiß bei Schockzuständen immer noch unentbehrlich ist). Außerdem gibt es heute eine Reihe von Medikamenten gegen Allergien, die sogenannten *Antihistaminika.* Sie bewirken eine *»Mastzellen-Blockade«,* dergestalt, daß die Mastzellen ihre histaminhaltigen Körnchen nicht mehr ausschütten können. Dadurch sind also die Stoffe, die zu den allergischen

Erscheinungen, wie Hautreaktionen, Asthma und Schocks führen können, in den Zellen *blockiert.* Der »allergische Anfall« wird verhindert.

Früher hatten diese Antihistaminika fast alle den Nachteil, daß sie sehr müde machten. Leute, die sie nehmen mußten, hingen am Arbeitsplatz herum, waren lustlos und ohne Schwung, und eigentlich war es immer unverantwortlich, sich unter Einfluß solcher Arzneimittel ans Steuer eines Autos zu setzen. Heute gibt es nun eine neue Wirksubstanz (die jeder Arzt kennt), die nicht mehr müde macht. Man nimmt eine Tablette *vor* dem Frühstück und ist – bei leichteren Allergien, Heuschnupfen etc. – eigentlich den ganzen Tag geschützt.

- Der Münchner Immunologe Professor Dr. Helmut Stickl (TU) hat an vielen Patienten die *vorbeugende Behandlung* mit einem Blütenpollen-Gemisch in Kapseln (als *»Schluckimpfung«)* erprobt und verbindet damit fünf bis sechs Injektionen von *Gammaglobulinen,* auf wenige Tage verteilt. Sie sollen vor allem die neuerliche Ausschüttung von Histamin verhindern und dadurch die allergischen Erscheinungen erheblich abschwächen.
- Dann gibt es noch die sogenannte *Hyposensibilisierung:* Dabei spritzt der Arzt das (erkannte) Allergen in Verdünnung als Reizstoff, um die Abwehr des Kranken daran zu gewöhnen, und erhöht die Dosis nach und nach. Aber erstens kann es bis zu drei Jahre dauern, bis die Methode »greift«, zweitens sind ja viele Menschen gegen mehrere Substanzen allergisch, und drittens hilft die Hyposensibilisierung (die eine ganz schöne Quälerei ist) bei etwa jedem dritten Patienten überhaupt nicht.

Haben Allergiker weniger Krebs?

Zum Schluß noch zwei tröstliche Anmerkungen für Betroffene:

- Manchmal gibt es »spontane Rückbildungen« von Allergien! Besonders oft in der Pubertät zwischen zwölf und 16 Jahren, aber mitunter sogar beim Erwachsenen, zumindest in der Form, daß die Allergie schwächer wird. Das kann dann mit einem Abfall des IgE-Spiegels zusammenhängen oder mit elnem Anstieg der IgG-Antikörper, die ja einen Schutzeffekt haben.
- Und schließlich gibt es die These, daß Allergiker *weniger Krebskrankheiten* haben. Das ist zwar wissenschaftlich nicht »hart« bewiesen, aber immerhin wissen wir ja, daß die Lymphozyten, wenn sie sich heftig gegen Fremdstoffe wehren, auch imstande sind, sich gegen Dinge zu wehren, die ihnen ähnlich sind.

  Man hat z. B. schon die Vernichtung von Melanom-Metastasen (beim Schwarzen Krebs) erreicht, indem man bei Patienten *künstliche Allergien* provozierte. Also ein ungewöhnlicher *»Versuch einer Immunstimulation«* ...

Mindestens 25000 schwere innere Pilzinfektionen pro Jahr – jedes vierte Opfer muß sterben

Paradebeispiel für geschwächte Abwehr!

- Der kleine Franzl, das erste Kind des Ehepaares M., war wirklich ein Prachtjunge! Rund und vergnügt und offenbar kerngesund kam er zur Welt. Nach sieben Tagen wurde er seiner Mutter im Windelpaket im Krankenhaus in die Arme gedrückt. Als sie ihn daheim genau anschaute, wieder anschaute, weil er nach dem Trinken so jammerte, sah sie mit Entsetzen, daß seine ganze Zunge bis weit in den Rachen weiß belegt war. Und das kam nicht von der Milch! Franzl hatte, so winzig er war, schon eine Pilzinfektion – »Soor«!
- Franziska G. hatte sich mit ihrer Reise einen ganz großen Traum erfüllt: Vier Wochen quer durch Mexiko, auf den Spuren der Azteken und der Majas, durch Ruinenstädte und Kultstätten. Sie war einfach selig, genoß diese Expedition in die Vergangenheit voll guter Laune. Und obendrein gab es Luxushotels, köstliches Essen und jede freie Minute Spaß am Swimming-Pool. Hübsche Mädchen warfen Körbe voller Hibiscusblüten ins Wasser, die Kellner servierten sogar die Drinks auf Brettern in die Schwimmbassins. – Wahrlich, ein Paradies!

  Das »dicke Ende«, die Ernüchterung, kam später, zu Hause: Ein abscheulicher, juckender, schmieriger Ausschlag an »einer unaussprechlichen Stelle«! Entsetzt eilte Franziska G. zum Gynäkologen. Der kannte das schon in- und auswendig: Der Hefepilz Candida albicans (von candidus = glänzend und albicans = weißmachend) hatte sich in Franziskas unterer Etage eingenistet.

Zum Glück stehen den Medizinern heute ausgezeichnete Mittel zur Bekämpfung dieser ebenso penetranten wie peinlichen Pilze zur Verfügung. Aber, so warnte der Frauenarzt eindringlich: Künftig in kein Schwimmbad mehr – »für Frauen sind das Kloaken« –, weil sie gegenüber solchen lästigen Eindringlingen viel ungeschützter sind als Männer.

Die *»gynäkologischen Mykosen«,* also Pilzerkrankungen an den weiblichen Geschlechtsorganen, haben sich in den letzten zwei Jahrzehnten um das 20fache vermehrt! Das war so alarmierend für die Zuständigen, daß man seit dem Frühjahr 1986 die »Pilz-Prophylaxe« sogar in den Mutterschaftsrichtlinien verankerte. Aber auch dies änderte nichts an der Tatsache, daß immer wieder Babys sich auf dem Weg durch den Geburtskanal mit Pilzen infizieren, die Forderung nach »pilzfreier Geburt« immer noch nicht erfüllt ist.

»Ein echter Kunstfehler«

Einer der führenden deutschen Experten, Professor Dr. Dr. Hans Rieth, Universitäts-Hautklinik Hamburg-Eppendorf, meint dazu: »Wer beim Baby erst mal abwartet, ob Soorpilz auftritt, der begeht einen echten Kunstfehler.« Wenn der Pilz nämlich erst in die Lymph- und Blutbahn geraten sei, dann könnten schnell Lunge, Hirn und/oder Nieren befallen werden. Auch heute noch kommen tödliche Verlaufsformen von Soor bei Säuglingen immer wieder vor!

Lautlos und unbemerkt dringen sie ein

Mindestens 25 000 schwere *innere Pilzinfektionen* dürfte es jährlich im Bundesgebiet geben. Meistens werden sie viel zu spät erkannt – weil die Pilze lautlos und unbemerkt in den Körper eindringen, den Organismus mit ihrer Brut unterminieren und besetzen. In den meisten Fällen sind diese Infektionen höchstens von Fieber begleitet, sonst von keinen Beschwerden.

- Aber: Jedes vierte Opfer stirbt schließlich – und hatte doch »nur« Pilze gehabt. Die Fachleute schätzen, daß in Wirklichkeit die Zahl der unerkannt bleibenden schweren Pilzerkrankungen mit Todesfolge noch zwei- bis dreimal so hoch ist.

Pilzerkrankungen – »Mykosen« – haben tatsächlich enorm zugenommen. Sie sind ein Paradebeispiel für eine *geschwächte Abwehrlage.* Denn auch dies ist seit langen bekannt:

Etwa 50 Prozent aller *gesunden* Menschen tragen – ohne es zu wissen – Candida albicans in der Mundhöhle, im Darm etc. als Mitbewohner mit sich herum.

Dabei passiert zunächst gar nichts. Aber sobald das Immunsystem geschwächt wird, aus welchem Grund auch immer, droht von diesen Eindringlingen große Gefahr! Sie nehmen die Gelegenheit wahr, wenn sie die Chance haben.

Denn: Ob und wie Krankheitskeime den menschlichen Organismus krank machen, das wird, wie Sie schon gelernt haben, liebe Leser, oft gar nicht durch den Erreger »bestimmt« sondern durch das Immunsystem.

- Wenn die körpereigene Abwehr geschwächt ist, ihre Funktionen nachlassen, dann ist das, als wenn ein Schutzwall zusammenbricht – Fluten schmutziger Mikroorganismen können hereinströmen.
- Eine Schädigung oder gar der Zusammenbruch des Immunsystems führt aber so gut wie immer zu einer *wahren Invasion von Pilzen* in den menschlichen Körper.

Die unglücklichen Aids-Patienten bekommen es besonders zu spüren: Ihr Leib und ihre Körperöffnungen sind meist überzogen mit Teppichen von Pilzkolonien, die oft große Schmerzen und Wunden verursachen.

Das angekränkelte oder kaputte Immunsystem »schaut apathisch zu« sozusagen. Es hat nicht mal mehr die Kraft, gegen eindringende Fremdstoffe (Antigene) Antikörper zu bilden, um dadurch größeres Unheil zu verhindern.

Wie schon einmal erwähnt, sprechen die Experten in solchen Fällen von »opportunistischen Erregern« (nach dem englischen Wort »opportunity« = Gelegenheit), welche ihre Chance schamlos nutzen.

Es gibt viele Risikogruppen

Die Immunologen wissen heute: Jeder schädigende Einfluß auf das zelluläre Immunsystem – ob radioaktive Strahlen, Umweltgifte, Mißbrauch von Alkohol, Überanstrengung, Streß, falsche Ernährung oder eine schwere Infektionskrankheit – macht unseren Körper *»permissiv«* für diese Opportunisten, wie das die Mediziner nennen. Das heißt, der Körper »erlaubt« den Eindringlingen, einzudringen und sich zu verbreiten.

Nun gibt es aber auch noch ausgesprochene *Risikogruppen,* die durch Pilze besonders gefährdet sind. Das sind vor allem:

- Neugeborene (»Mund-Soor« und »Windel-Dermatitis«),
- Betagte mit »abgebautem« Immunsystem,
- Schwangere (25 bis 30 Prozent müssen mit einer Pilzbesiedelung rechnen),
- Menschen, die chronische Krankheiten haben, wie z. B. Lungentuberkulose, Diabetes mellitus und, wie gesagt, neuerdings besonders auch die Aids-Kranken.
- Extrem pilzgefährdet sind aber auch Personen, die lange Zeit Antibiotika, Cortison oder z. B. die Antibabypille genommen haben. Und ganz besonders betroffen sind auch Krebs- und Leukämiekranke, die Zytostatika bekommen. Diese Zellgifte zur Krebstherapie schädigen die Schleimhäute und reißen den erwähnten »Schutzwall« gegen die Pilze nieder. Das ist besonders tragisch, weil leider gerade in der Krebs- und Leukämietherapie oft schwere Pilzinfektionen die schon erkennbaren Therapie-Erfolge zunichte machen!
- Und natürlich sind all jene höchst »pilzgefährdet«, die »Immunsuppressiva« bekommen, Medikamente zur Unterdrückung der Abwehr, wie sie z. B. bei Transplantationen üblich sind ...

Das Märchen vom Fußpilz

Trotz all dieser Risiken: Über die Fachwelt hinaus hat sich die Gefährlichkeit der Pilze als »Innenbewohner« der Menschen noch kaum herumgesprochen.

Wer hierzulande »Pilz« sagt, der meint fast immer (von leidgeprüften Frauen wie Franziska G. einmal abgesehen) den Fußpilz.

Deshalb wird es Zeit, mit dem »*Märchen vom Fußpilz*« endlich aufzuräumen. Ihn gibt es nämlich gar nicht! Bloß sind unsere Füße halt am häufigsten den gefährlichen Bedingungen ausgesetzt. Die Fußsohlen haben nämlich keine Talgdrüsen – und Talgdrüsen enthalten Fettsäuren, die Bakterien und Pilze sogar oft auf ganz natürliche Weise abtöten.

Aber unsere Füße bekommen auch besonders häufig Kontakt mit Pilzen: Ob in der Turnhalle der Schule, auf dem Lattenrost einer Duschkabine im Sportverein, auf der Badematte in einer ungepflegten Sauna oder oft auch in den Teppichböden von Anprobekabinen der Textil- und Kaufhäuser, ja sogar im feuchtwarmen Gras der Freibäder – überall lauern die Luder. Und wie zäh sie sind, zumal dann, wenn die Füße, was ja vorkommen soll, nicht so oft gewaschen und abgetrocknet werden wie andere Körperteile!

Dazu kommt noch, daß bestimmte Berufsgruppen, die viel *Gummistiefel* tragen müssen, Bergarbeiter (etwa 80 Prozent von ihnen haben »Fußpilze«), Bauarbeiter, Gärtner etc., unter »Fußbedingungen« leben, die den Schmarotzern beste Voraussetzungen bieten, sich breitzumachen.

- Was aber wohl nur wenige wissen: Auch Raucher, oft mit kalten, feuchten Füßen belastet, sind erstrangige Pilzanwärter.

»Selbstversorgung« – fehl am Platze!

Pilze fühlen sich überall dort wohl, wo es schön warm und feucht ist. Hat jemand »seinen Fußpilz« entdeckt, als erstes Anzeichen einer Infektion, dann geht er gewiß auch erst zum Arzt, wenn sich zwischen den Zehen schon tiefe Spalten gebildet haben, die schrecklich jucken und weh tun. Und der Dermatologe weiß natürlich genau, was er dann verschreiben muß.

In der Regel aber besorgt sich einer, den es zwischen den Zehen mal wieder juckt, kurzerhand ein Wässerchen aus der Apotheke oder Drogerie; tupft dieses morgens und abends auf die juckende Stelle. Und wenn er nichts mehr spürt, vergißt er das Ganze.

Die Pilze aber haben gar nichts »vergessen«. Sie kennen nur ein Ziel, weiteres Terrain zu erobern. Deshalb ist bei Pilzbefall, auch »nur« an den Füßen, »Selbstversorgung« fehl am Platze!

Zwei Eingangspforten – Mundhöhle und Füße!

So hat unser Körper also zwei »Eingangspforten«, durch die Pilze oft völlig ungehindert und ungeniert in unseren Körper hineinmarschieren können: den *Mund* und die *Füße!*

Nun braucht nur noch das Immunsystem einen Knacks zu bekommen, dann geht es los – die Pilze wandern und wandern.

Wenn es ihnen an den Köperoberflächen und Oberflächen der Schleimhäute nicht mehr gefällt, dann marschieren sie eben weiter, und relativ fix sind sie dann in den Blut- und Lymphbahnen gelandet, segeln in ihnen immer weiter, machen es sich überall bequem, wo es ihnen gefällt.

Eine gräßliche Vorstellung!

Bei einem Expertengespräch in München sagte Professor Dr. Rieth, Hamburg, wörtlich: »*Die Verpilzung der Menschheit nimmt erheblich zu.* Das Gleichgewicht zwischen Pilz und Mensch ist empfindlich gestört.« Und dann zeigten die Fachärzte auf einem Schaubild, wie diese Invasion der Pilze vor sich geht. Eine gräßliche Vorstellung:

- Pilze gelangen in die Mundhöhle – und dort werden sie zu Speichelpilzen.
- Aus Mund und Rachen gelangen die Pilze in die Luftwege.
- Verschluckte Speichelpilze gelangen in die Speiseröhre, in Magen und Darm.
- Auf diesem Weg kommen Darmpilze (z. B. über die Unterwäsche) in den Genitalbereich.
- Aus dem Genitalbereich gelangen Pilze an die Oberschenkel und an die Füße.
- Von den Füßen kommen die Pilze wieder an die Finger (dort gibt's dann auch mal den scheußlichen Nagelpilz).
- Von den Fingern geraten sie auf den behaarten Kopf und auch ins Ohr – und umgekehrt vom Kopf wieder zu den Fingern. Und von den Fingern wieder in den Mund. Der Kreislauf hat sich geschlossen! Wirklich, das Gruseln kann man kriegen ...

Zehn Millionen Pilzzellen sitzen meist im Darm

Doch damit ist ja noch längst nicht alles berichtet, was Pilze anstellen. »Man muß sich heute seine Pilzerkrankung nicht mal ›von außen holen‹«, sagt Professor Dr. Johannes Müller, der Leiter des Instituts für Parasitologie und Mykologie an der Universität Freiburg.

Auch der *Magen-Darm-Trakt* beherbergt bei drei von vier gesunden Menschen meist schon ein *Keimreservoir von* Candida, eine »Sproßpilzflora« von etwa *zehn Millionen Zellen.* Andere Mikroorganismen halten dort, solange alles normal läuft, das »biologische Gleichgewicht«. Sie halten die Pilze in Schach.

- Kommt es nun aber zu einer Schwächung des Immunsystems durch starke gesundheitliche Belastung, z. B. einen Infekt, oder zu einer plötzlichen zahlenmäßigen Zunahme der Pilze, dann können diese Genossen aus dem Darm weiterwandern und sich in anderen Schleimhäuten festsetzen – oder über die Lymph- und Blutbahn in alle Körperregionen ausschwärmen.

Pilze wandern, wohin sie wollen

Pilze wandern, wohin sie wollen. Sie machen vor nichts halt, haben vor nichts Respekt. Sie befallen den Mund- und Rachenraum, die Speiseröhre, die Lunge, den Magen und alles Gedärm sowieso, sie können bis in die Nieren vordringen und in die Leber, ja sogar ins Herz und ins Gehirn, in das Auge und ins Zentralnervensystem.

Wenn sie sich erst einmal richtig ausgebreitet und massenhaft durch ihre Sporen vermehrt haben, kann dies dann zu einer tödlichen *»Pilzsepsis«* führen.

- Da hilft es meist auch nicht mehr viel, daß der Versuch unternommen wird, ein Auge zu entfernen, Speiseröhre oder Lunge oder Niere »zu sanieren«.

Da diese »systemischen Mykosen« meist lange Zeit gar nicht erkannt werden, ist es sehr oft schon zu spät. Weit über 6000 Menschen sterben jährlich an solchen schrecklichen Pilzerkrankungen – allein in unserem Land!

18 medizinische Disziplinen …

Professor Dr. Rieth hat einmal ausgerechnet, daß insgesamt 18 medizinische Disziplinen zusammenarbeiten müßten, um der permanenten und penetranten Pilzvermehrung Einhalt zu gebieten.

Und alle miteinander müßten sie äußerst wachsam sein – was sie leider keineswegs immer sind, weil die meisten Ärzte viel zuwenig Ahnung vom Pilzgeschehen haben.

- Schon die Zahnärzte müßten sich vermehrt um Pilzinfekte kümmern – wer Prothesenträger betreut, der sollte daran denken, daß die gefürchteten »Druckstellen« manchmal eigentlich Pilzherde sind.
- Und welcher Augenarzt denkt bei Sehstörungen gleich an einen Pilz im Auge?
- Welcher HNO-Arzt erkennt bei Stimmbandschwäche eine Pilzinfektion?
- Wo bekommt einer mit Schluckbeschwerden eine Laboranalyse und gegebenenfalls eine Therapie gegen Pilze in der Speiseröhre?

Labordiagnostik liegt oft im argen

Die *Fahndung* nach der *Pilzquelle* ist auch oft schwierig, und ohnedies liegt unsere Labordiagnostik in Sachen Pilzen noch sehr im argen. Denn das muß hier gesagt werden: Mit der *Therapie* bei rechtzeitig erkannten Pilzerkrankungen gibt es heute fast keine Probleme mehr. Mit ausgezeichneten Medikamenten kann man heute Pilzen, »innen wie außen«, den Garaus machen! Zuerst aber müssen ja die Herde bzw. Pilznester aufgespürt werden.

Sanierung des Darmes!

Weil nun so viele innere Pilzinfektionen auch *vom Darm ausgehen,* ist die *Sanierung des Darmes,* nach Professor Müller, die wichtigste Voraussetzung für eine Heilung von den lästigen Mitbewohnern!

Haben sie sich nämlich erst mal in wunden Schleimhäuten oder kleinen Geschwüren im Bauch festgesetzt, so ist der Teufel los. Manche chronische Enteritis und manche Kolitis (Entzündungen der Darmwände, die oft schrecklich lästig und schmerzhaft sind) hat ihre Ursache in Pilzen. Und wenn Ärzte solchen hartnäckigen, oft rätselhaften Infektionen gegenüberstehen, sollten sie, so Professor Müller, »einen Blick entwickeln für ein mögliches Pilzgeschehen«.

Oft ist übrigens leider auch ein *Venenverweilkatheter* die »Eintrittspforte« für eine Pilzsepsis, weil sich Candida auf seiner Innenseite ansiedelt, ohne daß es jemand merkt ...

Warum Fettleibige den »Wolf« kriegen

Pilze, die sich ja immer auch gern an »Berührungsstellen« (der Haut) festsetzen, wie z. B. unter den Achseln, in den Leisten, zwischen den Fingern, unter den Brüsten, im Nabel oder in der Gesäßspalte, können dort, wenn schon eine leichte Entzündung besteht, das Terrain erobern und dann jenes rote nässende Ekzem hervorrufen, das die Experten »Intertrigo« nennen und das im Volksmund »*Wolf*« heißt. Daß besonders oft extrem fettleibige Menschen – bei denen es Speckfalten an allen möglichen Körperteilen gibt – von diesem *Hautwolf* betroffen sind, bedarf sicher keines Kommentars.

Zwei von 100 starben an Pilzen

Bei zwei von 100 Menschen, die in Krankenhäusern starben, wurden Pilzerkrankungen als wesentliche Todesursache festgestellt. Sehr viel häufiger aber sind jahrelange Beschwerden aller Art, scheußlich, lästig, unheimlich, peinlich – und eigentlich immer auch gefährlich.

Damit Pilze gar nicht erst sprießen, muß man also versuchen, ihnen erstens *den Nährboden* »unter den Füßen *wegzuziehen*« und zweitens die Immunabwehr zu stärken. Und natürlich auch: »pilzgefährliche« Situationen zu vermeiden!

Jede vierte Katze ist pilzverseucht

Wer aber denkt schon daran, daß Lungenkranke auf keinen Fall *Topfpflanzen zu* Hause aufstellen dürfen, damit ihre vorgeschädigten Organe nicht noch zusätzlich aus der Erde stammende Sporen aufnehmen? (Das kann übrigens auch im Gartenbeet oder beim Erdbeerpflücken passieren.) Und in Hamburg hat man *Katzen* untersucht und entdeckt, daß jede vierte von ihnen pilzverseucht war.

- Da Pilze recht hohe Temperaturen aushalten – erst ab ca. 50° Celsius getötet werden –, sollten Menschen, die zu Fußpilz neigen, ihre Strümpfe immer heiß waschen.

- Weil »feuchtes Klima« den Pilzen so gut gefällt, sollten Anfällige oder Betroffene ihre Haut möglichst trocken halten und auch viel der Luft aussetzen. Sie sollten sich nach dem Waschen, Duschen oder Baden sehr sorgfältig abtrocknen, alle Kleidungsstücke sowie Handtücher, Waschlappen und Zahnbürste oft wechseln und auf keinen Fall Seifen oder Duschpräparate benutzen, die die Haut austrocknen bzw. ihren natürlichen Säuremantel angreifen. Nach der Reinigungsprozedur immer gründlich rückfetten! Manche Pilzkranke sind wahre »Sauberkeitsfanatiker« – sie duschen mehrmals täglich und machen damit ihre Haut noch mehr kaputt!
- Ebenso wie man durch *zuviel Waschen* den Pilzen freie Bahn schaffen kann, kommt es z. B. in Krankenhäusern oft vor, daß zuviel und zu häufig und mit falschen Methoden *»desinfiziert«* wird.
- Der Freiburger Hygieniker Professor Dr. Franz Daschner rät auch sehr davon ab, *in Schwimmbädern* zur »Prophylaxe« vor Fußpilzinfektionen die *Fußsprühanlagen* zu oft zu benutzen. Die Einwlrkungszeiten seien viel zu kurz, um auch nur Fußpilze an der Oberfläche abzutöten, ganz zu schweigen von einer Tiefenwirkung. Und Fußpilze befänden sich ja meist in tieferen Hautschichten. Außerdem enthielten einige dleser Präparate zu allem Überfluß Formaldehyd, gegen das viele Menschen allergisch seien. Und schließlich wimmle es in derartigen Fußsprühanlagen oft von Bakterien. All das aber würde dann heißen, den Teufel mit dem Beelzebub auszutreiben.

Prophylaxe für Risikopersonen

Da *»der Blick des Ärztes«* schon lange nicht mehr ausreicht, um Pilze, die versteckt ihr ruchloses Spiel treiben, aufzuspüren, raten die Mykologen im übrigen, all jene, die gesundheitlich *stark gefährdet sind* – wie Menschen vor und nach großen Operationen, Patienten mit Krebs, schweren Stoffwechselkrankheiten, schweren Infektionen etc. –, bereits *vorbeugend* mit den neuen Anti-Pilz-Mitteln, sprich »Antimykotika«, zu behandeln. Das gilt auch begleitend zur Chemotherapie und Immunsuppression, wie etwa vor und nach Transplantationen, sowie bei den besonders anstrengenden Strahlentherapien.

Bei Hefepilzen zuckerfreie Diät!

Weil man schon lange weiß, daß Pilze *Zucker* brauchen, um zu leben und sich zu vermehren – vor allem Traubenzucker oder Fruchtzucker –, raten die Experten dringend, die »antimykotische Therapie« durch eine *zuckerfreie Diät zu* unterstützen. Damit würde sicher mancher seinen gräßlichen »Blähbauch« los, der oft genug bei chronischem »Meteorismus« – auf einen durch Hefepilze verursachten Enzymmangel – zurückzuführen ist. Die Pilze gären im Bauch, produzieren große Gasmengen – es entsteht, wie Fachleute das so »fein« nennen, »Flatulenz« oder auch mal das berüchtigte »Roemheld-Syndrom« ...

Bei dieser Diät geht es aber nicht nur um unseren »weißen Zucker«, sondern um *alle süßen Früchte, Säfte oder Schleckereien!* Das heißt: Sämtliche leicht verwertbaren Kohlenhydrate müssen drastisch eingeschränkt werden.

Professor Rieth regt an, statt dessen Zitronensaft, mit roher Milch verquirlt und mit einer Prise Vanillezucker zur Geschmacksverbesserung, zu trinken. Den Vitaminbedarf soll dieser Pilzpatient vorwiegend mit Gemüse und Salaten decken – dann findet der Pilz *keine Nahrungsgrundlage* mehr.

- Es gibt auch die These, daß *Eisen- und Zinkmangel* bei Pilzinfektionen ausgeglichen werden muß. Ob da tatsächlich ein Mangel besteht, kann nur der Arzt feststellen. Jedenfalls darf man weder Eisen noch Zink in Massen unkontrolliert zu sich nehmen.

Vor allem aber gibt es gegen Pilze heute wirklich *sehr gut wirksame Medikamente,* die man genau nach Anweisung nehmen soll! Man kann sie, je nach Bedarf, lokal anwenden, schlucken und in ernsten Fällen auch sich spritzen lassen. Die Wirkstoffe dringen bis in die untere Darmschleimhaut vor.

- Daß außerdem alles getan werden muß, um die *Abwehrkräfte* des Pilzkranken zu *stärken,* daß jede körperliche oder seelische Überanstrengung vermieden werden sollte – das ist wohl klar.

Auch Joghurt kann kleine Wunder wirken

Um noch einmal kurz auf die Scheidenpilze (Vaginal-Mykosen) zurückzukommen, die vielen Frauen so zu schaffen machen: Auch hier geht der Infektionsweg meist *über den Mund.* Durch einen Kuß eines pilzinfizierten Menschen werden die Biester z. B. übertragen, gelangen beim Partner vom Mund in den Darm, wo sie sich exzessiv vermehren und mit jedem Stuhl ausgeschieden werden.

Dann gelangen sie – wegen der örtlichen Nähe – oft über die Wäsche (und, wie gesagt, oft genug durch unsauberes Wasser in Schwimmbecken) – in die Vagina, wo sie sich offenbar besonders wohl fühlen.

Behandelt werden muß hier aber, wenn die Pilzkrankheit ausgebrochen ist, nicht nur der *ganze* Patient – die Frau mit ihrem Vaginalpilz –, sondern auch der Ehemann (oder Partner) und die Kinder, sonst wird der »Kreislauf« nie unterbrochen!

Und auch dies ist nützlich zu wissen: Normalerweise sorgt bei erwachsenen Frauen ein »Lactobazillus« – ein Milchsäurebazillus – in der Scheide (und in der Mundhöhle) für ein ausgeglichenes *saures pH-Milieu* der Schleimhäute, das den Pilzen keine Lebensbasis bietet. Wenn sich nun plötzlich der pH-Wert der Scheide stark erhöht – von sauer (pH 0 bis 7) auf alkalisch (pH 7 bis 14) –, dann haben die Pilze »freie Bahn«. Das geschieht z. B. bei hohen *Antibiotika-Gaben, manchmal aber auch in den Wechseljahren.*

Nicht nur Feministinnen, sondern auch naturheilkundlich orientierte Frauenärzte geben in solchen Fällen den Rat, das *gestörte Säuremilieu wieder aufzubauen*, indem man *Joghurt* in die Scheide appliziert (z. B. mit Watte), oder auch, indem man – rezeptfrei erhältliche – Milchsäurestäbchen oder -zäpfchen einführt. Das mögen die Pilze überhaupt nicht ...

Rauchen, Trinken, Drogen, Pillen – nach dem Genuß kommt die Reue

Auch Suchtgifte schädigen die Abwehr!

Es gibt Leute – und gar nicht wenige sind es –, die verbringen die besten Jahre ihres Lebens damit, sich scheibchenweise selbst umzubringen. Jeden Tag töten sie ein paar Millionen Zellen ihres Immunsystems, und weil das zunächst ja überhaupt nicht weh tut, haben sie an dieser grausamen Selbstzerstörung auf Raten meistens auch noch Spaß! Denn ich meine natürlich jene, die einem der »Genußgifte« reichlich zusprechen – ob diese Selbstmordkandidaten nun Medikamente wie Hühnerfutter in sich hineinpicken, ob sie rauchen wie die Schlote oder heimlich bzw. unheimlich zur Flasche greifen. Die Reue kommt dann meist später.

- Die genaue Zahl aller *Drogen- und Genußgiftsüchtigen* ist gewiß nie herauszubekommen. Aber immerhin hat sich seit 1950 der *Alkoholumsatz vervierfacht.*

Die deutschen Männer beziehen zwölf Prozent ihrer gesamten Nahrungsenergie aus Alkohol, und allein die Zahl der behandlungsbedürftigen *Alkoholkranken* ist zwischen 1975 und 1985 von 900 000 auf über eineinhalb Millionen angewachsen; mit einer hohen Dunkelziffer sind es bestimmt zwei Millionen.

- Der *Nikotinkonsum* ist zwar etwas zurückgegangen, aber dafür gibt es einen »harten Kern« von leidenschaftlichen, unverbesserlichen Rauchern – die immer noch steigende Statistik der *Lungenkrebs*-Kranken und -Toten ist ein trauriger Beweis dafür.

Was Nikotin alles im Organismus anrichtet, konnten Sie wiederholt in diesem Buch, vor allem aber im Abschnitt »Krebs«, ausführlich nachlesen.

Nur etwas möchte ich hier noch berichten: Wissenschaftler am National-Institut für Umwelt und Gesundheit in den USA haben ermittelt, daß bei Frauen, die rauchen, die *Wechseljahre* um eineinhalb Jahre *früher* eintreten (laut »Ärztliche Praxis«). Und noch erschreckender: Bei Frauen, deren *Ehemänner qualmen,* erfolgt die Menopause mit 49,8 Jahren, bei Ehefrauen von Nichtrauchern mit 51,9 Jahren, also volle zwei Jahre *später!*

- Die *Rauschgift-Drogen* sind ein trauriges Kapitel für sich: Daß Rauschgift das Immunsystem aufs schwerste schädigt, das ist logisch.

Und die schwer Drogengefährdeten bzw. Drogenkranken in unserem Land werden auf etwa 50 000 geschätzt. Aber immerhin haben rund 1,1 Millionen junge Menschen unter 24 Jahren schon mal eine Droge genommen, 80 Prozent von ihnen Hasch, aber – man staune – auch LSD haben schon elf Prozent probiert, und acht Prozent der jungen Leute mit Drogenerfahrung haben Opiate genommen!

800 000 sind abhängig von Medikamenten!

- Auch die *Medikamente* sind ein großes Problem für die Immunologen. In vielen Abschnitten dieses Buches habe ich darauf hingewiesen, daß und wie Medikamente das reibungslose Funktionieren des Immunsystems stören oder sogar schwer schädigen können.

Die Deutsche Hauptstelle gegen Suchtgefahren rechnet damit, daß es hierzulande schon 800 000 Menschen gibt, die

Mißbrauch treiben bzw. abhängig sind von Schmerzmitteln, Schlafmitteln, Beruhigungs- und Aufputschmitteln, Hustenmitteln etc. Durch Medikamente sind *Frauen aller Altersstufen* besonders gefährdet.

70 Prozent aller Beruhigungsmittel werden von Frauen geschluckt. Der Medikamentenkonsum nimmt bei ihnen, wenn sie erst mal »eingestiegen« sind, automatisch im Lauf der Zeit steil zu. Und im Gegensatz zu Rauchen und Trinken findet er ja auf eine ganz »leise« Art statt, ist also zunächst völlig unauffällig.

Die Ursachen, warum Frauen so viele Pillen schlucken, sind vielschichtig. Die meisten von ihnen suchen eine »schnelle Lösung ihrer Probleme« mit Hilfe von Medikamenten. Und die Umwelt – vom Arzt bis zu den Angehörigen – unterstützt sie oft noch sehr gern, eben weil die Frauen dann »besser und problemloser funktionieren«.

Meist fangen sie blutjung an, mit einer Schmerztablette gegen Periodenkrämpfe oder Kopfweh. Und wenn die nicht ausreicht, wird eben die Dosis erhöht, werden rasch vier oder fünf oder noch viel mehr pro Tag daraus. Und weil viele Frauen unter Frust, Mißerfolgen und Ängsten leiden, bekommen sie irgendwann dann Valium verschrieben und richtige Schlafmittel.

Auch die werden zunächst »bei Bedarf« genommen und später automatisch, vorsorglich – damit die Angst gar nicht erst hochkommen kann.

Und die Handtasche und die Nachttischschublade füllen sich allmählich mit Tabletten. – Dazu kommen dann noch all die kleinen »happy pills«, die »Sonnenschein in die Seele bringen« sollen; Rezepte dafür werden bereitwillig geschrieben.

Auch die *Selbstmedikation* hat in unserem Leben ganz enorm zugenommen: 4,5 Milliarden Mark bezahlten die Bundesbürger im letzten Jahr aus eigenem Geldbeutel für Arzneimittel ohne ärztliches Rezept, das ist ein Fünftel der gesamten Apothekenumsätze.

Mehr als 500 Millionen wurden allein für Schmerzmittel ausgegeben, weitere runde 500 Millionen für Vitamine und »Stärkungsmittel«.

Allein durch leichtfertigen Schmerzmittelgebrauch bzw. -mißbrauch machen unzählige Menschen im Lauf der Jahre ihre Nieren kaputt.

Wie ich kürzlich hörte, hat jeder zehnte aller Patienten, die heute an einer künstlichen Niere hängen oder – als letzte Rettung – eine Nierentransplantation brauchen, seinen Nierenschaden durch Schmerzmittel erworben! Leute, die 20 Tabletten täglich schlucken, sind heute keine Seltenheit mehr. Und im holden Wahn, daß frei verkaufte Arzneimittel ja »harmlos« seien, nehmen sie die Hände voller Tabletten bedenkenlos ein.

Leider sind auch *ältere* Menschen besonders fleißige Tablettenschlucker; denn sie haben ja oft mehr Beschwerden als die jüngeren. Und weil bei den Alten das Immunsystem ohnehin meist schon geschwächt ist, kann das zur Katastrophe führen: Abführmittel, Hals-Nasen-Ohren-Arzneien, Reisetabletten, alle Arten von »Erkältungsmedizinen« – die Wirkung dieses Potpourris ist oft verheerend, zumal zahlreiche *Arzneimittel untereinander,* aber auch Medikamenten-*Kombinationen* als solche in einer negativen »Interaktion« gegenseitig ihre Wirkungen stören und damit organisch krank machen können.

Auch Arzneimittel können krank machen

Einige Beispiele:

- Kombinierte *Herz- und Abführpräparate* können dem Körper lebenswichtige Salze, Natrium, Kalium etc. entziehen und zu Elektrolytstörungen führen, damit nicht nur zu einer Schädigung des Herzens, zu Herzrhythmusstörungen etwa, sondern auch zu einer schweren Schädigung der Darmschleimhaut, die bekanntlich ja ein Immunorgan ist, und zu einer »Erschlaffung« des Darmes.
- Viele Tabletten gegen *Halsschmerzen* enthalten ein *Antibiotikum,* deshalb können sie sehr gefährlich werden. Denn die meisten Infekte im Rachen werden durch Viren verursacht, und wenn diese Halstabletten unkontrolliert eingenommen werden, sammeln sich dann im Rachen – nachdem die Viren vertrieben sind – Bakterien. Man hat also den Teufel wieder mal mit dem Beelzebub ausgetrieben!

  Ein »normaler« erkälteter Mensch aber kann gar nicht unterscheiden zwischen einer Virusinfektion und einer bakteriellen. Wie Professor Franz Daschner, Freiburg, feststellte, wird durch unkontrollierte Einnahme von antibiotikahaltigen Halstabletten manchmal sogar rheumatisches Fieber, Arthritis und/oder eine rheumatische Nierenentzündung ausgelöst.

  Und nach allem, was Sie im Abschnitt über Autoimmunkrankheiten gelesen haben, ist Ihnen wohl klar, liebe Leser, daß da eine massive Störung des Immunsystems dann mit im Spiel ist.
- Selbst *Vitamine, in »Megadosen«,* sprich hohen Überdosen, unkontrolliert genommen, können bei Risikopatienten Böses anrichten. Vitamin E in hohen Dosen kann zu Blutungen führen und die Wirkung von Gerinnungshemmern verstärken. Die Vitamine A und D sollte man überhaupt nicht ohne ärztliche Verordnung schlucken!

- Und daß die Kombination von *Medikamenten mit Alkohol* manchmal furchtbares Unheil anrichtet, das weiß jeder Verkehrsmediziner. Eigentlich sind alle Aufputsch- oder Beruhigungsmittel für Autofahrer gefährlich:
  - Beruhigungsmittel und Psychopharmaka machen häufig apathisch und mindern das Reaktionsvermögen.
  - Schlafmittel können – durch den berüchtigten »Hangover« – bis in den nächsten Tag hineinwirken.
  - Aufputschmittel können Unruhe oder Störungen der Bewegungskoordination hervorrufen.
  - Mittel gegen Allergien machen oft müde.

Höchst gefährlich: Arzneien plus Alkohol

Höchst gefährlich aber ist *immer* die Kombination von Medikamenten und Alkohol. Fast die Hälfte aller Alkoholikerinnen, so stellt die Professorin Dr. Elisabeth Trube-Becker vom Institut für Rechtsmedizin in Düsseldorf fest, ist gleichzeitig tablettensüchtig!

Wenn sie erst mal auf dem Tablettentrip sind, am Abend was zum Einschlafen und Durchschlafen nehmen, am Morgen, wenn sie nicht richtig wach werden, etwas Gutes zum »Wachmachen« schlucken, das anregt, stimuliert, die Leistungsfähigkeit (angeblich) anspornt, und dann, »zum Ausgleichen«, weil sie sich so unruhig und unsicher fühlen, dazu etwas trinken, so finden sie nicht eine »schnelle Lösung« ihrer Probleme, sondern schliddern langsam, aber sicher in die *»Medikamenten-Alkohol-Karriere«* hinein, an deren Ende für manche Frau schon (aber auch für manchen Mann) die Psychiatrie steht – oder die Schwerkrankenabteilung einer Inneren Klinik.

Frau Professor Trube-Becker untersuchte nachträglich die Geschichte von 125 Frauen, die ihrer Alkohol-Leber zum Opfer gefallen waren:

- 78 Prozent von ihnen hatten eine Leberzirrhose,
- 48 Prozent eine Leberverfettung,
- von 125 Frauen waren 20 an den Folgen eines Unfalls unter Alkoholeinwirkung gestorben,
- und 22 verübten in betrunkenem Zustand Selbstmord.

»Der kleine braune Freund«

Dabei fängt das alles meist so harmlos an. Alkohol, so sagen seine Verteidiger und Liebhaber, Alkohol verbindet Menschen, ist also sozial wichtig, Alkohol tröstet, er »heilt« seelische Wunden, Alkohol ist hilfreich und »harmlos«. Man spricht doch zärtlich vom »kleinen braunen Freund« und davon, ihn, den Drink, »zur Brust zu nehmen«. Er »wärmt auf«, macht »das Leben lebenswert und lustig«.

All das hat sicher seine Richtigkeit, solange der Alkohol bei *»guter* Gelegenheit« und nicht bei *»jeder* Gelegenheit« getrunken wird. Denn dann wird er ein richtiger Killer, und die kleinen momentanen Freuden, die er schenkt, müssen jene, die ihm verfallen sind, meist mit langen späteren Leiden bezahlen.

Eine Statistik des Schreckens

- Ein Prozent aller durch ernährungsabhängige Krankheiten bedingten Todesfälle geht auf Alkoholismus zurück.
- Die *Lebenserwartung* eines Alkoholikers wird von den Experten zwischen zwölf und 24 Jahre kürzer als die eines Nicht-Alkoholikers eingeschätzt.

- Wegen Alkohols am *Steuer* wurden im letzten Jahr weit über 100000 Bundesbürger verurteilt. Bei fast 76000 Verkehrsunfällen unter Alkoholeinfluß innerhalb eines Jahres wurden 61000 Männer, Frauen und Kinder verletzt – 24000 schwer und 2500 tödlich.
- Die ambulanten *Behandlungskosten* bei Alkoholismus betrugen um die 30 Millionen Mark im letzten Jahr, die stationären fast 600 Millionen. Dazu kommen indirekte Kosten, z. B. durch Arbeitsunfähigkeit, von mehr als *einer Milliarde!*
- 1992 wurden pro Kopf unserer Bevölkerung 144,2 Liter Bier, 19,5 Liter Wein und 7,4 Liter Schnaps getrunken. Pro Jahr insgesamt *zwölf Liter reiner Alkohol.* Am stärksten ist die Gefährdung im Alter zwischen 30 und 50 Jahren – etwa jeder 20. Erwerbstätige ist von Alkoholismus betroffen, dabei mit steigender Tendenz auch die Frauen. Drei Millionen Deutsche haben »die Pulle« im Schreibtisch oder neben der Werkbank stehen.
- Auch dies sollte uns nachdenken lassen: Obwohl die Zahl der erwachsenen Biertrinker von elf auf 14 Prozent gestiegen ist, ging diese Zahl bei den ganz jungen, zwischen 14 und 17 Jahren, von 40 auf 25 Prozent zurück. Und *jeder vierte Jugendliche* – das ergaben Umfragen – würde sofort auf *nichtalkoholische* Getränke umsteigen, wenn diese billiger wären. Denn das ist ein echter Skandal – in den meisten Gaststätten sind diese *Getränke ohne Alkohol* teurer *als die gleiche Menge Bier!* Und ganz schlimm ist natürlich auch, daß »Vater Staat« durch die Steuer gewaltig an den Umsätzen für Alkoholisches partizipiert.
- Und noch eine erschreckende Zahl: In der Bundesrepublik werden jährlich etwa 1800 durch Alkohol *schwer geschädigte* bzw. mißgebildete *Babys geboren.* Mit mehr als 50 g Alkohol am Tag kann eine Schwangere ihrem Fötus bereits schwer schaden – das sind etwa zwei Flaschen Bier oder ein halber Liter Wein!

Direktwirkung aufs Immunsystem

Der Alkohol wirkt gleich auf mehreren Ebenen als Auslöser von Immunreaktionen:

1. Es ist schon lange bekannt, daß die Störungen im Immunsystem bei Menschen, die Alkohol mißbrauchen, erheblich deren *Widerstandskräfte gegenüber Infektionskrankheiten* mindern. Dazu Professor Dr. Johann Christian Bode vom Robert-Bosch-Krankenhaus in Stuttgart, einer unserer profiliertesten Alkohol-Forscher: »Die Zahl der Patienten mit Alkohol-Abusus (Mißbrauch), die an den Folgen einer Infektionskrankheit wie Lungenentzündung oder anderen bakteriellen Erkrankungen sterben, ist mindestens ebenso groß wie die Zahl derer, die infolge einer Leberzirrhose sterben. Die überwiegende Zahl der Patienten, die jetzt mit einer aktiven Tuberkulose zur Behandlung kommen, hatte chronisch Alkohol konsumiert.«
2. Professor Bode hat mir eine erschütternde Aufstellung all jener Folgekrankheiten zur Verfügung gestellt, die der Alkoholismus zu verantworten hat:

- *In der Mundhöhle* häufen sich bei Alkoholikern Schleimhautveränderungen, Zahnfleischentzündungen, Zungen- und Rachenkrebs.
- *In der Speiseröhre* kommt es zu vermehrtem Sodbrennen, Schluckbeschwerden, Störungen in der Beweglichkeit – aber auch zu Krebs.
- *Im Magen* ändert sich die Säuresekretion, verzögert sich die Entleerung bei der Verdauung, kommt es zu schwerer Gastritis und vor allem zu sehr schmerzhaften Magenschleimhautentzündungen und -geschwüren.
- *Auch im Dünndarm* entstehen infolge von Alkoholmißbrauch schwere Entzündungen und Geschwüre sowie

eine gefährliche bakterielle Fehlbesiedelung. Und vor allem wird die Resorption (Aufnahme) all der wichtigen Stoffe gehemmt, die normalerweise über den Dünndarm aus der Nahrung ins Blut gelangen – von den wertvollen Energiespendern wie der Glukose über die Aminosäuren, die Eiweißbausteine, bis zu den absolut lebenswichtigen Vitaminen, voran die B-Vitamine und Folsäure. Folsäure ist wesentlich am Aufbau der roten Blutkörperchen und an den Zellteilungsvorgängen beteiligt.

- Auch die Kalziumaufnahme wird durch akute Alkoholbelastung gehemmt – mit zunehmenden Alter kann sich das auf die Knochenstabilität auswirken. Eine Störung der Aufnahme von Nahrungsfett wird durch Alkohol ebenfalls im Dünndarm verursacht. Schließlich wird die Dünndarm-Schleimhaut durch größere Dosen von Alkohol so gefährlich verändert, daß es sogar zu Blutungen kommen kann. Und wenn diese Schleimhaut erst mal geschädigt ist, wird sie auch durchlässiger für Gifte und giftige Bakterien, die dann wieder im Körper großen Schaden anrichten können.
- *In der Bauchspeicheldrüse* gibt es akute und chronische Entzündungen und Krebs durch Alkohol.
- *In der Leber* – die ja das wichtigste Organ für den Stoffwechsel, die Verarbeitung und die Entgiftung des Alkohols ist – führt diese ständige »Überanstrengung« zu schweren Folgen. Man rechnet damit, daß schon ein bis eineinhalb Prozent der gesamten Bevölkerung in unserem Land einen Leberschaden durch Alkohol haben!

Die Leberzirrhose nimmt heute – nach den Herz-Kreislauf-Erkrankungen und Krebs – einen traurigen dritten Platz in der Todesstatistik ein.

Seit 1950 hat sich die Zahl der *tödlichen Leberzirrhosen* fast verdreifacht. Laut Professor Bode verschiebt sich auch seit den 70er Jahren diese Zirrhose-Sterblichkeit um über zehn Jahre »nach vorne«, das heißt, immer jüngere Jahrgänge werden ihre Opfer.

- Im *Hormonhaushalt* und im *Stoffwechsel,* im *Herz- und Kreislaufsystem* und im *Gefäßsystem,* ja sogar in den *Muskeln* und im *Zentralnervensystem* richtet der Alkoholmißbrauch verheerende Schäden an: Sie reichen von der Impotenz (Hormonhaushalt) bis zum Rheuma und vom Hirnschwund (Zentralnervensystem) bis zur Herzmuskelschwäche. Schon wer zwei Halbe Bier trinkt, zerstört bei sich selbst – ohne es zu merken – viele tausend Gehirnzellen!

Alkohol und Krebs

Ganz eindeutig steht Alkohol auch in Beziehung zu *Krebserkrankungen* – und zwar nicht nur in der Mundhöhle und den Verdauungsorganen, sondern er ist z. B. sogar ein Risikofaktor für die Entwicklung des Lungenkrebses.

Ganz zu schweigen von dem Superrisiko, wenn Alkohol- und Nikotinmißbrauch zusammenkommen. Wahrscheinlich »läuft« auch hier die Entwicklung zum Krebs über Zellschädigungen und Störungen des Immunsystems.

- Nach einer US-Studie erhöht selbst mäßiger Alkoholgenuß (fünf Gramm pro Tag = eine halbe Flasche gewöhnliches Bier oder ein bis zwei »Drinks« am Tag) das *Brustkrebsrisiko* bei Frauen um 40 bis 60 Prozent.

Auch hier werden *»hormonale* und *immunologische«* Prozesse vermutet. Sehr wahrscheinlich wirkt Alkohol als ein

»Lösungsmittel« für andere Stoffe, z. B. für Arzneimittel, aber ebenso für krebserregende Stoffe aus der Nahrung wie etwa Nitrosamine.

Mit Hilfe des Äthanols, des reinen Alkohols, wird möglicherweise die Zellmembran durchlässiger – Karzinogene können leichter eindringen. Und ohnedies muß man immer daran denken: Alkohol wird äußerst rasch und vollständig von den Schleimhäuten des Magens und des oberen Dünndarms aufgenommen und gelangt dann in die Leber und ins Blut und damit in den ganzen Körper!

- Man weiß aber auch, daß Alkohol per se nicht krebserregend ist – doch er wirkt *krebsverstärkend:* Chronischer Alkoholkonsum steigert nämlich die Aktivität jener *Enzyme,* die in verschiedenen Organen dafür verantwortlich sind, daß sich »krebsgefährliche« *Umweltstoffe,* wie sie massenhaft vorkommen, in *»krebserregende«* umwandeln.
- Außerdem scheint Alkohol die *Zellteilung* im Enddarm zu *stimulieren,* und eine »überstürzte« Teilung der Zellen in diesem Gewebe ist immer mit einer gesteigerten Empfindlichkeit gegenüber krebserzeugenden Substanzen verbunden.
- Schließlich, um es noch einmal im einzelnen zu erklären, stört Alkohol die Funktionen des Immunsystems schwer!

Alkohol läßt den Thymus schrumpfen

Nach Professor Bode und dem bekannten amerikanischen Forscher Professor F. Paronetto vom Immunpathologischen Laboratorium des Medizinischen Zentrums in Bronx/New York, geht das nach neuen Erkenntnissen etwa so vor sich:

- Der Alkohol stört erheblich die *Blutbildung.* Bei Trinkern wird gehäuft eine Verarmung an *roten* Blutkörperchen beobachtet. Und im *Knochenmark* finden sich bei diesen Patienten Reifungsstörungen sowohl der roten als auch der *weißen* Blutkörperchen.

- Wie Sie gelernt haben, liebe Leser, kommen alle Zellen des Immunsystems aus den Stammzellen des Knochenmarks. Von dort aus gehen viele von ihnen in *den Thymus* »in die Schule«. Und nach neuen Forschungen läßt der Dauerkonsum von Alkohol *den Thymus schrumpfen* – dadurch entsteht eine beträchtliche Verminderung der im Thymus »ausgebildeten« T-Zellen.
- Aber auch die *Makrophagen,* die Freßzellen, die an der vordersten Front unserer Abwehr kämpfen, werden durch Alkohol geschwächt. So konnte man feststellen, daß »pulmonäre Makrophagen«, die also unser Lungengewebe bewachen, wesentlich nachlässiger wurden »im Reinigen« der Lunge von eingedrungenen Mikroorganismen, von Nikotin, Teerstoffen, Staub, Umweltgiften. Andere Gewebsmakrophagen wurden durch Alkohol buchstäblich »ausgelöscht«, wieder andere Lymphozyten wurden stark in ihrem Wachstum und ihrer Reifung behindert.

Allerdings ist bis heute noch nicht ganz geklärt, ob der Alkohol selbst (Äthanol) oder sein Stoffwechselprodukt *Azetaldehyd* (Äthanal), das auf den menschlichen Organismus hochgiftig wirken kann, wenn es nicht schnell genug abgebaut wird, schuld an dieser Schädigung des Immunsystems ist – die oft nicht mehr repariert werden kann.

Totale Verwirrung

Und auch dies wurde in Tierversuchen festgestellt: Lange Zeit kann sich die T-Zell-Produktion und -Funktion noch *regenerieren* – »wenn das Gift Alkohol wegfällt«. Je länger aber der Alkoholeinfluß, desto größer der bleibende Schaden im Immunsystem.

Bei Menschen, die schon an der *chronischen Alkohol-Leber* leiden, wurde oft eine Funktionsänderung der B-Lymphozyten beobachtet, und es bilden sich offenbar auch die berühmt-berüchtigten *Auto-Antikörper,* die wir in einem der vorhergehenden Abschnitte besprochen haben. Das heißt: Ihr Immunsystem greift den *eigenen* Organismus an – z. B. Leberzellen oder Nierenzellen, aber auch wieder rote Blutkörperchen. Das geschieht, indem das Immunsystem sich komplizenhaft mit Antigenen, fremden Substanzen, zusammentut und mit ihnen gemeinsam das Lebergewebe vernichtet.

- Man hat Auto-Antikörper im Blut von solchen schwer leberkranken Alkoholikern gefunden. Das deutet darauf hin, daß der Veränderung der normalen Immunantwort und dem Direktangriff von Abwehrzellen auf die Leber eine *»totale Verwirrung«* des Immunsystems vorangegangen sein muß. Ein Zyniker würde sagen, »das Immunsystem reagiert *wie besoffen,* es weiß nicht mehr, was es tut«!
- Kommt nun gar, was nicht so selten ist, zur *vorgeschädigten Leber* noch ein *Virusinfekt* dazu, zumal durch den gefährlichen *Hepatitis-B-Virus,* dann beschleunigt das den totalen Leberschaden. Und Sie wissen ja, liebe Leser: Die Leber, unsere unermüdliche Entgiftungsfabrik, ist unersetzlich! Der betroffene Mensch muß über kurz oder lang sterben.

Die Freunde und Helfer des Immunsystems

Was uns nützt und was uns schützt

Ein großes Stück Gesundheit sitzt in unserem Darm

Die Zaubermedizin heißt Bitterstoffe und Rohkost!

Gekrümmt vor Schmerzen und Krämpfen kam Willi A. ins Münchner Krankenhaus für Naturheilweisen. Seit Monaten plagten ihn unerträgliche Beschwerden im Bauch, mit Blähungen, Durchfällen, die sich mit Verstopfung abwechselten, dazu noch »rheumatische Schmerzen«. Der Mann war nicht nur total entnervt, appetitlos und körperlich heruntergekommen, sondern auch beruflich durch diese Störungen schwer gehandikapt: Nachdem langwierige Behandlungen, sowohl mit Antibiotika als auch mit anderen »scharfen Geschossen«, die Sache eher verschlimmert hatten, war er nun angsterfüllt. »Herr Doktor, ich werde doch nicht Krebs haben?«

Zuallererst bestimmte man im Krankenhaus viele notwendige Diagnosewerte und vor allem das »IgA« des Patienten. Dazu wurde sein Speichel untersucht, in dem sich, wie auch bei der Kontrolle der Tränenflüssigkeit, massenhaft Antikörper vom Typ »Immunglobulin A« fanden. Sie wiesen auf eine hochentzündliche Erkrankung des Darmes, vor allem der Darmschleimhaut, hin. Weitere eingehende Untersuchungen, einschließlich einer Röntgenkontrolle, bestätigten den Befund: »Unspezifische entzündliche Magen-Darm-Affektion«. Der Patient konnte beruhigt werden: Von Krebs keine Rede. Ihm fiel ein Stein vom Herzen!

»Ganze Heerscharen von Darmgestörten«

»Ganze Heerscharen solcher Patienten kommen zu uns«, sagt Dr. Walther Zimmermann, emeritierter Chefarzt des Krankenhauses für Naturheilweisen.

Seit Jahren werden diese gequälten Menschen hier einer Therapie unterzogen, die geradezu lächerlich einfach aussieht – und doch so erfolgreich ist: Sie bekommen vor allem Bitterstoffdrogen, kombiniert mit einer bestimmten Diät.

In Messungen des IgA während der Behandlungen kann man das Abklingen der Entzündung eindeutig feststellen. Die Antikörper, zuerst vom Körper in heller Aufregung massenhaft produziert, kehren in den Normbereich zurück. Der Darm hat sich »beruhigt«.

Auf einem Kneipp-Kongreß in Bad Wiessee konnte Dr. Zimmermann Kollegen Röntgenaufnahmen der so behandelten »Gedärme« - vorher und nachher - zeigen. Sie waren einfach verblüffend. Seit Jahren wird von Zimmermann und seinen Mitarbeitern beobachtet, daß Bitterstoffe (Amara) sowohl bei rheumatischen Erkrankungen wie bei entzündlichen Darmleiden sehr positive Wirkungen entfalten. Und schon seit 1977 äußert der Chefarzt die Vermutung, daß Bitterstoffdrogen auch eine Wirkung auf das Immunsystem des Menschen haben. Heute sind diese Pionierarbeiten durch Forschungsergebnisse »hart belegt«.

»Stars« der Pflanzenheilkunde

- Die Bitterstofftherapie erfolgt mit Hilfe einiger »Stars« der Pflanzenheilkunde, wohldosiert natürlich: voran Wermut (Absinth), Artischocke, Gelber Enzian, Tausendgüldenkraut, Chinarinde, dazu Isländisches Moos, Löwenzahn, oft auch Erdrauch, Ingwer. Und ganz besonders – weil sie nachweislich auf mehreren Ebenen wirkt, entzündungswidrig, die Schleimhaut schützend und immunologisch stimulierend: die »Teufelskralle« (Harpagophytum). Da sie aber so scheußlich schmeckt, gibt man sie heute auch in Kapseln.

Schon nach 14 Tagen wurde bei manchen Patienten von Dr. Zimmermann (im Röntgenbild erkennbar) die zerstörte Dünndarmschleimhaut wieder aufgebaut. Gute Erfolge erzielen die Ärzte auch bei »Strahlen-Kolitis« mit der Teufelskralle.

Die größte Kontaktfläche des Menschen – der Darm

Der Volksmund sagte immer schon: *»Der Tod sitzt im Darm«*. Tatsächlich haben viele Krankheiten, die zum Tode führen können, ihren Ursprung in Störungen des Darms und seiner wunderbaren Balance und Ordnung. Und – das ist immunologisch bewiesen – ein großes Stück Gesundheit steckt in unserem Darm!

Der Darmtrakt hat eine Oberfläche von 200 bis 300 Quadratmetern und bildet damit die »größte Kontaktfläche« des Menschen mit seiner Umwelt. Und unser größtes sekundäres Immunorgan! Erst allmählich spricht es sich herum, welche elementare Rolle unser Darm und die Darmflora im Zusammenhang mit dem Immunsystem und der Infektabwehr spielen. Das geschieht auf zwei Ebenen:

Fast autonome Darm-Immunologie

- Die Wissenschaft weiß heute, daß der Darmtrakt über ein Abwehrsystem verfügt, das fast autonome Leistungen vollbringen kann: Er hat ein humorales System (über die Körperflüssigkeiten) ebenso wie ein zelluläres (über die Zellen).

Dringen in den Darm Antigene (Fremdstoffe aller Art) ein, welche die Abwehr als gefährlich ansieht, so bilden sich T-Lymphozyten und B-Lymphozyten und mit deren Hilfe massenhaft Antikörper, nämlich die schleimhautschützenden Immunglobuline vom Typ A. Ein Teil von diesen Antikörpern gelangt in das kreisende Blut, die größere Menge aber wird durch die Schleimhäute in der *Darmwand* abgesondert und überzieht sie mit einem sogenannten Antibodypainting, einem *antiseptischen Anstrich,* einer regelrechten *Immunbarriere.*

Diese Schutzwand vermag beim gesunden Menschen die Schleimhaut recht gut vor dem Eindringen krankmachender Erreger zu schützen.

So ganz genau weiß man zwar noch nicht, was da abläuft, man nimmt jedoch an, daß das IgA sowohl gefährliche Bakterien als auch Viren neutralisiert und unschädlich macht, die Aufnahme von Toxinen (Giftstoffen) verschiedenster Art verhindert und die großen Freßzellen, die Makrophagen, stimuliert.

Wahrscheinlich bestreiten die IgA-Antikörper etwa die Hälfte der ganzen Antikörperproduktion des menschlichen Organismus. Wenn im Darm eine Infektion entsteht oder sich eine Entzündung bildet wie bei Willy A. am Anfang dieses Abschnittes, dann versucht das Immunsystem des Darmes, massenhaft IgA herzustellen, um die Eindringlinge unschädlich zu machen.

- So wie die Abwehrzellen sonst im Knochenmark »geboren« werden, so bilden sich also auch T- und B-Zellen sowie deren Antikörper und die Makrophagen zum Teil *direkt in der Darmwand,* in den sogenannten *Peyerschen Plaques oder Platten.*

Diese Keimzellen sind kugelige Gebilde, die sich so rund wie ein Kirchengewölbe nach außen wölben und die man deshalb »Dom« nennt. Am dichtesten finden sie sich in der Schleimhaut des Blinddarms und in den unteren Teilen des Dünndarms.

Schon in der 24. Woche der embryonalen Entwicklung findet man sie, bei der Geburt sind es rund 100 solcher Platten, zur Zeit der Pubertät etwa 250, dann werden sie wieder weniger, aber selbst bei den Über-90jährigen fand man noch etwa 100 solcher »*Abwehrnester*«.

Viele der fertig entwickelten Lymphozyten wandern später in das Bindegewebe unter der Darmschleimhaut, das mit Blutgefäßen und Nerven versorgt ist, und von hier aus weiter – und damit schützen sie nicht nur einzelne Darmabschnitte besonders gut, sondern gelangen darüber hinaus in andere Organe und »bewachen« dort die Schleimhaut, z. B. im Mund und im Genitaltrakt, vor allem von Frauen. Nachzuweisen sind sie dann, wie gesagt, auch im *Speichel* und *in den Tränen.*

Es ist übrigens eine Tatsache, daß im Dünndarm höchst selten Krebsgeschwülste oder Metastasen wachsen. Man vermutet, daß die große Anzahl von Lymphozyten und Freßzellen in der Darmwand dafür mitverantwortlich sein kann.

Die Darmflora – A und O der Gesundheit

Mehr als 400 verschiedene Keime werden im menschlichen Darm nachgewiesen. Dazu kommt noch bei *jeder Mahlzeit* die Zufuhr zahlloser »Antigene«; denn Nahrung ist ja eigentlich eine »Zusammenballung von Fremdkörpern« und auch mitnichten keimfrei. Wenn der Darm gesund ist und der Organismus tadellos funktioniert, geht alles reibungslos. Erste Störzeichen sind oft Allergien.

Das A und O der Gesundheit ist deshalb eine *gesunde Darmflora!* Sie hat die Aufgabe, die Nahrungsmittel in ihre wertvollen Nährstoffe aufzuspalten und dem Körper zuzuführen, aber auch die Darmschleimhaut selbst zu »ernähren«, sie funktionsfähig zu erhalten. Außerdem hilft sie bei der Bildung der unentbehrlichen B-Vitamine mit.

Die »guten« Darmbakterien sorgen dafür, daß dem Blut durch die Darmwände Substanzen zugeführt werden, die *antibiotisch* wirken, also Krankheitserreger direkt abtöten. Durch die Einstellung eines *guten »Darmmilieus«* werden somit auch schlechte, krankmachende Mikroorganismen in ihrem Wachstum gehemmt, die dem Körper sonst schwer schaden könnten.

Mit anderen Worten:

- Die Darmflora ist erstens dafür zuständig, daß im Verdauungstrakt – im Zusammenspiel mit dem ganzen menschlichen Organismus – ein sogenanntes *intestinales (Darm-) Ökosystem* besteht, dessen Gleichgewicht für die Gesundheit des Menschen lebensnotwendig ist.
- Zweitens erhält und stimuliert aber die Darmflora auch die *Immunreaktion des Darmes.*

Rohkost stellt die Darm-Ökologie her

Wie Dr. Zimmermann feststellt, ist *Rohkost* besonders gut geeignet, die ökologische Balance unseres Innenlebens wiederherzustellen.

Er gibt sie seinen Patienten als »Medizin« – Obst, Gemüse, Salate, alles roh geraspelt, Nüsse, Kokosflocken, Müsli, auch mal Popcorn, je nach Jahreszeit.

»Es gibt nichts«, sagt er, »was den Darm so stark zur Sekretion anregt wie Rohkost – und das hat auch eine *immunologische Wirkung.*«

Sehr gefährliche Chemotherapie

Nun ist es aber auch schon lange bekannt, daß *Chemotherapie* und *vor allem Antibiotika* sich auf die Mikroflora im menschlichen Darm sehr negativ auswirken können, weil sie diese »Ökologie« im Darm verschieben.

Oft kommt es dann zu schwerwiegenden Veränderungen der Darmschleimhaut mit Durchfällen oder sogar mit Kolitis. Manchmal ist die Antwort sogar eine Super-Infektion!

Wenn nun Menschen Vergiftungen erleiden, das kann z.B. durch hohen Cadmiumgehalt vor allem in der Nahrung oder in Zigaretten geschehen, durch exzessiven Alkoholkonsum, durch bestimmte Medikamente wie starke Schlafmittel oder Cortison-Präparate, durch Azetylsalizylsäure (Aspirin usw.), aber auch durch verschiedene Rheumamittel sowie alle Zytostatika (Zellgifte zur Krebsbehandlung), dann sehen Ärzte im Krankenhaus oft den völligen Zusammenbruch der Darmabwehr!

Denn auch auf die wertvolle Darmflora selbst wirkt das IgA wie ein Ordnungshüter. Ist die Flora durch Gifte vernichtet, besonders auch Antibiotika, dann zerstört das den »Barriere-Effekt« des IgA. Antibiotika machen *die Abwehr und das Ökosystem* des Darmes kaputt.

- Statt der scharfen Munition kann hier oft die Behandlung mit Hefezellen (z. B. »Perenterol«) helfen. Man gibt sie selbst bei hartnäckigen Durchfällen, und tatsächlich läßt sich meist schon nach drei bis vier Tagen messen, daß das IgA zugenommen hat.
- Aber auch die schon im Kapitel »Tschernobyl« erwähnten »Chufas-Nüßli«, täglich zwei Eßlöffel, sind ein vorzüglicher Verdauungsregulator.

Tee »zur Ordnung der Verdauung«

(Vor dem Essen!)

Löwenzahnwurzel	20,0 g
Wermutblätter	20,0 g
Tausendgüldenkraut	20,0 g
Pfefferminzblätter	20,0 g
Zitronenverbene	20,0 g
	100,0 g

Von dieser Mischung »drei Finger voll« in eine große Tasse geben, einen Viertelliter sprudelnd-kochendes Wasser darauf, zudecken, zehn Minuten ziehen lassen, abseihen. Zweimal täglich vor den Hauptmahlzeiten trinken. (Von Apotheker Dr. Ralph-Eric Koch, München.)

Unsere Gesellschaft ist »darmfixiert«

Ein kluger Arzt hat einmal gesagt, unsere Gesellschaft sei so »darmfixiert«, daß manche Leute sich weit besser an die Entwicklung ihrer Verdauungsstörung erinnern könnten als an den Geburtstag ihres Partners. Und doch gehen Menschen oft zu spät zum Doktor, wenn sie's »im Darm haben«.

Viele Dinge führen zu Darmerkrankungen: eine familiäre Veranlagung, eine ungesunde Lebensweise mit widernatürlicher Ernährung, Alkoholmißbrauch, Infektionen oder Streß.

Deshalb hier noch ein paar wertvolle Zusatzinformationen:

- Jeder Dritte über 50 Jahren entwickelt in den Industrieländern eine *Divertikulose* – das sind sackförmige Ausstülpungen des Darms. Einer von sieben bekommt Entzündungen, *Divertikulitis,* die im Extremfall zu einem Durchbruch der Darmwand führen können, sehr oft aber Krämpfe und starke Schmerzen verursachen. Da sich in den »Ausbuchtungen« häufig Reste des Darminhaltes festsetzen, vergrößert diese Krankheit auch das Krebsrisiko. Ballaststoffe, komplexe Kohlenhydrate, Obst, Gemüse, vor allem Karotten, »putzen« hier durch.
- Unglaublich oft plagt ein *Reizkolon* die Menschen mit schweren Bauchkrämpfen, die begleitet werden von Blähungen und Durchfall oder Verstopfung. Organisch ist dann manchmal gar nichts zu finden – außer einer schweren Störung der Darmeigenbewegung, der Peristaltik. Man rechnet damit, daß bis zu 20 Prozent der älteren Menschen an solch einem Reizkolon leiden. – Dr. Norton Greenberger, Kansas City, hat festgestellt, daß gut die Hälfte dieser Menschen zwei- bis dreimal soviel Zucker als

»normal« ißt, daß besonders *Zucker* + *Koffein* (in Cola-Getränken z. B.) bei Empfindlichen zu Darmkrämpfen führt.

- Die Fachleute wissen längst, daß nachts auch *der Magen »mitschläft«.* Bei Röntgenaufnahmen in den frühen Morgenstunden (wenn Patienten doch noch abends etwas gegessen haben) ist der Magen oft noch fast gefüllt, während er sich tagsüber schon nach vier bis fünf Stunden entleert. Deshalb gilt der Rat: Grobe, schwerverdauliche Nahrung – auch Frischkornmüsli und grobes Vollkornbrot – lieber nicht morgens essen, in den »noch nicht ausgeschlafenen Magen hinein«, sondern zum Frühstück *leichte Eiweißkost,* Topfen oder ein Stückchen kaltes Fleisch oder ein Ei, mit gut ausgemahlenen Vollkornbrötchen, Vollkorntoast oder Knäckebrot.
- Schwangere, die sehr oft Magen-Darm-Beschwerden haben, zumal Sodbrennen, sollten stets leicht und eiweißreich und fettarm essen, auf fünf bis sechs kleine Portionen verteilt und mindestens zwei Stunden vor dem Einschlafen nichts mehr. Statt Frischmilch lieber Joghurt, Sauermilch, Quark, zur Förderung der Verdauung »Chufas-Nüßli« oder rohe geriebene Karotten mit etwas Zitronensaft und Öl oder etwas Traubenzucker. *Alkohol sollten sie unbedingt meiden.* Keinesfalls dürfen Schwangere mit Verdauungsstörungen Abführmittel nehmen, die Aloe enthalten; denn damit können sie einen Abgang riskieren!

Was viel und was wenig bläht

- Es gibt Zusammenhänge zwischen manchen Darmkrankheiten und Rheuma (siehe auch Dr. Zimmermann). Bei chronischen Durchfällen (für die keine andere Ursache gefunden wird) genügt es mitunter schon, die *Frischmilch* vom Speisezettel zu streichen. Wer daneben auch noch

Gelenkschmerzen (»Rheuma«) hat, der sollte, so empfiehlt Professor Dr. Gerhard Volkheimer, Berlin, mal ganz auf Putenbrust, Hühnerbeine und Hasenfleisch verzichten. Das hilft offenbar öfter, als man denkt.

- Da vielen Leuten das *Enzym Laktase* fehlt, das im Dünndarm aktiv wird, sollten sie bei Laktasemangel (ist im Blut feststellbar) weder Rohmilch noch Speiseeis essen.
- *Blähungen,* die viele Menschen teuflisch zwicken, wurden in den letzten Jahren »wissenschaftlich untersucht«. Unter anderem von dem US-Professor Michael Levitt. Danach sind durchschnittlich 14 *Winde am Tag »normal«.* Was wesentlich darüber liegt, kann man (laut »Medical Tribune«) mit Diät recht gut im Zaum halten. Der Verzicht auf das Trinken frischer Milch sollte auch hier obenan stehen. Ferner sollten Weizenprodukte, süße Getränke (Limos oder Fruchtsäfte), frisches Brot und Hefegebäck gemieden werden. Bohnen, Zwiebeln, Kohl, das ist meist bekannt, aber auch Soja, Haferflocken und Kartoffeln in größeren Mengen können stark blähen. Reis und Reisstärke blähen überhaupt nicht.

Und hier von Professor Levitt noch eine kleine Liste von Nahrungsmitteln, *die wenig Winde erzeugen:*

Fleisch, Huhn, Fisch, Salat, Gurke, Blumenkohl, Brokkoli, Tomate, Spargel, Zucchini, Oliven, Honigmelone, Trauben, Beeren, Reis, Kartoffelchips, Nüsse, Eier, Schokolade ohne Milch und Fruchteis ...

Unsere »äußere Hülle«, ein Wunderwerk der Natur, hat auch Abwehrfunktionen

Was ist das?

- Es hat eine Fläche von zwei Quadratmetern und ein Gewicht von viereinhalb Kilo. Auf *jedem* der 20000 Quadratzentimeter finden sich etwa sechs Millionen Zellen, 5000 Sinneskörperchen, 200 Schmerzrezeptoren, 95 Druckrezeptoren, zwölf Kälterezeptoren und zwei Wärmerezeptoren, 100 Schweißdrüsen und 20 bis 40 Talgdrüsen.
- Jeder Quadratzentimeter ist auch von feinen Gefäßen versorgt, die eine Gesamtlänge von je 90 Zentimeter haben. Es ist sozusagen, bis auf Ausnahmen, »wasserdicht«, und es hat die Fähigkeit, uns vor Fremdstoffen, Mikroben, Bakterien, Pilzen abzuschirmen, ihr Wachstum und ihre Vermehrung zu hemmen und sie sogar abzutöten.
- Es bewahrt uns vor den Strapazen der Umwelt, reguliert maßgeblich den Stoffwechsel der Innenwelt mit und steuert viele Körperfunktionen. Seine Widerstandsfähigkeit und »Reißfestigkeit« hält einer Belastung von 90 Kilo pro Quadratzentimeter stand – und übertrifft damit angeblich sogar Eisen.

Sie haben es natürlich längst erraten: Das beschriebene Wunderwerk der Natur ist unsere »äußere Hülle«, unser lebenslänglicher Schutz, *unser »vielseitigstes Organ« – unsere Haut!*

Die Haut ersetzt zum Teil den Thymus

Lange Zeit wurde schon vermutet, daß die Haut direkt mit dem Immunsystem zu tun haben müsse. Aber es fehlten die wissenschaftlichen Beweise. Seit kurzem aber weiß die Forschung: *Die Haut selbst ist ein wichtiges Abwehrorgan.*

Amerikanische Molekularbiologen entdeckten, daß die Haut des *Erwachsenen* in erheblichem Maße die Aufgaben der Thymusdrüse übernimmt. Wie Sie im Anfangskapitel ausführlich erfuhren, liebe Leser, ist der Thymus jenes primäre Immunitätsorgan, das die aus dem Knochenmark »geschlüpften«, noch unreifen T-Lymphozyten für ihre kommenden Aufgaben – als Helfer-, Killer-, Suppressor- und Gedächtniszellen – schult.

- Nun hat man herausgefunden, daß von der Zeit an, wo der Thymus schrumpft und seine Funktionen nachlassen, die T-Lymphozyten in wachsender Zahl in der Haut zu finden sind. Dort werden Hormone gebildet, die jenen des Thymus sehr ähnlich sind.
- Diese Hormone und die sogenannten *Langerhans-Zellen* in der Haut sind dafür zuständig, daß die T-Lymphozyten auch hier, »vor Ort«, ausreifen und sich vermehren können. Die Langerhans-Zellen sind der erste Schritt des Immunsystems, Giftstoffen, die von außen auf die Haut kommen, entgegenzutreten.

Dazu Dr. Richard L. Edelson von der Columbia University: »Jetzt ist klar geworden, daß Haut und Thymusdrüsen strukturell und funktionell sehr ähnlich sind.« – Erst unter Mitwirkung der Haut entstehe die volle Abwehrkraft des Immunsystems. Werden nun die Langerhans-Zellen empfindlich geschwächt, dann wird die Bildung der wichtigen *T-*

4-Helferzellen gehemmt. (Darüber im Zusammenhang mit UV-Strahlen später noch ausführlicher.)

Unsere Haut, ein »Sensibelchen«

- Da die Haut in pausenlosem Kontakt zu unserer Außenwelt steht, ist sie natürlich unsere allererste Verteidigungslinie. Gleichzeitig aber reagiert sie wie ein Seismograph, wie ein richtiges »Sensibelchen« auf alles, was in unserem Innern vor sich geht.

Freuen wir uns, geht es gut, sieht sie rosig und straff aus, fühlen wir uns elend, wirkt sie grau und müde. Vorstufen einer Immunschwäche setzen »Zeichen« auf unsere Haut. Typisch dafür ist das »Herpes-Bläschen«, das viele Frauen alle vier Wochen bekommen, wenn ihr Hormonspiegel absinkt (was auch mit dem Immunsystem zu tun hat), und Männer oft, wenn sie an Übersäuerung des Magens leiden.

Älteren Leuten, deren Immunsystem »abschlafft«, wachsen zunehmend Pigmentflecken, Warzen, hornende Hautschichten.

Umgekehrt zeigt der *»flush«* liebender Menschen auf dem Höhepunkt sexueller Erregung, jene spontane heftige Hautröte mit Hitzegefühl, daß wir vor lauter Liebesbegeisterung reichlich Streßhormone ausgeschüttet haben. Aber auch die *»fliegenden Hitzen«,* die Wallungen einer Frau in den Wechseljahren, haben natürlich etwas mit Hormonen zu tun …

Verbindung mit Gehirn und Zentralnervensystem

- Schon lange weiß man, daß die Haut ein »Ausdrucksorgan« ist, das seelische Vorgänge widerspiegelt.

Der Volksmund sagt aus gutem Grund, »es ist mir unter die Haut gegangen«, »ich möchte nicht in seiner Haut stecken« usw. Psychologen sprechen, gewiß mit vollem Recht, von der Haut als Austragungsort innerer Konflikte (»sie erbleichte«, »er wurde schamrot«).

Die Haut reagiert manchmal blitzschnell auf emotionalen Streß. Hautausschläge, Nesselfieber, Pickel, Kopfschuppen, alles das wird eng mit dieser Wechselbeziehung in Verbindung gebracht. Es gibt mehrere Hautkrankheiten, von denen man heute weiß, daß sie zumindest *auch* eine psychische Komponente haben.

Das klassische Beispiel dafür ist die Neurodermitis, an der immer mehr sehr junge Menschen erkranken. Interessant ist in diesem Zusammenhang, daß *die Haut* und das *Zentralnervensystem* sich im Embryo aus der gleichen Keimanlage entwickeln.

Sie haben ja am Anfang dieses Abschnittes gelesen, daß die Hautoberfläche viele Millionen kleiner Sinnesorgane und Empfindungspunkte enthält. Zu ihnen gehört auch eine Vielzahl von Rezeptoren, die direkt mit dem Gehirn und dem Zentralnervensystem verbunden sind.

Pfarrer Kneipp erkannte die Wirkung der Hautreize

Die meisten funktionellen Reize gehen über die Haut, das haben besonders die Naturheiler sehr früh erkannt, wie beispielsweise Pfarrer Kneipp. An sich selbst heilte er eine Tuberkulose mit kalten Wassergüssen, und später bewies er an zahllosen Patienten, daß schon relativ geringfügige Hautreize eine große Wirkung auf den ganzen Körper und viele innere Organe ausüben. Aber auch: daß diese Reize *die kör-*

pereigene Abwehr steigern und uns vor Infekten und Erkältungen bewahren können.

- Der *Schutz der Haut* geht also nicht nur nach außen, sondern wirkt auch nach innen. (In einem späteren Abschnitt dieses Kapitels noch mehr über »Abhärtung« auf dem Weg über die Haut.)

Eine Spezialität der Naturheilkunde, die auf dieser Erkenntnis des tiefwirkenden Hautreizes basiert, ist die »Ausleitung« durch Schwitzen, örtliche Erhitzung (z. B. Moxa), Aderlässe oder Erzeugung von künstlichen Hautausschlägen. »Esophylaxie« nannte man schon in den 20er Jahren »die nach innen gerichtete« biologische Schutz- und Heilfunktion der Haut.

Kontaktekzeme – eine Überempfindlichkeit

Eine Menge Hautkrankheiten stehen eng mit dem Immunsystem in Verbindung. Bei den Allergien habe ich schon einmal ausführlich darauf hingewiesen. Das typische Beispiel ist das *Kontaktekzem:* Hier stellen nach neuen Erkenntnissen die Langerhans-Zellen den Kontakt des Allergens mit den Lymphozyten, den Abwehrzellen, her. Das ins Unterhaut-Netz eingedrungene Allergen, sagen wir mal Nickel oder Chrom, verbindet sich mit der Oberfläche der Langerhans-Zellen, und erst dann findet der Kontakt mit den Abwehrzellen statt, die nun »überempfindlich« reagieren.

Die Langerhans-Zellen »servieren« gewissermaßen wie ein Kellner das Allergen den Abwehrzellen zur Speise. Merkwürdig ist auch dies:

- Kontakt-Allergien entstehen nur dann, wenn der Mensch ein intaktes Lymphsystem hat. Ist die Haut und sind mit ihr schon viele Langerhans-Zellen z. B. durch UV-Strahlen (Sonnenbrand) geschädigt, dann entstehen in diesen Arealen keine Kontakt-Allergien mehr.

Daß der Ausfall der Langerhans-Zellen *die Abwehr schwächt,* versucht man neuerdings bei *Transplantationen* zu nutzen: Die Empfänger- und Spendergewebe werden zuerst mit UV-Licht bestrahlt (bei Hautübertragungen etwa). Tatsächlich wurde solches vorbehandelte Gewebe ohne Langerhans-Zellen nach Transplantationen im Test viel *später* erst abgestoßen. Aber alle diese Forschungen sind noch im Versuchsstadium. Immerhin: Die Methode wäre »biologischer« als eine Immunsuppression, eine Unterdrückung der Abwehr, mit starken Medikamenten!

Die Haut als Vermittler von Arzneien

- Wie effektiv die Haut als »Vermittler« ist, das beweist auch die Tatsache, daß die Pharmaforschung mehr und mehr Wirkstoffe entwickelt, die »transdermal« eingesetzt werden. Das heißt, sie werden als hochwirksames Arzneimittel-Pflaster auf die Haut geklebt, welche dies Medikament dann ganz gleichmäßig ins Körperinnere abgibt. Dabei wird der Magen-Darm-Kanal nicht mehr belastet, und außerdem kommt die Arznei nicht wie bei Pillen oder Spritzen »schubweise« in den Körper, sondern gleichmäßig über 24 Stunden verteilt.

Bei Herzmitteln ist diese elegante Methode schon fortgeschritten, auch bei einem Wirkstoff gegen die Reisekrankheit. Zahlreiche andere Arzneipflaster sind in der Erprobung. Wie gut die Haut als Leiter ist, beweist z. B. die Tatsache, daß das Herzmedikament sogar dann wirkt, wenn das Pflaster statt über das Herz etwa ans Bein geklebt wird!

Tips zur Hautpflege

Einem so guten Freund und Helfer wie der Haut, das ist klar, darf man erstens nicht mutwillig Schaden zufügen, und man muß sie zweitens auch *pflegen.* Von der Sonne, ihrem Gebrauch und Mißbrauch, wird später noch die Rede sein. Hier aber sind einige Ratschläge von Experten zur Hautpflege.

- Viele Deutsche *waschen* sich zuviel oder, besser gesagt, nehmen zu viele, zu *scharfe chemische Reinigungsmittel* für die Haut. Wer täglich badet oder heiß duscht, laugt ohnedies die Haut aus. Deshalb: Äußerste Zurückhaltung mit stark schäumenden Dusch- oder Badepräparaten! Sie schaden der Haut und schwächen die Abwehr. Meist genügt es, sich gründlich mit warmem Wasser abzuwaschen. Aber immer – das ist das Wichtigste – muß hinterher *kalt abgewaschen* oder abgebraust werden! Das schließt die Poren und durchblutet die äußere Hautschicht gut, und mit dieser Durchblutung ist eine Anregung der Kapillartätigkeit verbunden, die bis in die Tiefe wirkt.
- *Seifen* sollte man nie nach Duft, sondern nach Qualität kaufen – ebenso wie die Bodylotion oder das Rasierwasser. Als Seife empfiehlt sich eine, die nicht mit Natrium-Carbonat hergestellt ist, sondern mit Kalium, das wäre z. B. eine ganz schlichte Kokosseife, wie man sie in Dritte-Welt-Läden kaufen kann. Alkalifreie Seifen oder alkaliarme haben zwar die Eigenschaft, daß sie schnell weich werden, »seifig« im Schüsselchen liegen und rasch verbraucht sind, aber – sie sind die *hautfreundlichen.*
- Wer zu trockener Haut neigt, sollte immer für »Rückfettung« sorgen. Normalerweise braucht eine *gesunde Haut das nur nach Strapazen. Aber der alternde Körper* freut sich über Fette, am besten auf Milchbasis, die mit bestimmten Pflanzenextrakten vermischt sind, wie z. B. aus der Iriswurzel, die Saponine enthält, ebenso wie aus

Schlüssel- und Gänseblümchen, die auch saponinhaltig sind und eine gute Oberflächenverteilung haben.

- Dermatologen halten es für einen ziemlichen Unsinn, daß jede Frau automatisch nachts eine Fettcreme und tagsüber eine »Mattcreme« nimmt. Denn der Mensch ändert ja seinen Hauttyp nicht vom Tag auf die Nacht. Richtig wäre: der trockenen Haut Tag und Nacht Fett zu geben und der fetten Haut eben weniger Fett zuzuführen. Jede gute Kosmetikerin macht heute den dazu erforderlichen Hauttest.
- Zu »Kritik und Vorsicht« raten die Experten bei Produkten, die marktschreierisch mit »Natur und Leben«, sprich *»bio«,* werben. Auch die Bezeichnung *»Naturkosmetik«* sagt nicht viel aus – weil sie nicht gesetzlich geschützt ist und unter diesem Namen praktisch alles verkauft werden kann. Tatsächlich, so stellt der Direktor der Universitäts-Hautklinik und Poliklinik in Bonn, Prof. Dr. med. H. W. Kreysel, in einer Broschüre der Arbeitsgemeinschaft der Verbraucherverbände fest, »enthalten viele sogenannte Bio- und Naturkosmetika auch zahlreiche chemische Zusätze und Stoffe wie Konservierungsmittel, die auf der Haut schädlich wirken können«.

Durch die geänderte *Kosmetik-Verordnung* vom 23.7.1986 sind sage und schreibe zugelassen: 183 Farbstoffe, 64 Konservierungsmittel sowie 67 sonstige Chemikalien, also 314 Substanzen, die wir unserer Haut antun! Es ist schier unglaublich, daß im Gegensatz zu vielen anderen Ländern bei uns die Kosmetikhersteller immer noch keine Inhaltsangaben aufdrucken müssen. Man kauft also nach wie vor für viel Geld »die Katze im Sack«. Wirklich ein Skandal, daß sich noch keine politische Partei dieses Problems angenommen hat!

Gänseblümchen-Tinktur

Dr. Walther Zimmermann, emertitierter Chefarzt im Krankenhaus für Naturheilweisen, München, schenkte seinen Patientinnen zum Abschied gern das Rezept für ein vorzügliches *Gesichtswasser:* 100 Köpfchen von Gänseblümchen in 100 ccm 40%igem Alkohol vier Wochen in der Sonne in einer Flasche stehenlassen, abseihen. Das kann man von März bis November das ganze Jahr frisch machen. »Das beste Mittel gegen Fett-Haut, Seborrhöe und Akne.«

Ein Tee zur Anregung der Haut

Stiefmütterchenkraut	20,0 g
Haferstroh	10,0 g
Zinnkraut	20,0 g
Isländisches Moos	5,0 g
Walnußblätter	10,0 g
Hauhechelwurzel	25,0 g
Sarsaparillwurzel	10,0 g
	100,0 g

Von dieser Mischung »drei Finger voll« in eine Viertelliter-Tasse, mit sprudelnd-heißem Wasser übergießen, zudecken, 15 Minuten ziehen lassen, morgens nach dem Aufstehen trinken. Regt die Haut und den Stoffwechsel an, hilft auch jenen zur »Entquellung der Haut«, die früh mit »geschwollenem Gesicht« aufwachen! (Von Apotheker Dr. Ralph-Eric Koch, München.)

Gute Sonne, böse Sonne

Wie man unseren »Lebensspender« zum Vorteil gebrauchen und zum Nachteil mißbrauchen kann

Wir Nord- und Mitteleuropäer sind, zugegeben, mit Sonne nicht reich gesegnet. Kein Wunder, daß wir sie »anbeten«, sobald sie sich blicken läßt. Aber – langsam sollte es sich herumgesprochen haben – die Sonne, unser Lebensspender, hat im wahrsten Sinne des Wortes ihre Licht- und Schattenseiten!

Positiv: Die Sonne bringt, im richtigen Maß genossen, das ganze Hormonsystem in Schwung, regt Stoffwechsel und Kreislauf an. Jeder von uns hat das schon wohlig am eigenen Leib verspürt. (Siehe auch Abschnitt »Licht«.)

Professor Dr. Dr. Siegfried Borelli, Direktor der Dermatologischen Klinik und Poliklinik der TU München: »Mit zeitlich genau bemessener und ärztlich verordneter Sonnenbestrahlung läßt sich *das Immunsystem günstig beeinflussen.* Auf bestimmte immunsystematische Krankheiten, wie die atopische konstitutionelle *Neurodermitis,* das endogene Ekzem (auch Milchschorfekzem und Asthmaekzem), kann man bei gegebener trockener Luft und damit Verminderung des Schwitzens positiv einwirken.

Die Erfahrung, daß *in Höhenlagen* das Immunsystem von Patienten stimuliert wird, nutzen wir auch für die Nachbehandlung von Melanomen, bösartigen Pigmenttumoren. Es ist völlig falsch, zu unterstellen, daß etwa ein Patient, der einen derartigen Hauttumor hatte, der voll entfernt wurde, nunmehr nicht in die Sonne und vor allem in hochalpine Lagen zu einer ärztlich kontrollierten Nachbehandlung reisen dürfte.«

(Wie schon im Kapitel »Allergie« erwähnt, hat die Dermatologische Klinik der TU München in Davos eine Tochter-Klinik, das »Alexanderhaus«, in dem viele Haut- und Allergie-Kranke gesund gemacht werden.)

Exzessive Sonne schädigt das Immunsystem

Jeden Sommer kann man jedoch die »Schattenseiten« der Sonne sehen – überall dort nämlich, wo die Leute sich exzessiv und hemmungslos viele Stunden nacheinander am Wochenende oder im Urlaub »grillen« lassen wie die Brathühner.

Deshalb möchte ich ausführlich auf den »Sonnenmißbrauch« eingehen und auf die Gefahren, die er mit sich bringt. – In einem Satz:

Brennende Sonne und auf die Dauer *macht das Immunsystem kaputt,* schwächt damit auch die Abwehr gegen Infektionen und fördert nachweislich Krebs!

Als der Schleier fiel, bekamen die Frauen Krebs

Überall auf der Erde, wo Menschen in der sengenden Sonne *arbeiten* müssen, ziehen sie sich von Kopf bis Fuß Kleider über, »vermummen« sie sich oft genug regelrecht. Fischer und Obstpflücker, Bäuerinnen und Bauarbeiter tragen in südlichen Ländern lange Ärmel und einen möglichst großen Hut weil sie wissen, die Sonne kann ihnen sehr gefährlich werden.

Die anderen aber, die sich in der Sonne »erholen« wollen, die Sonne als Medium zum »guten Aussehen« benutzen – weil der Multimillionär Onassis einmal gesagt hat, ein Erfolgsmensch sei »immer braungebrannt« –, die ziehen sich möglichst total aus und rösten sich bis zum Geht-nicht-mehr.

- Die Folge ist eine erschreckende Zunahme von *Hautkrebsen,* welche durch UV-Strahlen bedingt sind!

Zur Illustration der Sonnengefahren: Als Kemal Atatürk in der Türkei den Schleier abschaffte, bekamen plötzlich viele Frauen, deren Lippen vorher nie dem Licht und der Sonne ausgesetzt waren, Lippenkrebse. Bis dahin waren diese den türkischen Männern vorbehalten ...

Jeder Sonnenbrand eines Kindes zählt doppelt!

»Sonnensucht« nennen US-Ärzte dieses Laster, wenn Menschen völlig kritiklos und hemmungslos ihren Leib den unbarmherzigen Strahlen der »lieben Sonne« darbieten. Manchmal möchte man sie wirklich verhauen, jene sorglosen Mütter, die an Meeresstränden, womöglich noch im knallheißen »sonnigen Süden«, ihre niedlichen kleinen blonden Kinder vom ersten Urlaubstag an stundenlang als Nackedeis und sogar ohne Hütchen in der Sonne spielen, am Wasser plantschen und im Sand buddeln lassen!

Abends sind sie dann oft kleine schreiende feuerrote Krebse, haben Fieber, Blasen auf der Haut, schweren Sonnenbrand. Nur um ein »knackiges« Kindchen zu bekommen, nehmen diese dummen Frauen in Kauf, daß ihre Sprößlinge eines Tages als Erwachsene *Hautkrebs* bekommen.

»Die Sonne tut doch so gut«, sagen sie entrüstet, wenn man sie mal anspricht, sie sollten ihren Kleinen lieber etwas überziehen. Wahrscheinlich wissen viele es immer noch nicht:

Jeder Sonnenbrand eines Kindes zählt doppelt!

Blonde sind mehr gefährdet

Stellen wir hier noch mal fest: Die Sonne ist zwar die Quelle allen Lebens auf der Erde – nur sie macht alle Pflanzen grün, doch sie kann sie auch verdorren lassen.

> Die Sonne selbst ist *weder gut noch böse.* Sie ist da, mal stark, mal schwächer, und wir müssen mit ihr richtig umgehen. Ob sie dann eine gute Wirkung hat oder eine schlechte, das hängt ausschließlich *von uns ab!*

- Auch der *Hauttyp* spielt bei der Sonnenempfindlichkeit natürlich eine große Rolle: Blonde oder rothaarige Menschen (oft mit grünen Augen) haben eine Haut, die wenig oder fast gar kein Pigment enthält, ihr Krebsrisiko ist also bedeutend größer!

Zwei Wellenlängen des UV-Lichtes

Die Wissenschaft unterscheidet zwischen zwei Haupt-Wellenlängen des ultravioletten Lichtes: dem längeren UV-A und dem kürzeren UV-B.

Das UV-B-Licht ist weit effektiver und auch gefährlicher als das UV-A-Licht. Dazu muß man wissen, daß das UV-B-Licht am konzentriertesten *zwei Stunden vor und zwei Stunden nach dem höchsten Sonnenstand* – also zwölf Uhr mittags – wirkt.

UV-B-Strahlen können *Zellveränderungen* hervorrufen, besonders die Langerhans-Zellen beschädigen, von denen ich am Anfang dieses Abschnittes berichtete, daß sie maßgebend an der Haut-Immunologie beteiligt sind.

Werden Hautzellen übermäßig bestrahlt, so kommt es aber auch zu strukturellen Veränderungen der *Kernsäure, der DNS,* die Träger unserer gesamten Erbsubstanz ist und verantwortlich für den Stoffwechsel und die Zellteilungen. Solche Zellen können dann *unter UV-Licht absterben.*

Wenn der Reparaturmechanismus versagt

Zwar hat die Natur auch hier für einen *Reparaturmechanismus* gesorgt: Wie man in Zellkulturen feststellen konnte, wurden nach einer mittelstarken UV-Bestrahlung in Bindegewebszellen nach 24 Stunden über 80 Prozent der Genschäden wieder ausgebessert.

Aber das geht nur ein paarmal, dann sind die guten Geister, die solche Reparatur-Kunststücke fertigbringen, *erschöpft.* Die Enzyme werden immer weniger, auch das Immunsystem erlahmt zusehends.

Und wenn nun in der DNS schon ein Schaden besteht, der nicht mehr repariert werden kann oder den die »Reparatur-Kolonne«, weil sie überfordert ist, übersieht, dann gibt die geschädigte Zelle bei ihrer Teilung die fehlerhafte Information an ihre Tochterzelle weiter. Solche fehlerhaften Informationen können – im günstigen Fall – zu *einer vorzeitigen Alterung* der Haut, im schlimmsten Fall zu *Hautkrebs* führen.

- Im »günstigen Fall« bedeutet das also eine *früh welkende Haut* mit vielen Falten. Bemerkung eines Dermatologen: »Die bronzefarbene Schönheit von heute ist die Dörrpflaume von morgen ...«
- Für den »schlimmsten Fall« haben die Experten heute eine Faustregel: Wer als junger Mensch unter 20 *mehr als siebenmal* einen richtigen Sonnenbrand hatte mit Blasen und Hautverbrennungen, der muß jenseits der 40 schon mit einem Hautkrebs rechnen! Und doppelt gefährdet, wie gesagt, sind da *alle Kinder unter zehn Jahren.* »Gebrannte Kinder«, im wahrsten Sinn des Wortes, zählen später zu der Gruppe mit dem größten Krebsrisiko!

Es ist schon ein Mysterium, warum so viele Leute, obwohl sie es besser wissen müßten, Jahr für Jahr an Sonnentagen ihre Haut zu Markte tragen und damit ihr Leben aufs Spiel setzen!

Ronald Reagans Tumor an der Nase

Als man Ronald Reagan während seiner Präsidentschaft an einem Basaliom, einem bösartigen Hauttumor, an der Nase operierte, wurde endlich eine breitere Öffentlichkeit auf das Hautkrebsrisiko im Zusammenhang mit der Sonne aufmerksam. Die großen Nachrichtenmagazine »Time« und »Newsweek« überschlugen sich förmlich mit Berichten über die »Sonnenseuche«, die immer mehr Menschenopfer fordert.

- In den USA rechnet man heute schon damit, daß *einer von sieben* Menschen früher oder später Hautkrebs bekommt.
- Allein für dieses laufende Jahr schätzen die US-Ärzte, daß sie 500000 – also eine halbe Million – Neuerkrankungen diagnostizieren müssen. Die Zahl hat enorm zugenommen.

Um diese – durch falsche »Schönheitsideale« angeheizten – Sonnenexzesse zu stoppen, hat man in Amerika jetzt zusammen mit Werbeagenturen den Slogan kreiert »pale is beautiful« – »blaß ist schön«. Filmstars und andere Massenidole mit »Hautkrebserfahrung« plädieren öffentlich für den »Gespenster-Look« (mit weißem Gesicht). Mal sehen, ob hier eine neue Modemarotte vielleicht mehr Wirkung zeitigt als die Vernunft predigenden leidgeprüften Haut- und Krebsärzte.

Übrigens weiß man heute, daß auch das UV-A-Licht, das vorwiegend *in Solarien* eingesetzt wird, fast genauso krebsfördernd ist wie das UV-B-Licht.

Dermatologen wünschen Solarien ohnedies ganz zum Teufel. Und die Deutsche Dermatologische Gesellschaft hat in Absprache mit dem Bundesgesundheitsamt entsprechend vor der »Sonne aus der Dose« gewarnt.

Der Krebs, der im Gesicht auftaucht

- *Basalzellkarzinome,* wie Reagan eines hat, tauchen zum großen Teil im Gesicht auf: ein Drittel an der Nase, jedes zehnte um die Augen, der Rest an anderen Regionen, wo der Körper häufig der Sonne ausgesetzt wird.

Hautkrebs beginnt oft völlig unscheinbar, als kleines dunkles Pünktchen oder vermeintlicher Leberfleck. Wegen seiner Unscheinbarkeit wird er meist lange nicht beachtet, viel zu lange nicht, oft so lange nicht, daß es schon zu spät ist. Und wenn die Leute dann fleißig weiter exzessiv in der Sonne »braten«, machen sie auch noch die restlichen hilfreichen Immunzellen in der Haut kaputt. (Die amerikanische Krebsgesellschaft hat die Bürger ihres Landes aufgerufen, alle vier Wochen Gesicht und Körper mit Hilfe von Spiegeln auf möglichen Hautkrebs zu überprüfen.)

- Das zweite große Sonnenproblem sind die *»malignen Melanome«,* auch »Schwarzer Krebs« genannt. Sie sind die gefährlichste Form des Hautkrebses. Sie wachsen sehr schnell, bilden Metastasen und befallen heute vor allem Menschen zwischen 30 und 60 – und sie nehmen erschreckend zu. In zehn Jahren um über 100 Prozent – und die Todesfälle um 40 Prozent! Manche Dermatologen befürchten, daß sie zur Volkskrankheit eskalieren.

Besonders gefährdet sind auch hier hellhäutige Menschen, die öfter Sonnenbrände haben. Wenn Melanome erst einmal Tochtergeschwülste gebildet haben, sind sie kaum mehr zu heilen!

Das Ozon-Loch verstärkt UV-Strahlen

Wissenschaftler vermuten, daß an der Häufung der Melanom-Fälle auch die *Zerstörung der Ozon-Schicht* mit beteiligt ist, die wiederum zu einer Verstärkung des UV-Lichtes beiträgt. Und an diesem »Ozon-Loch« in der Atmosphäre sind ausschließlich wir Menschen schuld! Vor allem durch Milliarden von Spraydosen, die jährlich 700 000 Tonnen Treibgase in die Atmosphäre verströmen, wird der Ozon-Mantel, die »Sonnenbrille der Biosphäre«, immer mehr durchlöchert. Die Dauerbestrahlung mit hartem UV-Licht frißt sich in die Haut. Und übrigens auch in die Augen: Außer Krebs sind Netzhautschäden, bis zur Erblindung, die Folge ...

Ratschläge für Sonnenanbeter

Zum Schluß noch einige Ratschläge für Sonnenanbeter:

- Grundsätzlich ganz langsam an die Sonne gewöhnen – anfangs höchstens 20 Minuten »prall«, dann allmählich steigern. Sonst gehen die Zellen kaputt, die unter der Haut liegen, und es erhöht sich auch das Infektionsrisiko, weil die Abwehr geschwächt wird. »Oben ohne« ist für Bleichgesichter besonders riskant!
- Mittags möglichst überhaupt nicht in die Sonne! Vier Stunden – von zehn bis 14 Uhr Normalzeit (Sommerzeit beachten!) – grundsätzlich im Schatten unter Bäumen, unterm Schirm etc. bleiben oder Ausflüge machen, bekleidet und mit großem Hut. Denn Melanome können sich auch *auf der Kopfhaut,* unter den Haaren, bilden! Lange Strandspaziergänge, Sport und Spiele am Strand, vor allem auch mit Kindern, frühmorgens oder gegen Abend.
- Immer Sonnencremes oder -milch *mit hohem Lichtschutzfaktor* nehmen – am Meer oder in den Bergen bis zu 10 oder noch höher. In sehr heißen Zonen (Tropen) ist Hautöl nicht empfehlenswert, weil es einen Hitzestau provozieren kann.

Sehr bemerkenswert: Nach einer neuen Umfrage des Studienkreises für Tourismus suchen immerhin 57 Prozent der 20 bis 30jährigen im Urlaub die Hitze und den fast garantiert wolkenlosen Himmel!

Haut-Streß auch im Winter!

Auch *im Winter* macht die Haut ihren »Streß« durch. Wie Professor Dr. Rüdiger Balda, Zentralklinikum Augsburg, bei einem Vortrag vor Sportärzten feststellte, ist *der Wintersport* eine extreme Belastung für die Haut:

- Licht plus Kälte plus körperliche Überbelastung des »oft untrainierten und urlaubsreifen« Skifahrers, dazu dann womöglich auch noch Alkohol und Schlafmangel, das kann der Haut schwer zusetzen.
- Sie reagiert oft mit einer *Verengung der Blutgefäße* und Mangeldurchblutung, und auf diesen »Haut-Streß« reagiert wiederum der ganze Körper.
- Er kann weniger Abwehrstoffe zur Haut schicken. Die allgemeine Infektionsgefahr erhöht sich, die Haut selbst antwortet »verärgert«. Herpes-Rückfälle, vor allem am Mund, sehen die Ärzte bei Wintersportlern sehr oft.
- Kälte begünstigt übrigens laut Professor Dr. Balda auch die *Bildung von Warzen:* Die Mangeldurchblutung läßt Warzenviren »freie Bahn«. Metzger, die viel in Kühlhäusern arbeiten, haben mehr Warzen als andere Menschen. Auch hier kann eine sehr gute Fettcreme einen gewissen Schutz bieten. Im übrigen geben US-Fachärzte ihren einschlägigen Patienten zur Unterstützung der Reparaturmechanismen Beta-Carotin, *Provitamin A* also, und die *Vitamine C und E.*
- Auch dies zu wissen ist wichtig: Es gibt Medikamente, die als Nebenwirkung die UV-Empfindlichkeit der Haut erhöhen. Wer also »unter Arzneien steht«, sollte vor dem Urlaub unbedingt den Arzt fragen!

Und noch etwas: Die Haut fängt nicht jedes Jahr neu an, auf exzessive Sonnenbestrahlung zu reagieren – die Schäden kumulieren. *Die Krebsrisiken sammeln sich an!*

Licht – auch ein Lebenselixier, ein »Vitamin« für das Immunsystem

Das Auge als Fenster

»Oh, eine edle Himmelsgabe ist / das Licht des Auges. / Alle Wesen leben / vom Lichte, jedes glückliche Geschöpf ...«, ließ Schiller im »Wilhelm Tell« seinen Melchthal sagen. Und waren nicht Goethes letzte Worte »Mehr Licht!«? – Doch das ist ein Irrtum, liebe Leser. Ehe er am 22. 3. 1832 starb, sagte er zu seinem Diener Friedrich: »Macht doch den zweiten Fensterladen auch auf, damit mehr Licht hereinkommt.« Wie dem auch sei, das deutet so oder so darauf hin, daß Goethe in seinen letzten Momenten noch nach dem Lebenselixier suchte, nach dem wir alle jeden Tag dankbar suchen: dem Licht. Nicht ohne Grund gilt als die schlimmste Art der Folter die Dunkelhaft – weil sie die Seele quält und verletzt.

Das Licht stimuliert

Bei meinen Recherchen zu diesem Buch stieß ich auf die Tatsache, daß offenbar enge Beziehungen zwischen dem Licht und dem Immunsystem bestehen, daß das Auge hier als Fenster, als »Einlaß« der stimulierenden Energie, wirkt und daß nicht nur viel zuwenig über dieses faszinierende Gebiet geforscht wird, sondern daß mit *negativen* Lichteinwirkungen geradezu fahrlässig und frevlerisch umgegangen wird, sowohl am Arbeitsplatz als auch in der Freizeit. Diese Behauptung ist zu beweisen!

Die dritte Bahn von der Netzhaut zum Gehirn

Ein Fachmann ersten Ranges, der sich seit Jahrzehnten mit den faszinierenden Zusammenhängen des Sehens befaßt, ist Professor Dr. med. Fritz Hollwich, der langjährige Direktor der Universitäts-Augenklinik Münster und Autor zahlreicher Standardwerke über Augenheilkunde.

Er hat mir die Details erklärt:

- Wenn Licht auf die Netzhaut des Auges fällt, erregt es Lichtsinneszellen, die ihre Signale an die Sehnervenfasern weitergeben, die bis zum Gehirn reichen. Und zwar enden diese in drei verschiedenen Gehirngebieten. Eine Bahn führt direkt zum *Hypothalamus,* sie ist die entwicklungsgeschichtlich älteste der drei Bahnen, sie funktioniert bei Neugeborenen sofort, während die anderen beiden Bahnen (die ausschließlich mit dem Sehen zu tun haben) erst nach mehreren Wochen voll in Funktion treten.
- Die Wissenschaft nennt die Bahn von der Netzhaut zum Hypothalamus »retino-hypothalamische Bahn«. Professor Hollwich bezeichnet sie als den »energetischen« (energieliefernden) Anteil der Sehbahn. Tatsächlich hat sie nichts mit dem »Sehen« als solchem zu tun, das über den »optischen Anteil« läuft.

Steuerung von Lebensenergie

- Fällt nun Licht ins Auge, so erregt es – über den »energetischen Anteil« der Sehbahn – den *Hypothalamus,* also jene große Schaltzentrale, die sehr eng mit den beiden endokrinen (hormonsteuernden) Drüsen, der Hypophyse (Hirnanhangdrüse) und der Epiphyse (Zirbeldrüse), zusammenarbeitet. (Siehe auch Kasten auf der nächsten Seite.)

Hypophyse
Haselnußkerngroße Hirnanhangdrüse am Boden des Zwischenhirns. Produziert rund 20 verschiedene Hormone, die stimulierende und regulierende Wirkung haben – auf die Schilddrüse, die Nebennierenrinde, die Eierstöcke und die Hoden, den Uterus, die Niere und den Stoffwechsel von Kohlenhydraten, Fett und Eiweiß sowie auf das Wachstum des Menschen.

Epiphyse = Zirbeldrüse
Teil des Zwischenhirns. Ihre Wirkung beim Menschen ist im einzelnen noch unbekannt. Sie beeinflußt maßgebend die Tagesrhythmik, wahrscheinlich hat sie hemmenden Einfluß auf die Gonaden (Geschlechtsdrüsen). Nachts Höchstwerte der Ausscheidung des Epiphysen-Hormons Melatonin – das schlaffördernd wirkt.

Hypothalamus
– Die große Schaltzentrale im Zwischenhirn. Er ist mit seinen Hormonen das zentrale Regulationsorgan der vegetativen Funktionen, wie
– der Nahrungsaufnahme (Appetit- und Hungerzentrum),
– des Wasserhaushaltes (Durstzentrum),
– der Körpertemperatur, des Kreislaufes, der Sexualität und des Schlafes. Hypothalamus-Hormone spielen u. a. auch eine Rolle in der Schwangerschaft, bei der Geburt und beim Stillen.

Lichteinflüsse erregen Frühlingsgefühle

Schon beim Neugeborenen steuert der Lichteinfall, wenn die beiden anderen (Seh-)Bahnen noch nicht voll funktionsfähig sind und auch später, den Tag- und Nachtrhythmus.

Professor Hollwich konnte nun nachweisen, daß der Stoffwechsel und die Hormone des Menschen *durch das Licht* steuernde Impulse erhalten, welche die Sekretion der Hypophyse und der Epiphyse beeinflussen.

Viel ist über Hollwichs Forschungen geschrieben worden im Zusammenhang mit *Lichteinflüssen im Frühjahr* und den Anregungen der Sexualhormone, die man im Volksmund gern *Frühlingsgefühle* nennt.

»Licht« ist nicht gleich »Licht«

Hollwich konnte aber auch nachweisen, daß für den menschlichen Organismus »Licht« nicht gleich »Licht« ist: Abhängig vom *Spektrum* des Lichtes, je nach Tageszeit, aber auch im Zusammenhang mit Kunstlicht, ergibt der Lichteinfall in das Auge ein unterschiedliches Verhalten des Stoffwechsel- und Hormonhaushaltes. Das läßt sich eindeutig an den entsprechenden Werten messen.

Kaltes Licht verursacht Streß

- Ist ein Mensch nun einem Licht mit hoher Intensität und reduziertem Spektrum (also »kaltem« Licht, vor allem mit Weiß- und Blau-Anteil) ausgesetzt, das heißt, fehlt der langwellige Rot-Anteil, so steigt z. B. der Cortisolspiegel (das Antriebshormon) auf streßartige Werte.

Im Gegensatz dazu hat das *volle Spektrum* des Tageslichtes (am Vormittag) auf den Cortisolspiegel eine so positive – nicht stressige, aber anregende – Wirkung, daß man z. B. grundsätzlich *Impfungen morgens vornehmen* sollte. Und weil die Hormonausschüttung die *Schmerzschwelle herab-*

setzt, sollte man z. B. *zum Zahnarzt* – für größere Eingriffe, die weh tun – möglichst *am Vormittag gehen!*

Tageslicht (mit vollem Spektrum) hat auch bei höchster Intensität in den Sommermonaten einen positiven Einfluß auf uns alle – während künstliches Licht mancher Leuchtstoffröhren (»kaltes« Neutralweiß mit reduziertem Spektrum), wie gesagt, einen negativen Einfluß bzw. *Licht-Streß* verursacht.

- Diese negative Wirkung des kalten Leuchtstoff-Lichtes ist um so bemerkenswerter, weil es den Sehvorgang als solchen ja nicht merklich beeinflußt. Wir meinen am Arbeitsplatz, »gutes helles Licht« zu haben, aber wir haben »mangelhaftes Licht«, das uns auf die Dauer krank machen kann.

Licht und Psyche und Immunsystem

- Nun ist es schon lange bekannt, daß das Licht, besonders das Sonnenlicht (Vollspektrum-Licht), auf die Psyche, auf unser seelisches Wohlbefinden, einen sehr positiven Einfluß hat. (Hier ist nun nicht mehr die Rede, wie im vorangegangenen Abschnitt, von einem Mißbrauch des grellen Sonnenlichts mit Schädigung des Immunsystems.)

In Amerika und zuletzt an der Psychiatrischen Universitäts-Klinik in Basel hat man bei Schlechtwetterperioden (wie sie z. B. im Frühling und Sommer 1987 überreichlich vorkamen) festgestellt, daß akute Psychosen und auch Depressionen vermehrt auftraten.

Die amerikanischen und die Basler Ärzte haben diese Depressionen günstig beeinflußt, indem sie die Patienten mit dem Licht aus Leuchten »behandelten«, die im Spektrum dem *Sonnenlicht* nahekommen.

Schon vor Jahren berichtete der US-Psychiater Alfred J. Lewy von einem Patienten, dessen schwere Winterdepressionen verschwanden, wenn es Frühling wurde. Dieser Mann war der erste Patient, der am National Institute for Mental Health (geistige Gesundheit) mit Licht behandelt wurde.

Dazu Alfred Lewy: »Es schien sinnvoll, schon im Winter Frühlingsbedingungen herzustellen. Wir setzten diesen Mann intensiven Lichtstärken aus, mit denen wir im Labor bereits experimentiert hatten, und verlängerten seine Wintertage um drei Stunden morgens und drei Stunden am Nachmittag. Schon nach wenigen Tagen war seine Depression verschwunden – als wäre es wirklich Frühling.«

- Lewy vermutete bereits vor zehn Jahren, daß Licht sogar das *Immunsystem beeinflussen* könne und daß man Licht bei der Behandlung bestimmter Blut- und Hautkrankheiten einsetzen könne.

Schlechtes Licht – schlechte Knochen

- Ganz wichtig ist auch die Tatsache, daß (ultraviolettes) Licht verschiedene Provitamine, die in Eiern, Fisch, Fleisch, Rahm, Käse, Butter enthalten sind, in *Vitamin D* umwandelt.

Vitamin D ist – zusammen mit Kalzium – zuständig dafür, daß unsere Knochen fest sind. Ein zunehmendes Vitamin-D- und Kalziumdefizit in fortgeschrittenem Alter bewirkt die Osteoporose, die Knochenverdünnung.

In einem US-Altersheim hat man z. B. zwei Gruppen von Männern gebeten, sich vier Wochen lang im Winter in den Innenräumen aufzuhalten – die eine Gruppe bei normalem Kunstlicht, die andere bei einem Kunstlicht, das in seinem

Spektrum dem Sonnenlicht ähnlich war. Alle Männer bekamen das gleiche zu essen, also auch die gleiche Menge Kalzium.

Und doch fand man nach vier Wochen bei der Gruppe mit dem »fehlerhaften« Kunstlicht wesentlich weniger, bei jener mit dem »sonnenähnlichen« Kunstlicht wesentlich mehr Kalzium.

- Also könnte man – mit gutem Licht im Winter – wahrscheinlich bei älteren Menschen auch dem Mineralmangel in den Knochen vorbeugen.

Sonnenlicht-Lampen für U-Boot-Fahrer

- Nun sind das alles bestimmt keine Zufallsergebnisse mehr. Bereits im letzten Weltkrieg war bekannt, daß U-Boot-Fahrer, die oft wochenlang kein Sonnenlicht sahen, extrem *infektanfällig* wurden.

Wissenschaftlich untersucht wurde dieser Zusammenhang von *Licht und Immunsystem* in den letzten Jahren vor allem bei den Matrosen und Offizieren der atomgetriebenen Polaris-U-Boote, die über ein halbes Jahr auf Tauchstation blieben.

Die NASA entwickelte für die Boote eine spezielle neue Leuchtstoffröhre, *»True Lite«*, mit der möglichst deckungsgleich das gesamte Spektrum des Sonnenlichts nachgeahmt wird. Schon seit längerer Zeit beleuchtet diese Lampe auch das Innere der Weltraumfähren.

Die »True Lite« oder »Vita-Lite« ist seit 1983 in den USA sogar als *Heilmittel* zugelassen, weil sie, wie gesagt, Winterdepressionen heilen und verhindern kann. Auch bei uns wird heute schon mit den Sonnenlicht-Lampen experimentiert. Z. B. in einigen fortschrittlichen Betrieben und, wie ich in der Fachzeitschrift »Chancen« las, in der Waldorfschule in Tübingen.

Büros für »bleiche Höhlenmenschen«

Ansonsten aber steht es bei uns in Sachen Licht nicht besonders gut. An vielen Arbeitsplätzen – Großraumbüros, Fertigungshallen, Banken und Fabriken – gibt es noch Leuchtstoffröhren (manchmal sogar noch nackte, was verboten ist), die einen hohen Blau-Anteil haben und mitnichten dem gesunden Sonnenlicht-Spektrum entsprechen.

Arbeitgeber sollten schon im eigenen Interesse darauf achten, daß ihre Mitarbeiter im Schein von Warmton-Leuchten tätig sind.

Flackerlicht in Discos macht Super-Streß!

»Hoher Blau-Anteil, nackte Leuchtstoffröhren, das ist mörderisch fürs Auge und fürs Immunsystem«, sagt Dr. Erich Manneck, Physiker und Arzt, von der Abteilung für Umwelthygiene an der TU München (Leitung Prof. Dr. Helmut Stickl). »Mit hohem Blau-Anteil im Licht können Sie praktisch immer Streß auslösen.«

Was aber ganz besonders stressig wirkt, ist *Flackerlicht,* wie es vor allem *in Discos* gang und gäbe ist. Dr. Manneck hat in mehreren Untersuchungsreihen im Labor herausgefunden, daß

- erstens Licht mit hohem *Gelb- und Rot-Anteil* die (humorale und zelluläre) Immunreaktivität fördert und
- zweitens Licht mit *hohem Blau-Anteil,* besonders in Verbindung mit Flimmern oder Flackern, die Bildung der *Antikörper,* unserer wichtigen Abwehrhelfer, *hemmt.*

Dauerberieselung mit solchem Licht wirkt sich in einer erhöhten Infektanfälligkeit aus und kann sogar Allergien provozieren.

»Bei uns verbringt der Mensch 90 Prozent seiner Arbeitszeit und Freizeit in geschlossenen Räumen«, sagt Dr. Manneck, »auch im Sommer.«

Wir sind in den sogenannten zivilisierten Ländern »bleiche Höhlenmenschen« geworden, und dann sitzen wir noch abends vor dem flimmernden Fernseher oder halten uns in Discos auf.

Blitz-Effekte machen krank

»Jeden Abend tanzen im Flackerlicht in irgendeiner Disco, mit diesen Blitz-Effekten und Licht-Gewittern«, so Dr. Manneck, »das ist Selbstverstümmelung. Und dann gibt es mit dem Lärm noch einen zusätzlichen Streßfaktor.«

Man müßte den Disco-Besitzern, so meint der Forscher, Auflagen erteilen, daß sie ihre Beleuchtungen auf ruhiges, nichtflackerndes Licht umstellen, z. B. auf romantische, rötliche Beleuchtung, welche beruhigt, Wohlbefinden erzeugt und die jungen Menschen ent-stressen kann. (Die ja ohnehin meist nach einem anstrengenden Schul-, Studien- oder Arbeitstag in die Discos kommen.) *Das Laserlicht* in Discos, das sogar die Netzhaut der Augen schädigen kann, ist ein Fall für sich ...

Tips für Licht als »Lebenshilfe«

Für alle, die »übers Licht« etwas für die Gesundheit tun wollen, haben Professor Hollwich und Dr. Manneck noch einige gute Tips:

- Beim Fernsehen mindestens drei Meter Abstand halten, dann wirkt sich das schädliche *Flimmern* nicht mehr aus. Auch stundenlange *Telespiele* können das Immunsystem stark beeinflussen. Kinder in den USA, die förmlich »in den Apparat krochen«, haben dabei schon epileptische Anfälle bekommen.
- Auch *Bildschirme* am Arbeitsplatz flimmern. In Schweden sind sie für Schwangere verboten, weil Frühgeburten und Mißbildungen (Hasenscharten etc.) vorkamen. Vorschlag: Nach zwei Stunden Bildschirmarbeit immer eine halbe Stunde Pause machen.
- Überall, am Arbeitsplatz und zu Hause, darauf achten, daß es nur Lampen gibt, die *alle Anteile des Tageslichtes haben.* Mindestens 60-Watt-Birnen am Arbeitsplatz, am Schreibtisch, in der Küche. Merke: Dunkle Möbel schlukken, helle Möbel reflektieren Licht.
- Auch im Winter möglichst viel rausgehen, »ans Licht«, auch wenn die Sonne nicht scheint. Das Tageslicht hat bei bedecktem Himmel ebenfalls seine Wirkung. Ältere Leute sollten vor allem im Winter *nicht* im Zimmer, sondern möglichst *viel am Fenster,* am Licht, sitzen und oft »ins Licht schauen«. Das tut ihnen gut. (Natürlich nicht direkt »in die Sonne schauen«.) Sehr gesund ist es, täglich eine Viertelstunde eine »Vitalux-Lampe« (nach Gebrauchsanweisung) aufzustellen. Vormittags ist die ein ausgesprochener Muntermacher.
- Sonntagsspaziergänge möglichst *vor dem Mittagessen* machen, da kann man »Licht tanken«. Die Rast auf der »Sonnenbank« gegen Abend, in Licht mit hohem Rot-Anteil, beruhigt und harmonisiert.
- *Sonnenbrillen* bremsen den guten Einfluß des Lichtes auf das Immunsystem über das Auge. Sonnenbrillen sind nur im Schnee, auf dem Wasser und in größeren Höhen notwendig. Sonnenbrillen für Kinder, zumal wenn sie im Grünen spielen, sind unsinnig und unvernünftig!

- *»Solarien – abends – nie!«* Und auch tagsüber sollte man vom lichttherapeutischen Standpunkt aus auf diese künstliche Sonne soweit als möglich verzichten.
- Wer ohnehin schon eine geschwächte Abwehr hat (nach Infekten, längerer Krankheit, Operation, seelischer Extrembelastung), der sollte »das Licht suchen«, sich möglichst viel seinen heilenden, stärkenden Einflüssen aussetzen. Denn, so Professor Hollwich: »Wohlbefinden ist abhängig von der Intaktheit des Immunsystems, und das intakte Immunsystem ist abhängig vom Einfluß des Lichtes.«

Ein Anti-Streß-Tee

Johanniskraut	25,0 g
Melisse	25,0 g
Orangenblüten	25,0 g
Krause Minze	25,0 g
	100,0 g

Von dieser Mischung »drei Finger voll« mit kochendem Wasser übergießen, zudecken, zehn Minuten ziehen lassen, gleich trinken. (Von Apotheker Dr. Ralph-Eric Koch, München.)

Fieber ist keine Krankheit, sondern »das Feuer der Abwehr«

Wenn der Körper zur Selbsthilfe greift

Fieber ist keine Krankheit, am Fieber selbst ist bis heute noch niemand gestorben – höchstens an den Umständen, die zum Fieber geführt haben.

- Fieber ist, so sagen die Experten, »eine wunderbare und beachtenswerte Leistung des Organismus, ein ganzheitlicher Vorgang, der nicht allein mit der Temperatursteigerung zu tun hat, sondern vor allem mit der Abwehrsteigerung«.
- Fieber entsteht, wenn der Körper zur Selbsthilfe greift – gegen eingedrungene, eingebrachte oder selbstgebildete toxisch (giftig) wirkende Stoffe oder Lebewesen.
- Fieber gehört zu den ältesten immunologischen Prozessen. Auch viele Tiere können, wenn sie krank sind, ihre Körpertemperatur den Lebensumständen anpassen.

Ein Kind hat Fieber. Über 39° Celsius! Im Haus herrscht helle Aufregung. Das Kind atmet schnell, krampft, verdreht die Augen. Die Eltern sind entsetzt, erschreckt. Voller Panik rufen sie den Doktor an, möglichst in der Nacht. Der Doktor ist im Zugzwang. Er hält nichts davon, sich mit den Eltern auseinanderzusetzen, deshalb gibt er dem Kind eine Spritze mit Antibiotika und fiebersenkenden Mitteln. Und am nächsten Tag ist die Sache erledigt. »So meint man«, sagt

Dr. Walther Zimmermann, emeritierter Chefarzt des Krankenhauses für Naturheilweisen in München, zum Thema »Fieber«. »Aber das Gegenteil ist der Fall.«

»Die Eltern konnten zwar ruhig schlafen und sich sagen, ›das ist ein guter Doktor, den holen wir wieder‹, und auch das Kind ist beruhigt. Im Moment. Dann aber bekommt das Kind unter dem Einfluß dieser schnellen Fiebersenkung wochenlange Eß- und Appetitstörungen und Darmaffektionen mit Durchfällen. Vielleicht auch Bronchitis oder immer wiederkehrende Erkältungen, Hals- und Ohrenschmerzen. Und keiner hat begriffen, wo die Ursachen liegen dafür, daß das Kind plötzlich dauernd ›kränkelt‹. Für Wochen und Monate ist das Gedeihen des Kindes in Frage gestellt.

- Und das alles wird auf die böse Krankheit, das böse Fieber geschoben und nicht etwa auf die *abrupte Unterbrechung des Fiebers.*«

Dr. Zimmermann kann sich da richtig in Rage reden. »Solche Eltern sollten sich sagen, wir versuchen es erst mal mit natürlichen Mitteln, und das Ganze nicht so dramatisieren. (Kinder haben ja immer schnell höheres Fieber als Erwachsene.) Sie könnten das Fieber ihres Kindes auch mit *kalten Wadenwickeln* behandeln, die sie immer wieder erneuern, und dem Kind einen Tag lang nichts zu essen geben, nur massenhaft Tee mit Honig.

Und wahrscheinlich ist dann bei diesem Kind eine simple Erkältung – allerdings mit hohem Fieber – schnell beseitigt, viel schneller als mit irgendeinem Antibiotikum, und nach drei bis vier Tagen kommt dann auch der Appetit zurück, und das Kind ist wieder putzmunter. Vor allem aber ist es *beim Aufbau eines Immunsystems* eine Stufe weitergeklettert.«

Der Aufbau der Immunität

- Der Aufbau der Immunität ist bei einem Kind ein langer Prozeß, der tatsächlich stufenweise vor sich geht und sehr behutsam unterstützt werden sollte.

Wie Dr. Zimmermann feststellt, spielt auch »Streß« dabei eine *hemmende Rolle.* »Mit jedem Tag, an dem das Kind voller Unruhe ist, z. B. in einer hektischen Umgebung mit Lärm, Reizüberflutung, falscher Ernährung, aber auch mit Auseinandersetzungen im Elternhaus, wird das Kind um einen Tag zuwenig ›abgehärtet‹. Viele Kinder reagieren auf Unruhe und Streß mit Fieber – und natürlich dann erst recht auch auf die Umweltkeime, gegen die sie noch nicht immun sind. Auch die Kinderkrankheiten werden heute immer komplizierter.«

»Das Kind«, sagte Dr. Zimmermann, »müßte eigentlich nach der Geburt noch ein Jahr lang im Mutterleib aufwachsen wie das Känguruh-Kind in der Bauchtasche. Es bräuchte Ruhe, um sich zum vollwertigen Menschlein zu entwickeln. Denn im ersten Lebensjahr muß eine Menge Organwachstum nachgeholt werden. Und ganz besonders braucht das *Organ Ohr* eine gewisse Zeit zur Stabilisierung. Gerade das kleine Kind sollte man nicht mit so vielen Geräuschen und soviel Lärm traktieren. Die Schleimhäute schwellen, die Halsmandeln schwellen, und oft genug kommt es dann zu dramatischen Mittelohrstörungen und Störungen im Gleichgewichtssinn. Kaum jemand weiß aber, daß mit dem Mittelohr *viele andere Körpervorgänge gekoppelt sind,* wie das ganze sensorische Nervensystem, aber z. B. auch die Verdauung ...«

Was ist Fieber?

Was aber ist nun eigentlich Fieber? Wie entsteht es? Fieber ist ein *aktiver Vorgang,* mit dem der Körper sich selbst hilft, das habe ich schon gesagt. Die Forschung hat festgestellt:

Wenn Bakterien oder Viren in den Körper eingedrungen sind, wird der Abwehrstoff Interleukin I freigesetzt. Dieses Hormon eilt zum Hypothalamus, der für die Temperaturregelung zuständig ist (siehe auch den vorangegangenen Abschnitt über »Licht«). Und jener veranlaßt wiederum mit seinen eigenen Hormonen, daß die Körpertemperatur ansteigt.

- Nach neuen Untersuchungen ist bewiesen, daß die Vermehrung von Viren und von einigen Bakterienarten durch erhöhte Temperatur (Fieber) stark gehemmt wird und
- daß außerdem unter fieberhaften Temperaturen die Abwehrzellen, die Lymphozyten, sich rascher vermehren und die Aktivität der Freßzellen stark gesteigert wird. Diese beschleunigen ihre »Aufräumarbeit«, das Vernichten der eingedrungenen Mikroorganismen.
- Mit der Erwärmung des Körpers erweitern sich aber auch die Gefäße, und die Abwehrzellen unsere »Körperpolizei« – können schneller zum Ort der Erkrankung, der Fieberursache, gelangen.

Fieber ist nicht, wie manche meinen, ein »Versagen der Temperaturregelung«, sondern vielmehr eine »Regelung auf höherem Niveau«.

Es gibt also einen nachgewiesenen Zusammenhang zwischen Fieber und Immunsystem, und zwar über die Körperflüssigkeiten ebenso wie über das Zellsystem. Auch die Antikörperbildung erhöht sich unter natürlichem Fieber enorm (Untersuchungen am Physiologischen Institut der Universität Marburg, Professor Dr. Herbert Hensel).

Wichtigste Maßnahme: die »Umstimmung«

Wichtigste Maßnahme beim Fieber sollte immer *die Umstimmung* des Organismus sein. Sie war bereits bei den alten Ägyptern bekannt. Ärzte der Antike sagten: »Der Körper verbrennt die Schlacken im Feuer des Fiebers.«

Unsere »modernen« Maßnahmen der Fieberunterdrückung von Anfang an stören empfindlich die Selbstregulierung des Organismus. Herde und Funktionsstörungen werden nicht etwa abgebaut, sondern sogar noch aufgebaut und bahnen sehr oft dann den Weg zu einem chronischen Leiden.

Schon vor Jahren sagte der Nestor der deutschen Immunologie, Professor Dr. Otto Westphal, der in Freiburg früher das Max-Planck-Institut leitete: »Alle Experimente mit künstlich erzeugtem Fieber scheinen die These zu bestätigen, daß Fieber als Waffe des Organismus und als Zeichen einer mobilisierten Abwehr gegen Eindringlinge erwünscht ist. Wenn der Arzt also Fieber bei Erkrankungen bekämpft, so tut er damit den Feinden des Organismus oftmals einen Gefallen.«

Fieber – ein Immuntraining!

Fieber ist demnach eine *Abwehrreaktion* des gesamten Organismus. Man weiß schon lange, daß Menschen, die »nie Fieber hatten«, nie Infekte durchgemacht haben, ein deutlich höheres Krebsrisiko haben. Es fehlt ihnen das ›*Immuntraining*‹.

Da Fieber ein Vorgang des ganzen Körpers, »eine Anstrengung der ganzen menschlichen Individualität, eine Bemühung um Selbstbehauptung« ist (Professor Hensel), sollte man eigentlich immer erst versuchen, ihm »seinen Lauf zu lassen«.

Am Rande vermerkt: Leider wird auch heute noch in den meisten medizinischen Lehrbüchern das Fieber nur als Symptom abgehandelt, und es werden lediglich Hinweise gegeben, wie man Fieber (medikamentös) *senken* kann ...

Was tun bei Fieber?

Fieberbehandlung – das sollte *natürliche* Zusammenarbeit mit der Abwehr sein. Wenn der Körper »anheizt«, weil Bakterien Gifte ins Blut abgegeben haben, wenn der ganze Organismus in Alarmbereitschaft gerät, der Blutdruck steigt, Herzschlag und Puls sich erhöhen, die Abwehrzellen »fieberhaft« tätig sind, um die Eindringlinge zu fressen und zu vernichten, dann ist irgendwann ein Temperatur-Höhepunkt erreicht, nach dem der Blutdruck wieder absackt und sich die Haut zum Schweißausbruch öffnet. In diesem Moment erliegen dann auch die Abwehrvorgänge einer Schwäche.

Dr. Zimmermann: »Und wenn ich jetzt mit dem Aspirin das Fieber senke, dann wird die Abwehr nicht genügend ausgebildet. Dann hat sich der Körper sozusagen für die Katz geplagt.«

Besser wäre, so meint der erfahrene Internist Dr. Zimmermann:

- Bei Fieber bloß nicht den Helden markieren! Sofort raus aus dem Streß, ganz abschalten, weg vom Arbeitsplatz, ins Bett, entspannen, ausruhen. Und Wadenwickel machen, die ziehen die Wärme ab, erreichen eine subjektive Verbesserung der Körpertemperatur und können auch meist die mit dem Fieber verbundenen Kopfschmerzen wegnehmen.
- Sehr viel Flüssigkeit! Am besten Tee, der das Schwitzen anregt. (Siehe das Rezept am Ende dieses Abschnittes.) Außerdem die Wärmezufuhr von außen durch warme Decken etc. noch beschleunigen.
- Wenn Fieber durch Erkältung der *oberen Atemwege* verursacht wurde, läßt sich die Ausbreitung der Bakterien auf der Schleimhaut nachweislich wirksam bekämpfen durch Inhalation von Eukalyptus-Menthol-Ölen oder Salvia-Thymol-Ölen, auch dem sogenannten Chinesischen Heilöl.
- Hängt das Fieber mit einer *Darmaffektion* zusammen, dann empfiehlt sich totales Fasten für ein bis zwei Tage. (Evtl. am Anfang einen Einlauf.) Auch dabei muß sehr viel getrunken werden, am besten Tee mit Zitrone, zwei Liter am Tag und mehr. Damit kann man die Abschwellung der Schleimhäute im Magen-Darm-Trakt erreichen. Und weil alle Stoffwechselvorgänge sich jetzt ausschließlich auf die *Abwehr* richten und nicht durch Verdauungsarbeit abgelenkt sind, geht das erstaunlich schnell.
- Ist das Fieber in die unteren *Luftwege* eingestiegen, hat der Kranke *Bronchitis mit Husten,* dann sollte er Auflagen

auf der Mitte des Brustkorbes bekommen, die den Entzündungsprozeß nach außen ziehen. Kleine Wunder wirken da Senfwickel mit Senfmehl, das mit Wasser angerührt wird, aber nicht zu dick. Und bei Kindern kann man auch – nach altem Balkan-Brauch – eine Auflage von dünngeschnittenen Zwiebelscheiben auf den Rücken machen. Dr. Zimmermann: »Diese Senföle gehen über die Nerven der Haut und leiten die Durchblutung an die Peripherie des Brustkorbes ab.«

- Wenn freilich das Fieber nach zwei Tagen unter solchen Behandlungen noch oben bleibt, dann muß der Arzt gerufen werden!
- Zur *Unterstützung der Abwehr* hält auch die Naturmedizin eine ganze Reihe hervorragender sogenannter Grippemittel (z. B. Contramutan) bereit: Sie enthalten vor allem Echinacea (Roter Sonnenhut), Ringelblume, Kunigundenkraut. Im Vorstadium wirkt auch eine Echinacin-Spritze sehr gut.

Und noch etwas: *Weder Sauna noch Alkohol* sind geeignete Mittel zur Fieberbehandlung!

Tee bei Fieber

Mädesüß	10,0 g
Lindenblüten	10,0 g
Holunderblüten	20,0 g
Arnika	5,0 g
Isländisches Moos	15,0 g
Stechpalme	10,0 g
Passionsblume	10,0 g
Schlüsselblumenwurzel	10,0 g
Feldthymian	10,0 g
	100,0 g

Von dieser Mischung zweimal »drei Finger voll« in ein Gefäß, einen halben Liter sprudelnd-kochendes Wasser darübergießen, zudecken, zehn Minuten ziehen lassen, so heiß wie möglich, evtl. mit Honig und Zitronensaft, trinken. Immer wieder frisch kochen! (Von Apotheker Dr. Ralph-Eric Koch, München.)

Ratschläge für eine gute Nachtruhe, die auch dem Immunsystem sehr guttut

Jeder vierte ist »schlafgestört«

»Ach, ich hab' wieder die ganze Nacht kein Auge zugemacht ...!« Einer von vier Bundesbürgern (fast 15 Millionen) leidet unter Schlafstörungen und nimmt gelegentlich Schlaftabletten, angeblich fast doppelt so viele wie vor zehn Jahren. Aber das ist so genau nicht zu überprüfen. Denn viele Menschen haben nicht nur einen gestörten Schlaf, sondern auch ein »gestörtes Verhältnis zum Schlaf«. Manche glauben, wenn sie nicht jede Nacht ihre neun oder gar zehn Stunden Schlaf hätten, seien sie krank.

Andere schwören: »Ich hab' schon seit Wochen keine Nacht mehr richtig geschlafen« – aber solche Leute hat man vielfach klinisch getestet, und dann hatten sie doch sechs oder sieben Stunden im Schlaf gelegen. Tatsächlich sind die Menschen fast in nichts so unterschiedlich wie in ihrem Schlafbedürfnis und ihren Schlafeigenarten und -unarten.

Napoleon kam mit vier bis fünf Stunden Schlaf aus, Goethe lag gern 14 Stunden im Bett. Es gibt Lerchen, Uhus, Prachterwacher und Morgenmuffel. Und dann gibt es welche, die gehen mit den Hühnern ins Bett und fühlen sich in der Frühe zerschlagen, und andere, die sind wach und aktiv bis zum ersten Hahnenschrei, schlafen ein paar Stunden und fühlen sich doch morgens wieder munter.

- Schlafforscher haben festgestellt, daß »eigentlich« die Mehrzahl der Menschen einen guten Schlaf hat – ihn aber doch als »gestört« empfindet ...

Der Streß als Störenfried

Der *Streß* ist sehr oft die Ursache von körperlicher und seelischer Unruhe, die zu Schlafstörungen führt. Und genau hier hat gestörter Schlaf auch etwas mit dem Immunsystem zu tun.

Nach der einfachen Formel »ausgeglichene Psyche = guter Schlaf = gestärktes Immunsystem« oder »Streß = schlechter Schlaf = Schwächung des Immunsystems«.

Streß, das sind hier die »Tagesreste«, die wir mit in die Nacht nehmen, die »unerledigten Geschäfte«, wie die Psychologen sagen, mit all jenen Belastungen, die uns dann im Bett »wie ein Mühlrad im Kopf rumgehen«, uns nicht zur rechten Ruhe kommen lassen.

Schlaf- und Wachfunktionen

Es gibt in unserem Zentralnervensystem Zentren, die für das »ordentliche Abwechseln von Schlafen und Wachen«, für den natürlichen Rhythmus unserer Schlaf- und Wachfunktionen, verantwortlich sind. Diese Rhythmen sind auch gekoppelt an andere Vorgänge in unserem Körper.

- Wenn wir nun dauernd »die Nacht zum Tag machen«, wenn wir uns mit Gefäßgiften vollpumpen, wie Nikotin und Alkohol, wenn wir obendrein Tabletten einnehmen, die diesen Rhythmus empfindlich stören, dann wirkt sich das nicht nur auf unser körperliches und seelisches Wohlbefinden aus, sondern – wie jeder Streß – auch auf unser Immunsystem.

Schlafstörungen aus Ängsten

Schlafstörungen aus psychischen Ursachen, aus Konflikten, die von innen kommen, beschreibt Professor Dr. Michael von Rad, Psychosomatische Klinik der TU München, so:

- Eine gewisse Angst, *nicht perfekt* zu sein. Solche Menschen sind immer darauf ausgerichtet, alles richtig zu machen. Und in der Nacht grübeln sie nach: »Was habe ich da falsch gemacht?«
- Eine *Triebangst:* In der Nacht werden Gefühle wach, die sonst unterdrückt werden, »Dämonen und böse Gedanken kommen«, sexuelle Begierden und Haß.
- *Selbstunsicherheit:* Menschen haben Angst, sich selbst zu verlieren. Sie können sich nicht »in den Schlaf fallen lassen«. Licht und Radio müssen anbleiben.

Ja, und dann gibt es natürlich die ganz akuten Sorgen und Probleme in der Familie, in der Ehe, am Arbeitsplatz, die sich auf die Psyche auswirken, die als Streß sicher oft geeignet sind, Menschen »den Schlaf zu rauben«.

Da kann es sehr nützlich sein, sich abends im Bett, wenn man entspannt ist, gründlich selbst abzufragen, was einem da so zusetzt. Oft ist dann eine kleine »Bestandsaufnahme« fällig, auf die man nicht verzichten sollte. Man kann notieren, für morgen oder übermorgen, was sich von den unerledigten Geschäften *bald* erledigen ließe. Und mit einiger Zielstrebigkeit lassen sich dann tatsächlich viele Probleme aus dem Weg räumen, die vom gesunden Schlaf weggeführt hatten.

Nach zwei Wochen – zum Arzt gehen

Natürlich kann chronisch schlechter Schlaf aber auch wirklich organische Ursachen haben. Eine Krankheit kann immer dahinterstecken!

- Wer etwa zwei Wochen lang ernsthaft schlafgestört ist, der sollte unbedingt zum Arzt gehen. Findet der nichts – dann tut ein bißchen Detektivarbeit not.

Professor Dr. Hans-Dieter Hentschel, Medizinische Fakultät der TU München und Ärztlicher Leiter der Kneipp-Akademie, Bad Wörishofen, gibt Ihnen Ratschläge dazu.

Wie viele Stunden sind denn »normal«?

Zunächst einmal: Hat der Schlafgestörte eine falsche Vorstellung davon, wie viele Stunden Schlaf der Mensch überhaupt braucht? Nun –

- Kinder mit zehn Jahren brauchen noch neun bis zehn Stunden.
- Zwei Drittel der Erwachsenen sieben bis acht Stunden,
- Über-50jährige benötigen noch etwa sechs Stunden und
- Greise nur noch fünf Stunden – ergänzt durch ein Mittagsschläfchen.

Einen echten »Schlafmangel«, der die körperliche und seelische Leistungsfähigkeit in Frage stellt, wird es also selten geben. Und ein kurzfristiges Schlafdefizit, ein »Unausgeschlafensein« ist erstaunlich schnell wieder aufgeholt.

Wie entstehen Schlafstörungen?

Dennoch gibt es verschiedene Schlafstörungen, die gesundheitliche Ursachen haben:

- Voran alles, was mit *Schmerzen* verbunden ist, Rheuma, Arthritis, Herzbeschwerden, Asthma, Nieren- und Schilddrüsenerkrankungen z. B. Auch Diabetes kann zu Schlaflosigkeit führen.
- *Drogen* – Nikotin-, Alkohol- und Medikamentenmißbrauch (zumal Aufputsch- und Beruhigungsmittel) – können sehr schlafstörend wirken. Dazu bemerkte der US-Forscher German Nino-Murcia von der Stanford-Universität einmal: »Die beste Behandlung bei Schlafstörungen ist, den Patienten an den Füßen hochzuhalten und so lange zu schütteln, bis ihm sämtliche Medikamente aus den Taschen fallen.«
- *Chemische Schlafmittel* oder Tranquilizer – die sogenannten Sonnenbrillen für die Seele – betäuben jene Schaltstellen im Gehirn und im Zentralnervensystem, die für den Schlaf zuständig sind. Es kommt zu einer Art »Kurzschluß«, einer Anlähmung. Die Menschen schlafen zwar, aber der Schlaf ist anders, das zeigt sich auch im Hirnstrom. Sie kommen nicht in den gesunden, spontanen, erholsamen Schlaf. Und außerdem wird die Wirkung dieser »Krücken« immer schwächer. Dann werden immer höhere Dosen genommen und das führt dann in die Abhängigkeit.
- Viele Menschen sind auch sehr verkrampft – weil sie sich viel zuwenig dynamisch bewegen. Solche Verspannungen, vor allem der Rücken- und Nackenmuskulatur, aber auch des Brustkorbes, können Störimpulse ans Zentralnervensystem weitergeben. Und die können einen »Weckeffekt« haben der – Mensch wacht auf und kann nicht wieder einschlafen.

Experten wie Professor Dr. Hentschel raten in solchen Fällen:

- Zur aktiven Entspannungsbehandlung – bei einem kundigen Physiotherapeuten, der die Spannungen lockern und lösen kann und auch Übungen zeigt, die man zu Hause machen kann.
- Nach Feierabend *»dynamische Bewegung«,* mindestens eine Viertelstunde lang in zügigem Tempo um den Block oder durch den nahen Park laufen, evtl. auch radeln. *Die Lungen gut durchlüften,* damit das Blut richtig vom Kopf weggeht, wo es angestaut ist nach einem langen Arbeitstag. »Heißer Kopf und kalte Füße sind die schlechtesten Voraussetzungen für gesunden Schlaf. Aktive Bewegung der Füße vor dem Einschlafen ist immer sehr hilfreich – und besser als gar nichts ist sogar ein Fußroller.«
- Wer sich sehr verspannt fühlt, kann auch einfach versuchen, sich mal so richtig zu schütteln, Arme und Beine zu schlenkern »wie ein Hampelmann«.
- Auch schlechte Schlafgewohnheiten und ein schlechtes Bett sollten überprüft werden. Ist es im Schlafzimmer »zu laut«, »zu warm« oder »zu kalt«? Ist die Matratze durchgelegen? (Auch das kann zu starken Verspannungen führen.)
- Viel Erfolg sieht der Naturarzt bei Schlafgestörten mit dem *temperaturansteigenden Fußbad* (vor allem bei kalten Füßen). Die Wassertemperatur wird dabei von etwa 36° Celsius (Thermometer!) allmählich, d. h. in zwölf bis 15 Minuten, auf etwa 42° gesteigert. Menschen mit Venenleiden müssen allerdings diese Bäder auf die Füße beschränken, die anderen dürfen die ganzen Unterschenkel eintauchen.
- Auch *mäßig warme Vollbäder* – mit Temperaturen von 36 bis 37°, nicht zu lange (ca. fünf Minuten), aber mit Kräuterextrakten »nach Kneipp«, die beruhigen und entspannen.

Melisse, Lavendel, Fichtennadel üben einen Reiz über den Geruchssinn ebenso wie über die Haut aus und wirken schlaffördernd. Das ist wissenschaftlich bewiesen.

Schlafmittel »ohne Narkose«

Wertvoll sind für uns Pflanzenpräparate auch als Schlafhilfe. Professor Hentschel: »Allerdings ist die Wirkung erst nach fünf bis sieben Tagen spürbar. Die Schlafgestörten sollten diese ›Schlafmittel ohne Narkose‹ eine bis zwei Stunden vor dem Zubettgehen einnehmen. Favoriten unter den schlaffördernden Heilpflanzen sind Hopfen, Passionsblume, Baldrian und Melisse, dazu kommt bei Neigung zu Depressionen Johanniskraut. Es gibt auch gute Kombinationspräparate.«

- *Ältere Menschen,* womöglich mit Arteriosklerose oder Cerebralsklerose und relativ niedrigem Blutdruck, leiden oft darunter, daß der Blutdruck nachts noch weiter absinkt. Es kommt zu einem Sauerstoffmangel im Gehirn und dadurch oft zu einem regelrechten »Weckreiz«. Solchen Menschen empfiehlt Prof. Hentschel dann eine kalte Leibwaschung oder ein »Luftbad«, d. h. spärlich bekleidet ein Weilchen herumzugehen. Dabei besonders auf warme Füße achten!
- Oldies mit sehr niedrigem Blutdruck können bei Schlafstörungen ruhig mal abends eine Tasse Kaffee (keinen Mokka) trinken. Auch das kleine Bier, das Hopfen enthält, oder das »Glaserl« Rotwein kann ihnen manchmal zu besserem Schlaf verhelfen.
- Klar, daß man alles »schwere« Essen abends meidet, wenn man schlecht schläft. Keine großen Fleischportionen, keine Pilze, keine fetten Fernseh-Knabbereien wie Kartoffelchips, auch Nüsse sind schwer verdaulich.

- Ein interessantes neues »Schlafmittel« ist die Aminosäure Tryptophan. Sie vermag die Blut-Hirn-Schranke zu überwinden, verkürzt die Einschlafzeit und hat keine Nebenwirkungen. Allerdings spricht nicht jeder Schlafgestörte gleich gut darauf an. Die Aufnahme von Tryptophan kann noch unterstützt werden durch eine eiweißarme und kohlenhydratreiche Abendmahlzeit. (Deshalb sollten umgekehrt Menschen, die am Schreibtisch Nachtarbeit mit »intellektuellen Höchstleistungen« vor sich haben, abends tunlichst wenig Kohlenhydrate, sondern reichlich – leichtes – Eiweiß essen.)
- Keinesfalls sollten Menschen, ob alt oder jung, einen *Mittagsschlaf* halten, der *über 30 bis 40 Minuten* hinausgeht. Schlafforscher haben aufgrund von Hirnstrom-Messungen festgestellt, daß die Leute nach langem Mittagsschlaf »rammdösig«, wie die Preußen sagen, aufstehen und längere Zeit brauchen, um wieder fit zu sein.
- Wer nachts ein Kribbeln oder gar Krämpfe in den Beinen bekommt, sollte es mal mit Magnesium versuchen.
- Fernsehen ist zwar oft genug »zum Einschlafen«, aber fernsehen ist überhaupt kein gutes Schlafmittel, schon gar nicht direkt vor dem Zubettgehen. Ein Zombie oder ein brutaler Mörder, der über die Mattscheibe geisterte, bleibt im Gedächtnis haften und »schleicht mit uns ins Bett«.
- Und zuletzt noch dies: Ganz miserabel auf den Schlaf wirkt sich auch häuslicher Streit am Abend aus. Ich kann – aus Erfahrung – nur jedem Leser raten, in einem solchen Fall nie ohne »Versöhnungskuß« einzuschlafen, der ist ein weiches Ruhekissen. Und die »Riesen«-Ursache des Streites ist meistens ohnedies am nächsten Morgen zu einer »Zwergen«-Nichtigkeit zusammengeschrumpft.

Tee zum Schlafen und Träumen

Orangenblüten	10,0 g
Orangenschalen	5,0 g
Johanniskraut	15,0 g
Baldrianwurzel	10,0 g
Melissenblätter	20,0 g
Passionsblumenkraut	20,0 g
Pfefferminzblätter	20,0 g
	100,0 g

Von dieser Mischung die bewußten »drei Finger voll« in einen Becher tun, einen Viertelliter kochendes Wasser darübergießen, zudecken, 15 Minuten ziehen lassen, abseihen, warm trinken. (Von Apotheker Dr. Ralph-Eric Koch, München.)

Mit zunehmendem Alter läßt die Reaktionsfähigkeit des Immunsystems nach. Das kündigt sich oft sehr merkwürdig an

Juckt es Sie am Auge, mein Herr?

»Herr Doktor, und dann jucken mich die Augen immer so«, sagte Manfred P., 61, schon zwischen Tür und Angel, zu seinem Arzt. Und der verschreibt ihm zu allen anderen Medikamenten nun schnell noch Augentropfen, natürlich die teuersten und besten. Aber die nützen Manfred P. absolut nichts. Dem Industriemanager fehlt's ja nicht an den Augen – von einer ganz gewöhnlichen Alterskurzsichtigkeit mal abgesehen –, sondern an der Stabilität seines Abwehrsystems. Und diese Immunschwäche wiederum äußert sich merkwürdigerweise an der sensiblen Übergangsstelle zwischen Schleimhaut und Haut um die Augen. Da geben die Immunglobuline vom Typ A, jene Abwehrstoffe, von denen in diesem Buch schon öfter die Rede war, ein »Alarmsignal«.

»Wir sehen das immer wieder«, sagt Dr. Walther Zimmermann, emeritierter Chefarzt des Krankenhauses für Naturheilweisen in München. »Die Männer reiben sich die Augen, es juckt dort, ist empfindlich, meist heißt es dann, ›die Umwelt‹, Staub oder Fremdkörper seien schuld oder Zugluft im Auto. Mittlerweile wissen wir aber, daß es ausgerechnet an der Schleimhaut um die Augen Entzündungszeichen gibt, die signalisieren, daß die Immunität nachläßt. Und wir sagen den Patienten, daß es höchste Zeit ist, für die Gesundheit etwas zu tun!«

»Männliche« Wechseljahre sind oft gefährlich

Männer, so Dr. Zimmermann, kommen später »in die Wechseljahre« als Frauen. Oder besser gesagt, sie registrieren die Umstellung in ihrem Organismus meist verspätet, weil sie zwischen 50 und 60 in ihrem Beruf noch auf dem Höhepunkt der Aktivität stehen. Der Leistungsstreß, dem sie sich aussetzen, um »am Ball zu bleiben« und ihren Erfolg auskosten zu können, vermag über einen ziemlich langen Zeitraum die biologischen Alterungsprozesse zurückzuhalten. Zimmermann: »Aber einmal sind diese Streßhormone verausgabt, und dann kommt es zum Zusammenbruch.«

- Gerade dieser Dauerstreß, das zeigt den Ärzten die Erfahrung mit Tausenden solcher Männer, ist höchst gefährlich für diese Herren »in den besten Jahren«.

Sie entwickeln rapide Risikofaktoren aller Art – die schließlich zur Katastrophe führen, zum Herzinfarkt (der sich immer weiter »nach vorn schiebt«, zu jüngeren Jahrgängen hin), aber auch zum Diabetes, zur Leberzirrhose und zu Krebserkrankungen, die bei Männern »im Schnitt früher anfangen als bei Frauen«.

Dazu kommen viele Fehlhaltungen – gutes opulentes Essen als Ersatzbefriedigung, Nikotin und Alkohol, »der in diesen Jahren den größten Schaden anrichtet«. Und natürlich werden dann noch Hormone zum Aufputschen genommen. Zimmermann: »Und Männer, die glauben, ihre Vitalität damit aufmöbeln zu können, die sind sehr gefährdet für Schlaganfälle und Infarkte und nicht zuletzt im Liebesbett. Daß es da eine hohe Dunkelziffer gibt, die man nie aufklären wird, ist bekannt.«

Dem Alterungsprozeß »weglaufen«

Solche gefährdeten Männer (und jeder über 50, 60 ist irgendwie gefährdet) müssen »unbedingt versuchen, in ihren Urlauben etwas für die Gesundheit zu tun«, sagt Dr. Zimmermann.

»Statt auf dem Überseedampfer, wo solch ein Mann wieder nur hockt und ißt und trinkt und sich nicht bewegt – alle drei Tage ein paar Schritte auf dem Land machen kann –, sollte er in einen *Kneipp-Kurort* gehen. Wo er sich viel bewegt, Diät ißt, kalorienreduziert, mit viel Rohkost, die immunstimulierend wirkt, und dazu mit all den Therapien nach Kneipp, die die Gesundheit ordnen.«

Der Chefarzt weiter: »Er sollte täglich mehrere Stunden laufen, wobei Jogging keineswegs immer das Gelbe vom Ei ist.

Aber schnelles, flottes Ausschreiten, Wandern durch die Wälder und Wiesen, Radfahren, Reiten, Schwimmen.

- Es ist nachgewiesen, daß die Sauerstoff-Sättigung des Gewebes bei einem 50jährigen, der ein kontinuierliches Bewegungstraining absolviert, zu der eines 25jährigen werden kann.«

Auch zu Hause weitermachen!

- Auch zu Hause kann er diese vernünftige neue Lebensweise fortführen, kann ab und zu eine Rohkost-Woche einschalten, viel Wasser trinken oder gleich eine Fastenkur machen.
- Er kann die Kneipp-Wechselgüsse mit dem Schlauch, die Fußwechselbäder, Armwechselbäder, die er beim Bademeister gelernt hat, fortführen. Morgens kalt duschen – nach dem warmen!

- Im Büro, am offenen Fenster, immer wieder mal einige Minuten »auf der Stelle treten«, dabei tief ein- und vor allem ausatmen.
- Abends einen Spaziergang machen, weg von der Straße, beim Laufen kleine Bewegungen mit den Armen machen, die Ellenbogen abwinkeln und »nach hinten stoßen«, die Arme wie Windmühlenflügel schlagen.

»Dehnungsbewegungen«, so sagt Dr. Zimmermann, »ersparen teure Sauerstoff-Spritzen vom Doktor. Dehnung ist für die alternden Gelenke das Geheimnis der Elastizität. Leider beschränken die älteren Herren aber gern ihre Beweglichkeit auf das ›der Würde des Alters angepaßte‹ Maß – die Gelenke werden gern geschont. Aber der Mensch sollte seine Elastizität immer wieder schulen – solange er überhaupt kann.

Am allerbesten geht das natürlich im Wasser, im Schwimmbad, am Meer und sogar in der Badewanne. Alle Glieder durchstrecken, Beine, Arme schlenkern, auch gegen den Widerstand, der vielleicht schon als sogenanntes ›Rheuma‹ in den Gelenken sitzt.«

Auch »Gehirnjogging« hält uns jung!

Und ebenso »Gehirnjogging«! Konzentrationsübungen (es gibt vorzügliche Bücher dafür), viel lesen, auch öfter Kreuzworträtsel machen, lebhaft diskutieren mit Freunden, täglich die Zeitung lesen, Schreibspiele mit den Enkeln machen, ins Theater gehen, Musik hören, malen und so weiter. Mit all diesen Dingen, die Psyche und Gehirn (und damit auch das Immunsystem) günstig beeinflussen, sollte man frühzeitig anfangen!

Auch dies ist wichtig zu wissen: »Im Alter wird die Urlaubs- und Erholungsreserve nach einem halben Jahr verbraucht. Zweimal im Jahr sich einen ›Kurlaub‹ zu genehmigen, das sollte für den Menschen, der im Alter noch geistig tätig sein muß, kein Problem sein!«

Jeder dritte ist ein älterer Mensch

Jeder dritte von uns Deutschen befindet sich schon in der Phase des Alters – und es werden von Jahr zu Jahr mehr. Im Jahr 2000 wird jeder vierte Bayer über 60 sein. Seit 1950 nahm der Anteil der 70- bis 85jährigen im Bundesgebiet um über 80 Prozent zu, bald haben wir schon 200000 Hundertjährige.

Die Zahl der Jahre aber ist nicht das Problem – es geht um das »Altern in Qualität«, darum, im Alter noch »aktiv« zu sein. Arturo Toscanini legte erst mit 87 den Dirigentenstab aus der Hand, Andres Segovia spielte noch mit 93 Gitarre, Vladimir Horowitz gab mit 82 noch Klavierkonzerte. Die Zahl der kreativen genialen Maler, die in hohem Alter wunderbare Kunstwerke schufen, ist fast unübersehbar.

Georges Burns, der berühmteste amerikanische Komiker, sagte an seinem 90. Geburtstag: »Ich habe fürs Palladium zwei Wochen gebucht, wenn ich 100 bin. Ich kann es mir nicht leisten zu sterben. Ich würde ein Vermögen verlieren.«

Es ist schon lang bewiesen, daß ständiges geistiges Training in späteren Lebensjahren vor Krankheiten und Unfällen schützen kann und daß die völlige Passivität, in der man heute viele alte Menschen leider in Altersheimen vegetieren läßt, ihren körperlichen und geistigen Verfall rapide beschleunigt.

Was passiert im Alter?

Was aber geschieht nun eigentlich im Alter? Lebenslang haben wir uns mit Infektionen auseinandergesetzt. Ob eine Krankheit daraus wurde, hing jeweils von der Stärke unseres Immunsystems ab bzw. davon, ob das es geschwächt war, z. B. durch körperlichen oder seelischen Streß oder durch Lebensumstände, die »immunsuppressiv« (unterdrückend) wirken. Auch viele Medikamente gehören übrigens dazu.

- Im Alter läßt aber bei jedem Menschen die Abwehrkraft nach.
  Die Menschen bekommen immer mehr Infektionen (der langjährige Verbrauch von Antibiotika trägt besonders dazu bei).
- Auch die *Schrumpfung* des *Thymus,* die sich nach dem 50. Lebensjahr rapide vollzieht, reduziert die Produktion von unseren hilfreichen Abwehrzellen, die ja im Thymus »ausgebildet« werden (siehe erstes Kapitel).
- Die Abwehrlage – gegen Fremdstoffe, Bakterien, Viren, Pilze etc. – verschlechtert sich nicht nur, im Lauf des Lebens lassen unsere *Reparaturmechanismen* ebenfalls nach, die tausendfach Erstaunliches geleistet haben.
- Chemische Gifte, exzessives Sonnen, radioaktive Strahlen, all das wirkt wie ein ständiges Bombardement auf das Erbmaterial in unseren Zellen – die Gene. Es entstehen falsche Bausteine, »freie Radikale«, Giftstoffe in den Zellen, die Defekte verursachen. Zellen teilen sich nicht mehr so rasch, verändern sich krankhaft.
- Ein junger Mensch mag zwei bis drei Krankheiten haben, ein alter kann bis zu 20 haben.
- Neben den Altersinfekten, z. B. in den oberen Luftwegen, im Darm und den Harnwegen, gibt es mehr rheumatische Krankheitsbilder. Auch die Auto-Immunkrankheiten neh-

men stark zu, bei denen das Immunsystem sich »irrt« und den eigenen Organismus angreift.

- Die wichtigsten Organe – Leber, Gehirn und Herz, die in enger Beziehung zueinander stehen, und die Nieren – lagern »Alterspigmente« ein. Enzyme werden »müde«, Regenerierungsprozesse verlangsamen sich.

Zuwendung schenkt neue Lebensjahre

Nun weiß man heute aber auch, daß Menschen, die getragen werden von der Zuwendung der Familie und der Umwelt (Nachbarn etc.), sich weit schneller von Krankheiten er-

Über 20 Jahre hinweg verfolgte die Universität von Berkeley (USA) Lebensläufe alter Menschen und stellte nicht nur fest, »wer sozial isoliert ist, ist den Risiken von Krankheit und Tod weit mehr ausgeliefert«, sondern die Forscher fanden auch heraus: Der seelische Streß setzte erschreckend die Funktion der Lymphozyten, der Abwehrzellen, herab.

holen, die sie im Alter bekommen, als Einsame und Isolierte. (Ich wies weiter oben schon einmal darauf hin.)
Bei einer Gruppe von Witwern, die untersucht wurden, waren die Abwehrzellen noch bis zu 14 Monate nach dem Tod ihrer Frauen gefährlich vermindert …

Frauen und Wechseljahre

- Bei Frauen vollzieht sich der Alterungsprozeß meist sehr allmählich, ebenso allmählich wie ihre Hormonproduktion nachläßt.

»Viele von ihnen kompensieren das Entstehen von Falten durch Fettpölsterchen«, sagt Dr. Zimmermann. »Sie essen zum Trost, dann bekommen sie einen hohen Blutdruck oder Diabetes oder alle möglichen anderen Beschwerden. Ich halte es für sehr problematisch, jeder Frau routinemäßig in diesem Alter Östrogen zu geben. Diese Therapie bringt zwar eine scheinbare Revitalisierung – aber eigentlich werden die Probleme der Frauen nur um einige Jahre hinausgeschoben.

Natürlich gibt es Gründe bei manchen Frauen für diese Hormontherapie – wie beginnende Osteoporose (vorzeitige Knochenentkalkung) oder Depression –, aber der Glaube, daß eine Östrogen-Dauerberieselung z. B. die Liebesfähigkeit und das Geliebtwerden zurückbringen kann, der hat sich vieltausendfach als Irrtum erwiesen.«

Es gibt auch natürliche Östrogene

Dr. Zimmermann rät auch hier zu »natürlichen Mitteln«:

Zwischen 50 und 60 Jahren sollten Frauen versuchen, auf *östrogenähnliche* Stoffe auszuweichen, die zwar nicht so intensiv wirken, aber doch eine echte Stabilisierung in den Übergangsjahren bringen können, z. B.

- *Moorbäder,* die östrogene Wirkung haben über die Pollen, die sie enthalten. Fünf bis sechs Anwendungen im Sinne einer Kur sind zu empfehlen (etwa in Bad Aibling oder Kolbermoor);
- *Rosmarinbäder nach Kneipp,* ein- bis zweimal pro Woche (aber vormittags, weil sie »wachmachen«);
- östrogenähnliche *Pflanzenpräparate,* die beispielsweise Cimicifuga (Wanzenkraut) enthalten und Alchimilla

(Frauenmantel), Rheum-rhaponticum (türkischen Rhabarber) oder Mönchspfeffer (Keuschlamm). Arzt oder Apotheker kennen die Präparate aus diesen Heilpflanzen.
- Und natürlich sollte die *Ernährung* »immunstimulierend« sein – auch den Frauen wird die *Rohkost* »ans Herz gelegt« –, dazu sollten sie *Pflanzensäfte* (nach Kneipp) kurweise nehmen, die die innere Sekretion anregen: Bitterstoffe, Löwenzahn, Brennessel, Birkensaft etc. als Kur, zweimal einen Eßlöffel am Tag, etwa zwei Wochen lang.

Im übrigen gilt für die Frauen natürlich auch all das, was für die Männer in den »Wechseljahren« gilt: sich abhärten nach Kneipp, sich viel bewegen.

Und vor allem: sich geistig fit halten, für andere da sein. Den seelischen Streß, der durch das »leere Nest« (Kinder sind aus dem Haus) und die Kontaktprobleme entstehen kann, ausgleichen, durch die Suche nach Aufgaben, soziale Engagements »in der Mitte von Menschen«. Ist der negative Streß erst abgebaut, dann geht es meist auch gesundheitlich wieder besser ...

Die schweren Tage vor »den Tagen«

Millionen Frauen leiden darunter, und niemand nimmt sie ernst: Die Wissenschaft nennt es das »Prämenstruelle Syndrom« (PMS). Das ist ein Bündel von Beschwerden, die Frauen in den zwei Wochen vor der Monatsblutung zu schaffen machen.

Das PMS war schon in der Antike bekannt – heute haben Experten mehr als 150 verschiedene Symptome unter diesem Begriff zusammengefaßt, von denen viele auf eine *allgemeine Abwehrschwäche* hindeuten: Kopfweh, Rückenschmerzen, aufgetriebener Leib, Spannungen in der Brust, Muskelsteifigkeit, kalter Schweiß, Hautausschläge, Wasseransammlung in den Geweben, Schlaflosigkeit, Übelkeit, aber auch Depression, Lethargie, Unfallneigung, Leistungsabfall, Vergeßlichkeit, Streitlust, Unruhe, Verlassenheitsgefühle gehören dazu. »Am liebsten möchte man sich in ein Mauseloch verkriechen«, sagt Gudrun T., 39.

Lange Zeit dachten die Ärzte, sie hätten es bei Frauen, die mit diesen vielfältigen Beschwerden zu ihnen kamen, mit Neurotikerinnen zu tun. Heute weiß man, daß diese durch Disstreß und hormonales Durcheinander im Körper hervorgerufenen Erscheinungen ernst genommen werden müssen.

Nicht nur weil Frauen, die davon heimgesucht werden, öfter Infektionskrankheiten bekommen, sondern weil die Frauen in der Zeit des PMS dazu neigen, ihre Kinder zu schlagen und mit ihren Männern herumzustreiten. Sowohl Selbstmorde als auch kriminelle Aktivitäten der Frauen nehmen in diesem Zustand zu.

- Unter PMS leiden zwischen zehn und 90 Prozent der Frauen. Nach mehreren Geburten (vor allem mit Komplikationen oder Wochenbett-Depression) und mit zunehmendem Alter steigt die Schwere der Syndrome.

In Amerika schenkt man schon seit längerem diesem Gesundheitsproblem von Millionen Frauen verstärkte ärztliche und psychologische Aufmerksamkeit.

Da die Diagnose nicht einfach ist, wurde bisher oft einfach mit »Stimmungsaufhellern« oder Tranquilizern behandelt – oder mit männlichen Hormonen – meist mit schlechtem Erfolg.

- Nun haben die amerikanischen Forscher entdeckt, daß in den meisten Fällen von schwerem PMS auch ein *Mangel* *an Vitamin B_6* besteht. Man weiß von diesem B-Vitamin, daß es als Ko-Enzym an der Herstellung der Antriebshormone Serotonin und Noradrenalin beteiligt ist, die wiederum unser hormonelles Geschehen und damit unsere Stimmung maßgeblich steuern.

Wenn nun, so die These, nicht genug Vitamin B_6 zur Verfügung steht, können die »Neurotransmitter« Serotonin und Noradrenalin blockiert werden und Depressionen und Stimmungsschwankungen als – die vergleichsweise harmlosesten – Symptome auftreten.

Da auch eine enge Wechselwirkung dieses hormonellen Geschehens mit dem Hypothalamus, der Schaltzentrale im Zwischenhirn, besteht, der für immunologische Vorgänge ebenfalls indirekt mitverantwortlich ist, findet beim PMS meist eine Schwächung der Abwehr statt. Nun bekommen solche leidgeprüften Frauen in den USA seit längerem schon mit gutem Erfolg statt »Hormon-Bomben« die »sanfte« Therapie mit Vitamin B_6.

Inzwischen liegen zahlreiche Doppelblindstudien vor, von denen die meisten zu ermutigenden Resultaten führten. Oft genügte eine Behandlung von drei Monaten mit 80 bis 100 mg B_6 am Tag. (Der Normalbedarf beträgt nur 2 mg.)

Bitte keine Selbstbehandlung!

Auf keinen Fall, so stellten die amerikanischen Ärzte fest, dürfte eine B_6-Therapie in längerer »Selbstbehandlung« vorgenommen werden; denn bei Überdosen (500 bis 600 mg täglich über Jahre, die einige Frauen sich einverleibt hatten) kam es zu Nervenstörungen, taumelndem Gang und tauben Händen.

Gleichzeitig mit der Vitamin-B_6-Therapie wurde betroffenen Frauen empfohlen, weniger Zucker und raffinierte Kohlenhydrate und weniger Milchfette zu essen, dafür mehr Gemüse und Vollkornprodukte (die ja auch Vitamin-B_6-haltig sind).

Das letzte Wort ist noch nicht gesprochen. Aber Frauen, die unter dem PMS leiden, sollten mit ihrem Gynäkologen oder Hausarzt reden, und sie sollten vor einer tiefeingreifenden Hormontherapie es doch ruhig erst mal mit Vitamin B_6 probieren!

Ein Frauentee für die Wechseljahre

Frauenmantel	20,0 g
Schafgarbe	25,0 g
Liebstöckelwurzel	10,0 g
Stiefmütterchenkraut	10,0 g
Johanniskraut	20,0 g
Holunderblüten	10,0 g
Koriander	5,0 g
	100,0 g

Von dieser Mischung »drei Finger voll« in einen Becher geben, einen Viertelliter kochendes Wasser daraufgießen, zudecken, zehn Minuten ziehen lassen, abends vor dem Schlafengehen trinken. (Von Apotheker Dr. Ralph-Eric Koch, München.)

Aufbau der Abwehr durch Abhärtung nach Kneipp

Wie aus kränkelnden Kummerkindern wieder kräftige Kerlchen werden

Peter, 10, kommt ins Sanatorium »Schönsicht« nach Berchtesgaden zu einer Sechs-Wochen-Kur. Der Bub, ein typisches Großstadtpflänzchen aus dem »Ruhrpott«, ist sehr blaß, hat Ränder unter den Augen. Er wurde zur Heilbehandlung hierher geschickt, weil er immer kränkelt, ständig »erkältet« ist, ein Kummerkind mit oft wiederkehrenden Infekten, Schnupfen, Bronchitis, Heiserkeit, Ohrenschmerzen. In der Schule hat er Schwierigkeiten, sein Appetit ist miserabel und außerdem ist er »immer lustlos und müde«. Peter steht vor dem Arzt, schlägt die Augen nieder und läßt die Schultern hängen.

»Fast alle Kinder, die wir hier sehen«, sagt Dr. med. Helmut Langhof, der Ärztliche Direktor der Berchtesgadener Kurklinik, »leiden unter dieser typischen Infektanfälligkeit der oberen Atemwege, oft bis hin zum Asthma. Dann haben wir auch einen hohen Prozentsatz von Allergien. Die Kinder sind meist eindeutig falsch ernährt und sowohl körperlich wie auch seelisch erschöpft. Die schlechte Luft dort, wo sie wohnen, der Mangel an Bewegung, unter dem sie leiden, die spielen ebenso eine Rolle, wie die oft traurige psychosoziale Situation, aus der sie kommen.«

Mehr als die Hälfte dieser Kinder – aus dem Ruhrgebiet, aus Hamburg, Bremen und Berlin – stammt aus unvollständigen Familien. Die Buben und Mädchen sind oft von der Scheidung der Eltern schwer getroffen, sie fühlen sich isoliert und unverstanden. »Einsamkeit« und »Langeweile« und »Langeweile aus Einsamkeit«, das spürt man bei ihnen meist rasch heraus.

Eine depressive Stimmung der Kinder, Verhaltensstörungen, Antriebsarmut, ja oft sogar Selbstmordgedanken offenbaren sich in Gesprächen mit der klinischen Psychologin des Hauses.

»Das hat uns schon oft sehr aufgeregt«, sagt Dr. Langhof. »Aber meist wird den depressiven Stimmungen durch den Milieuwechsel, durch unser großes Angebot an ›Programmen‹, durch die medizinische Betreuung und das Erlebnis der Natur und der Gemeinschaft mit vielen anderen Kindern rasch die Spitze abgebrochen.«

Um von Peter weiter zu berichten: Er steht vor dem Doktor, atmet mit offenem Mund, weil er durch die Nase keine Luft kriegt, sieht dadurch fast ein bißchen »doof« aus. Und bei der geringsten Anstrengung schwitzt er. Auf den ersten Blick scheint die Sache gar nicht so schlimm zu sein, im Blutbild findet man nichts Auffälliges (»das ist ja das Heimtückische«).

Aber beim Röntgen stellt der Arzt fest, daß die Nasennebenhöhlen vollständig verschattet sind aufgrund chronischer Entzündungsprozesse. Dick aufgeschwollene Schleimhautpolster verhindern, »daß da überhaupt noch etwas rausläuft, und das ›Rauslaufen‹ ist ja wichtig«.

Peter bekommt Sole-Inhalationen, zusätzliche Rotlichtbestrahlung, täglich zweimal, und dann noch pflanzliche Mittel, die immunstimulierend und sekretionsfördernd wirken. Nach kurzer Zeit »fängt es wie verrückt zu laufen an«. Peter kriegt einen starken Schnupfen, teilweise eitrig, nachts muß er auch kurze Zeit husten, weil sich überall Sekret löst. Ein gutes Zeichen: dafür, daß Viren und Bakterien aus dem Kopf und den oberen Atemwegen abtransportiert werden, daß sich die feinen Flimmerhaare regenerieren, die den »Abfall« fortschaffen müssen.

Im akuten Stadium wird Peter geschont, er darf aber spazierengehen. Dann werden langsam die *Abhärtungs-Maßnahmen* aufgebaut.

Kneippsche Güsse und Wechselbäder

Kurze Luftbäder – dann Kneippsche Wechselgüsse und -bäder, Arm- und Fußbäder, aufsteigend bis zum Vollguß. *Alle Kinder* bekommen hier Kneipp-Anwendungen. Und viele dürfen in *Berg-Sole* baden, die aus dem Salzbergwerk in großen Tanks hierher gebracht wird. Sie ist sehr stoffwechselanregend, wirkt sich auch bei Infektanfälligkeit sehr positiv aus (ist nur für die Spindeldürren nicht geeignet).

Unterricht im rechten Schneuzen

Um noch mal bei Peter zu bleiben: Bald schnauft er nicht mehr mit offenem Mund, sieht jetzt gar nicht mehr »doof« aus. Er hat auch – vom Doktor persönlich – gelernt, *wie man sich richtig schneuzt:*

- »Die Kinder lernen hier, daß sie *nie beide Nasenlöcher gleichzeitig* ausschneuzen dürfen, sondern nur hintereinander, sonst besteht durch den Überdruck die Gefahr, daß Sekret sowohl in die Nasennebenhöhlen gedrückt wird als auch über die Ohrtrompete ins Mittelohr.«

Dr. Langhof: »Wenn die Kinderärzte das allen jungen Müttern sagen würden, könnte man den Kindern viele Beschwerden und Krankheiten im Hals-Nasen-Ohrenbereich ersparen.«

Nun, Peter kann's jetzt. Er schläft endlich richtig fest (vorher bekam er auch nachts im Bett nie »richtig Luft«). Sein

Appetit ist zurückgekehrt, und diese Vollwertkost schmeckt ihm, er hat ein paar Pfund zugenommen. »Die Ernährung ist für uns mitentscheidend, sie ist relativ eiweißreich, das brauchen Kinder im Wachstum. Wir achten sorgfältig auf die Vitamine, Spurenelemente, Ballaststoffe. Es gibt sehr viel Salate, Gemüse, Obst, Vollkornbrot, Müslis. Und ich habe noch kein Kind gesehen, das diese frische Kost nicht mag.« Keines weint den »Hamburgern mit Ketsch« nach ...

Unter Beratung von Professor Dr. H. G. Classen, Institut für Biologische Chemie und Ernährungswissenschaft in Stuttgart-Hohenheim, erhalten diese Kinder eine bewußt magnesiumreiche Nahrung. »Auch die wirkt sich aus beim Streßabbau.« Viele Kinder, die als rechte Dickerchen hierherkommen, werden mit der richtigen Diät systematisch abgespeckt.

Einmal in der Woche wird über Ernährung diskutiert und darüber, was zur Selbsthilfe getan werden kann. Der Doktor erzählt über die Zusammenhänge von Übergewicht, Bewegungsmangel und Infektanfälligkeit. »Die Kinder interessiert das alles sehr. Manchmal wetteifern sie richtig im Abnehmen, die viele körperliche Bewegung hilft ihnen dabei.«

Heilende Kräfte aus der Natur

Im Sanatorium »Schönsicht«, wo jährlich weit über 900 solcher abgeschlafften Großstadtkinder wieder muntergemacht werden, rechnet Dr. Langhof Tag für Tag mit der Hilfe einiger »Kollegen«, die nicht mal für ihre Mitarbeit ein Honorar kriegen, sondern durch ihr bloßes Da-Sein ihre heilenden Kräfte an die Kinder weitergeben. Das sind

- *Dr. med. Natur:* Täglich wandern die Kinder viele Stunden lang mit dem Arzt (der auch Sportmediziner ist), einem Sportlehrer oder Erzieherinnen, je nach Leistungsfähigkeit, hinaus, »durch die Wälder, durch die Auen«. Sie wandern zum Zauberwald, zum Königssee, sie machen kleine und große Bergtouren. Dabei sammeln sie Blätter und lernen, die Bäume zu identifizieren, giftige von eßbaren Beeren und Pilzen zu unterscheiden, geschützte Alpenblumen zu respektieren. Auch manchem seltenen Vogel oder Schmetterling begegnen sie hier draußen. – Auf den Almen sehen sie oft zum ersten Mal, wie Kühe gemolken werden und daß die Milch nicht immer »aus der Tüte kommt«.

- Im Winter macht den Kindern Skilanglauf besonderen Spaß. Während der zwei täglichen *Schulstunden* ist *Naturkunde* ein wichtiges Thema. Schneekristalle, Wolkenbildung, auch die Erklärung der Landschaft. (»Wie entstanden überhaupt die Berge«) und die Geschichte der Umgebung, vom Salzbergwerk bis zur Watzmann-Sage, gehören dazu.
- *Dr. med. Wind und Wetter:* »Es gibt kein schlechtes Wetter, es gibt nur falsche Kleidung«, sagen die Naturärzte. Kinder, die richtig angezogen sind, haben auch einen Heidenspaß an einem Regenspaziergang. »Die großen starken Elemente, die gesund machen, wenn man sich ihnen aussetzt, sind unsere Verbündeten«, sagt Dr. Langhof. »Frische Luft, Wind, Sonne, Regen, extreme Temperaturschwankungen. In diesem Reizklima mit dem ständigen Wechsel von warm und kalt, von Licht und Schatten, lassen auch die Allergien oft nach.«

Außerdem mögen die Milben z. B. die Höhenluft nicht, und viele Asthma-Kinder sind auch Milben-Allergiker ...

- *Dr. med. Wasser:* Schon morgens früh begegnen ihm die Kinder bei ihren Güssen und Bädern, am Nachmittag schwimmen sie dann oft im Sommer noch im Freibad, im Winter im großen Hallenbad, das zur Kurklinik gehört. Wenn sie von ihren Wanderungen zurückkommen, geht es erst mal durch die Kneippsche Wassertretanlage. Und auch unterwegs, wenn sie an einem Bach vorbeikommen, ziehen die Kinder meist spontan Schuhe und Strümpfe aus und waten begeistert im Wasser. Das ist ein herrliches Gefäßtraining, und bald kennen die kleinen Großstadtpflanzen »ihr Kopfweh« nur noch vom Hörensagen.

- *Dr. med. Freude:* Das gemeinschaftliche Erlebnis bei Sport und Spiel und Spaß, drinnen wie draußen, ist für die Kinder auch ein wahres Elixier. Manche kleine Mädchen, die schon mit zwölf, 13 Jahren mit einer regelrechten »Null-Bock-Einstellung« hierherkommen, die »sich selbst im Weg stehen«, die keine Phantasie haben, deren Kreativität nie angeregt wurde – sie entfalten hier oft unglaubliche Talente: beim Basteln, Malen, Theaterspielen.
  Sie studieren selbst Stücke ein, »erfinden« Tänze, Spiele, natürlich angeregt von ihren Therapeutinnen, und oft finden sie auch neue »dicke« Freundinnen und Freunde, mit denen sie während der sechs bis acht Wochen unzertrennlich sind. Im Haus »Schönsicht« gibt es eine große Bücherei. Der Fernseher bleibt fast immer »kalt«.

Bei Peter hat es geklappt

Nach etlichen Wochen kommen die Nachuntersuchungen, z. B. bei Peter. Da stellt sich bei der Röntgen-Kontrollaufnahme heraus, daß die Entzündungen im Kopf ganz zurückgegangen sind, die Polster und Schwellungen der Schleimhäute verschwunden sind.

- »Wenn freilich diese Erscheinungen im Bereich der Nebenhöhlen nicht zurückgehen, dann wissen wir, daß das eine allergische Sache ist, dann müssen wir weitersuchen.«

Und natürlich geht es bei Asthmakindern anfangs nicht ganz ohne die Hilfe von »richtigen« Medikamenten, auch die körperliche Belastung muß bei ihnen zu Beginn sehr streng dosiert werden ...

Aber bei Peter hat die Therapie mit natürlichen Mitteln geklappt. Er ist vergnügt und ausgeglichen – und hat bei der Psychologin ein paarmal das autogene Training mitgemacht. Er ist jetzt voll dabei beim Bewegungsprogramm, hält sich viel mehr draußen als drinnen auf, kommt überhaupt nicht mehr so schnell außer Puste.

Die Abwehrlage ist meßbar gebessert

- Vor Beendigung der Kur wird eine Serum-Untersuchung vorgenommen, und da zeigt sich – bei Peter wie bei vielen anderen Kindern –, daß die Immunglobuline A und G, die Antikörper, erheblich zugenommen haben, daß sich also die Abwehrlage meßbar gebessert hat. Dr. Langhof macht diese Untersuchungen in enger Zusammenarbeit mit der Münchner Universitäts-Kinderklinik. Sie sollen für künftige Kinderkuren wertvolle weitere Anregungen geben.

Als Peter wieder daheim ist, kommt bald darauf ein Brief nach Berchtesgaden. Die Eltern sind hocherfreut, daß das Kind »seinen chronischen Stockschnupfen« los hat. »Er kommt uns viel frischer und lebhafter vor. Die versäumten Schulstunden hat er rasch und problemlos wieder aufgeholt. Unser Kind ist wie ausgewechselt, viel leistungsfähiger.«

Der Sportverein gegen neuerliche Langeweile

Selbstverständlich bekommt jedes Kind für die Eltern und den Hausarzt einen Brief mit, in vielen Fällen telefoniert Dr.

Langhof mit Vater oder Mutter. »Da werden die speziellen Probleme erörtert. Es ist ja leider oft so, daß selbst im Elternhaus von asthmatischen Kindern jemand wie ein Schlot raucht.«

In vielen Fällen wird aber auch Kontakt zu den Erziehungsberatungen am Wohnort angeknüpft, wird über Sozialarbeiter beraten, was für die Kinder künftig noch getan werden könnte.

»Wir empfehlen sehr oft – weil wir glauben, daß der Schulsport nicht genügt –, daß die Kinder in einen örtlichen Sportverein gehen.

Dort haben sie das vorher entbehrte Gemeinschaftserlebnis, sie tun etwas für die Gesundheit, und mit der Langeweile ist es ein für allemal vorbei. Dadurch lösen sich dann oft häusliche Probleme.«

(Ich möchte hier daran erinnern, liebe Leser, daß ähnliche, höchst erfolgreiche Abhärtungskuren für Kinder auch im *Reizklima an der Nordsee* alljährlich viele Kummerkinder und Kümmerlinge wieder gesund machen.)

Kneipp für alle!

Daß die roten Blutkörperchen zunehmen während solch einer Kinderkur unter überreichlichem Sauerstoffangebot, das ist für die Ärzte schon lange selbstverständlich. Daß *die Immunlage sich meßbar verbessert,* daß die Abwehrzellen und Antikörper zunehmen, das mißt man erst seit kurzer Zeit.

Auch für zivilisationsgeschädigte Erwachsene sind solche medizinischen Erfolge mit einfachen, natürlichen Mitteln in den Augen erfahrener Natur-Ärzte nichts Besonderes. Sie predigen schon lange: »*Kneipp für alle!*«

Wer das ganze Jahr in schlechter Großstadtluft, in künstlich beleuchteten Büros, in Streß und Lärm arbeitet, sich viel zuwenig bewegt, wer in überheizter Wohnung sitzt, auch am Wochenende nicht rausgeht, sich einseitig ernährt, raucht und trinkt – für den könnte eine Kneipp-Kur wirklich eine Wende bedeuten. Einen Anstoß geben, noch mal »neu anzufangen und es richtiger zu machen«.

- Die *fünf Säulen,* die Wassertherapie, die Bewegungstherapie, die richtige Ernährung, die Behandlung mit Heilpflanzen und die Ordnungstherapie, sie gehören untrennbar zusammen. Denn, so sagt der Ärztliche Leiter der Kneipp-Akademie Bad Wörishofen, Professor Dr. Hans-Dieter Hentschel: *»Ein kalter Guß allein macht noch keine Therapie.«*

So wie der alte Vater Kneipp die königlichen Hoheiten, den Papst und unzählige »kleine Leute« mit seinen Methoden zur »inneren Ordnung« brachte, so pilgern sie auch heute noch an die Stätte seines Wirkens, nach Bad Wörishofen: Kardinäle und Künstler, Rabbis und Redakteure, Politiker und prominente Wirtschaftsbosse.

Eine schier unübersehbare Liste bekannter »Kneipp-Anhänger« hat Bad Wörishofens Kurdirektor Lothar Burghardt vorliegen: Richard Tauber kam schon hierher, Wilhelm Furtwängler und Gustaf Gründgens.

Bruno Kreisky kehrte immer wieder hierher zurück, Prinzessin Soraya erholt sich hier und sogar der Bischof Chang aus China.

Viele von ihnen lieben das »einfache Leben« bei der Kneipp-Kur (inmitten der schönen Natur des Allgäus). Und sowieso: Bei den »Anwendungen« machen die Bademeister absolut *keinen Unterschied* – das Wasser aus ihren Kneipp-Schläuchen läuft, kalt oder warm, über Männer und Frauen im Adams- und Evaskostüm. Talare, teure Roben oder

Maßanzüge – da sehen die gar nichts davon. *»Kneipp macht sie alle gleich ...«*

Über 200 Anwendungen

Über 200 verschiedene Anwendungen kennt man heute, Güsse, Packungen, Lehmwickel, Dämpfe, Heusäcke, Bäder, jedem das Seine.

Die Kalt-Warm-Reize, die Gefäßreaktionen in der Haut, die Durchblutungsmaßnahmen, die auch Fernwirkung haben, die das gesamte vegetative Nervensystem beeinflussen – und das Immunsystem –, dieser ständige Wechsel zwischen Aktivität und Passivität, zwischen Anspannung und Entspannung, das bringt verblüffende Erfolge für die Gesundheit, die noch lange in den Alltag hineinwirken.

So, wie es Dr. Langhof den Kindern zeigt und den Eltern erklärt – daß sie sich auch daheim morgens weiter *kalt abwaschen* sollen oder nach warmen Duschen kalt nachbrausen sollen, um ihre Abhärtung aufrechtzuerhalten –, so lernen die unzähligen erwachsenen »Schüler Kneipps« (der Kneippbund hat heute 500 Ortsvereine mit über 100 000 Mitgliedern), daß man nie aufhören soll, nach Kneipps Regeln zu leben, nach seinem Ganzheitskonzept die Körperkräfte zu üben und das Wasser richtig anzuwenden ... (Allerdings müssen wohl manche sogenannten »Jünger Kneipps« sich noch freischwimmen von sektiererischen Neigungen und romantischer Verklärung.)

»Kneipp« ist die normalste Sache der Welt, die »Rückkehr zum Natürlichen« – wobei unter ärztlicher Anleitung jeder genau das ausprobieren muß, was speziell für ihn das Richtige ist, seinem Alter, seiner körperlichen Verfassung, seinen Lebensumständen angemessen.

- In jedem Fall jedoch, das haben Reihenuntersuchungen im Institut für Medizinische Balneologie und Klimatologie an der Universität München ergeben, *stimuliert* die Therapie »nach Kneipp« – richtig angewendet – *immer auch das Immunsystem!*

Kleine Maßnahmen – große Wirkung!

Jeder kann – ohne große Vorkenntnisse – zu Hause ein paar abwehrstärkende, abhärtende Maßnahmen »nach Kneipp« praktizieren.

- *Das Luftbad:* Möglichst oft sehr leicht bekleidet, evtl. sogar nackt, durch die Wohnung gehen. Am offenen Fenster oder am Waldrand, auf einer Wiese oder am Badestrand zehn Minuten lang täglich recht knapp bekleidet stehen, den Körper locker bewegen, tief in den Bauch hinein ein- und noch tiefer ausatmen. Dabei »gute Gedanken« aufnehmen.
- *Trockenbürsten:* Mit zwei Spezialbürsten, fünf Minuten lang, immer »weit weg vom Herzen« angefangen, »hin zum Herzen« bürsten: Erst rechtes, dann linkes Bein, von den Zehen bis zum Oberschenkel, dann rechte Hand, rechter Arm, linke Hand, linker Arm, bis zu den Schultern hinauf, Brust und Rücken, von innen nach außen (vorsichtig mit dem Busen!), den Bauch kreisförmig im Uhrzeigersinn, unten rechts angefangen, beim Blinddarm. (Das fördert gleichzeitig die Verdauung.)
- *Die kalte Waschung* (besonders gut auch für Kinder): Einen rauhen Waschlappen in sehr frisches Wasser tauchen, leicht ausdrücken, dann wieder »herzfern« anfangen,

außen hoch, innen zurück, rechte Hand, rechter Arm, bis rauf zur Schulter, linker Arm, dann Brust, kreisend, dann Gesicht, Nacken, am Bauch wieder im Uhrzeigersinn, dann den Rücken, soweit man hinkommt – falls nicht jemand helfen kann. Wer das gleich »aus der Bettwärme raus« macht, wird frisch und munter und fröhlich.

Wer abends schlecht einschläft, kann ebenfalls solch eine »kalte Abreibung« mit dem feuchten Lappen machen und schlüpft dann sofort, *ohne sich abzutrocknen,* ins Bett. Da wird ihm wunderbar warm, und außerdem entsteht über den Hautreiz eine »Harmonisierung«, die den Schlaf fördert.

Wer schon gut abgehärtet ist, kann das auch als *Ganzwaschung* praktizieren, da ist die Wirkung natürlich noch besser. Während der Waschlappen kreist, tief ein- und ausatmen und dann feucht und nackt zurück ins Bett, dort wieder richtig aufwärmen.

Die Kneippschen Güsse sollten Interessierte sich unbedingt während einer Kur ganz genau vom Bademeister erklären lassen. Für daheim eignet sich besonders gut *der Knieguß* (er sorgt z. B. bei Kopfweh und Migräne, ständiger Verschnupftheit etc. für eine »Blutverlagerung«).

- *Der Armguß* hilft besonders gut bei »nervösen Herzbeschwerden«, niedrigem Blutdruck, auch bei »einschlafenden« Händen. Er fördert die Durchblutung im Brust- und Kopfraum, ist deshalb besonders empfehlenswert für »geistig Schaffende«.
- *Das Armbad* – von dem es viele Variationen gibt, hilft, kalt angewendet, sehr gut, Stauungszustände zu lindern: An heißen Sommertagen im Büro, in einer Pause auf einer langen Urlaubsfahrt, aber auch bei Kopfschmerzen, dicken Beinen, Herzklopfen und Streß. Man füllt das

Waschbecken mit kaltem Wasser, taucht die Arme, immer erst den rechten, dann den linken, langsam bis zur Mitte des Oberarmes ein, zählt anfangs zehn Sekunden, kann das später bis auf einige Minuten steigern. Dann werden die Arme nur abgestreift und geschlenkert, bis sie wieder warm und trocken sind.

- Das *ansteigende Armbad* (für Herzkranke, Hochdruck-Kranke, Asthmatiker) oder das *Wechselarmbad* (bei unspezifischen Herzbeschwerden, kalten Händen, Beschwerden an der Halswirbelsäule) sollten – da solche Bäder eine starke Wirkung haben – immer zum ersten Mal nach ärztlicher Verordnung unter Anleitung eines erfahrenen Bademeisters gemacht werden. (Außerdem gibt es speziell zu diesem Thema ausgezeichnete Bücher.)

Sie werden es nicht glauben, liebe Leser: Die scheinbar so »harmlosen« Kneippschen Anwendungen können zu gewaltigen Wirkungen auf den »ganzen Menschen« führen, die man sich vorher gar nicht vorstellen kann! So hat z. B. schon manches über lange Jahre kinderlose Ehepaar nach einer gemeinsamen Kneippkur zu glücklicher Elternschaft gefunden ...

Und wie sagte noch Pfarrer Kneipp?

> »Den Abgehärteten greift nichts an, den Verweichlichten bringt jedes Blatt Papier in Aufregung. Und ein abgehärteter Körper besitzt auch den größten Schutz vor Krankheiten der Seele ...«

Ein Tee nach dem (Abend-)Essen

... wenn es zu fett und zu viel war

Kalmuswurzel	5,0 g
Schafgarbe	20,0 g
Tausendgüldenkraut	5,0 g
Fenchel	10,0 g
Anis	10,0 g
Wacholderbeeren	5,0 g
Kamillenblüten	30,0 g
Enzianwurzel	5,0 g
Katzenpfötchen	5,0 g
Quendelkraut	5,0 g
	100,0 g

Von dieser Mischung »drei Finger voll« in eine große Tasse tun, einen Viertelliter sprudelnd-kochendes Wasser daraufgießen, zudecken, zehn Minuten ziehen lassen, abseihen. Recht warm trinken. (Von Apother Dr. Ralf-Eric Koch München.)

Trotz widerstreitender Meinungen – es gibt immunstimulierende Stoffe!

Vitamine, Spurenelemente und wertvolle Heilpflanzen

Nichts wird im Zusammenhang mit dem Immunsystem so kontrovers diskutiert wie die Frage, ob es wirklich *»immunstimulierende« Stoffe* gibt. Da ist einerseits eine finanziell fast allmächtige Herstellerindustrie, die mit einschlägigen Pillen, Pülverchen und Spritzen mittlerweile ein Milliardengeschäft macht und weder Mühe noch Kosten scheut, mit Hilfe von ausgebufften Werbeagenturen in entsprechenden Schalmeienklängen für dieses oder jenes »abwehrstärkende« Präparat zu werben.

Da sind andererseits auch genügend »Experten« bei der Hand, die gegen gutes Geld gern gute »Gutachten« herstellen. Und dann gibt es natürlich vor allem die ernst zu nehmende Forschung auf diesem Gebiet. Bleiben wir bei der letzten Gruppe.

Die voluminöse Akte über »Immunstimulierendes«, die auf meinem Schreibtisch liegt, reicht aus, die anderen beiseite zu schieben, auf die das Dichterwort paßt: »Man merkt die Absicht, und man ist verstimmt« – jene Lobeshymnen also, bei denen zwischen den Zeilen allzu augenscheinlich wirtschaftliche Interessen einer Lobby herausblinzeln.

Die Vitamine A, C und E sowie Zink und Selen

Um es gleich zu sagen: *Es gibt sie,* die immunstimulierenden Stoffe, die »Schutzstoffe« für unseren Organismus. Mit gutem Gewissen läßt sich feststellen:

Die *Vitamine A* (Beta-Carotin), die *Vitamine C und E* und in gewissem Umfang auch Vitamine des *B-Komplexes,* vor allem aber die *Folsäure,* sind für eine gut funktionierende Abwehr unentbehrlich. Dazu einige Spurenelemente, voran *Zink und Selen.*

Nun hat die Sache aber mehrere Seiten. Die eine: Was vermögen diese Stoffe für unser Immunsystem tatsächlich zu leisten? Die andere: Was geschieht, wenn in unserem Körper gerade an diesen Stoffen ein Mangel besteht? Und wie können wir Defizite ausgleichen?

Um zunächst beim *Defizit zu* bleiben:

- Viele Untersuchungen haben gezeigt, daß auch ein Teil der Menschen in unseren wohlhabenden Industrieländern unter einem Mangel an gewissen Vitaminen leidet. (In diesem Buch wurde bereits mehrfach darauf hingewiesen.)
- Vor allem die Vitamine A, B_1, B_6, Folsäure und D, manchmal sogar Vitamin C, fehlen größeren Personengruppen.
- Diese traurige Tatsache hat mehrere Gründe:

Labberkram und Müllmampf

- Ganz vornean steht hier die *Falschernährung* bzw. die einseitige Ernährung! Viele Menschen essen einfach *nicht genug vollwertige Kost* und nicht genug *Frisches!* Sie machen gravierende Fehler bei der Zubereitung der Kost, und sie bevorzugen jenen »Labberkram«, der auf vielfachen Wegen in den Fabriken zubereitet, aufgepeppt, verändert wurde. Und wenn sie sich nun vorwiegend von sol-

chem fertigen »Müllmampf« ernähren, bekommen sie halt nicht genug lebenswichtige Vitamine.
Hier liegt die große Gefahr für Millionen Kinder: Praktisch *vitaminfrei* sind Zucker, Süßwaren, Weißbrot, raffinierte Fette (wenn ihnen nicht künstliches Vitamin zugesetzt wird) und Limonaden. Natürlich auch alkoholische Getränke.

- Kommen nun *gesundheitliche* Situationen, in denen die mit der Nahrung aufgenommenen Vitamine vermehrt abgebaut werden bzw. der Vitaminbedarf erhöht ist, dann kann das ernste Folgen haben. Denn Vitamine werden ja nicht nur gebraucht beim Aufbau von Körperzellen aller Art, sondern sie sind in enger Zusammenarbeit mit den verschiedensten Enzymen und mit Spurenelementen an zahllosen Reaktionen und Funktionen im Körper beteiligt.

Negativ auf die Vitaminversorgung wirken sich unter anderem aus:

- Abmagerungskuren
- Einseitige Ernährung
- Gewisse Arzneimittel, von der Antibabypille bis zu Cortisonpräparaten und Antibiotika
- Akute Infektionen und Zustände nach Operationen
- Negativer Streß aller Art

Vitamine mit Reparatur-Charakter

Erst seit einigen Jahren weiß die Forschung, daß bestimmte Vitamine direkt *positiv* auf das Immunsystem wirken bzw. daß bei starker körperlicher oder seelischer Belastung (die sich negativ auf das Immunsystem auswirkt) Vitamine auch »*Reparatur-Charakter*« haben können.

- So wie chronischer *Vitamin-B-Mangel* z. B. die Thymusdrüse schrumpfen läßt und damit die T-Zellenbildung verringert, wahrscheinlich auch eine reduzierte Antikörper-Reaktion zur Folge hat, so kann eine gute Versorgung mit B-Vitaminen, vor allem mit B_6-Pantothensäure und Folsäure, vor Abwehrschwächen schützen. – Umgekehrt: Vitamine vom B-Komplex halten den Thymus in Schwung, B_6 aktiviert im Tierversuch die T-Zellen-Immunität, aber auch die Antikörper-Reaktion.
- Die *Pantothensäure* spielt mit großer Wahrscheinlichkeit eine Rolle bei der Produktion der Immunglobuline. Sie ist zu finden in Innereien, Lachs, Milchprodukten, Nüssen, Eiern, Vollkornerzeugnissen, Pilzen und Bierhefe.
- Die *Folsäure* hat ein entscheidendes Wort mitzureden beim Aufbau der roten und weißen Blutkörperchen, bei wichtigen Zellteilungsvorgängen, bei der Eiweißverwertung. Folsäure-Mangel hat eine negative Wirkung auf das immunerzeugende Gewebe. *Schwangere* sollten darauf achten, daß sie vor allem in den ersten Wochen als werdende Mutter genügend Folsäure bekommen – weil bei ihnen ja die Zellteilung und -vermehrung wesentlich beschleunigt ist.

Man muß aber dazu wissen, daß Folsäure dem Organismus nur zur Verfügung steht, wenn die *B-Vitamine* und *Vitamin C* auch ausreichend vorhanden sind! – Folsäure findet sich in der Nahrung vor allem in Bierhefe, magerem Fleisch, Vollkornprodukten, allen grünen Gemüsen, besonders Spinat, Kohl, voran Wirsing, sowie Spargel.

So gut wie *alle B-Vitamine* enthalten die *vollen Körner* der Getreide, Fleisch, Eier, Fisch und die meisten grünen Gemüse- und Kohlarten.

Schlechte Wundheilung durch Vitaminmangel

In mehreren deutschen Krankenhäusern, u. a. in Würzburg, wurde untersucht, warum bei verschiedenen Patienten nach Operationen die Wunden mal gut, mal sehr verzögert heilen.

Es stellte sich heraus, daß die »schlecht heilenden« Kranken meist schon lange vor dem Eingriff miserabel gegessen hatten und an einer ausgesprochenen *Unterversorgung mit Vitaminen* litten.

Es fehlten vor allem B_{12}, Folsäure, Vitamin A und C. Wahrscheinlich könnte man durch zusätzliche Gaben dieser Vitamine den Krankheits- bzw. Heilungsverlauf sehr günstig beeinflussen. (Auf einem ganz anderen Blatt steht die ohnedies oft mangelhafte Versorgung der Patienten mit frischer Kost auch in sündteuren Kliniken.)

Vitamin A »arbeitet« zusammen mit Zink

Vitamin A ist nicht nur ein Schutzvitamin für Augen und Haut (Patienten mit Pilzbefall der Schleimhaut haben meist niedrige Vitamin-A-Werte), es »arbeitet« auch in enger Wechselbeziehung mit dem Spurenelement Zink am Aufbau und der Erhaltung der Lymphorgane und reguliert damit natürlich die Produktion der Abwehrzellen, der Lymphozyten.

Daß Zink offensichtlich die Vitamin-A-Mobilisierung durch die *Leber* vorantreibt, hat man bei Mangelkindern in Entwicklungsländern gesehen. Im Tierversuch war Vitamin A auch ein »Stimulans« für jene Abwehrzellen, die Tumorzellen direkt bekämpfen.

Vitamin-A-Vorrat reicht für 100 Tage

Vitamin-A-Vorräte halten sich gut 100 Tage im Körperspeicher, ein echter Mangel ist also sehr selten. In der Nahrung kommt es vor allem in der Leber vor. Weil man mit dem Genuß von Leber aber jetzt sehr vorsichtig sein soll, rate ich zu Lebertran, Milch, Butter, Käse, Eigelb und Fischen. In Karotten, grünen Gemüsen und roten und grünen Früchten sowie Getreidekörnern ist reichlich Beta-Carotin vorhanden, das sich zusammen mit ein bißchen Fett (einem Stückchen Butter, einem Löffelchen Rahm oder Öl) in Vitamin A verwandelt.

Vitamin A ist auch (neben Vitamin D) das Vitamin, das schon in mäßiger Überdosierung *giftig wirken kann!* Man nimmt es also nie *nur so* oder weil irgendein »Wunderdoktor« es in einer Illustrierten angepriesen hat.

Zink – der »Mitarbeiter« von Vitamin A – findet sich in Mandeln, Erdnüssen, Eiern, Rindfleisch, Heringen, Austern, Vollkornprodukten, grünen Gemüsen und Früchten.

Selen als »Kollaborateur« des Vitamin E

Selen und Vitamin E sind ähnliche »Kollaborateure« zu unseren Gunsten: Von Selen weiß man heute, daß es die Zellmembran schützt, die »Immunantwort« gegenüber Krebszellen verstärkt und vor allem eine wesentliche Rolle bei Genreparaturen der Zelle spielt.

Dem *Vitamin E* wird lobend nachgesagt, daß es nicht nur den *Voralterungs*prozeß beim körperlich geschwächten Menschen *aufzuhalten* vermag, sondern z. B. auch einen gewissen Strahlenschutz ausübt (Untersuchung Prof. Volker

Böhlau, Bad Soden). Vitamin E gilt als »Fänger von freien Radikalen«, die als Zellgifte wirken. Außerdem verhindert Vitamin E die *Oxidation,* sozusagen das »Ranzigwerden«, von Fettsäuren in den Zellen bzw. deren Zerstörung; auch das kann krebshemmend wirken. Sicher ist es interessant, daß Vitamin E wiederum Vitamin A schützt und daß es die Bildung von Antikörpern und Freßzellen (bei Infektionen lebenswichtig) unterstützt.

Krebskranke haben niedrige Selenspiegel

Krebskranke mit den niedrigsten *Selenspiegeln* (so las ich im Ärzteblatt »Selecta«) haben die meisten Metastasen und die kürzeste Überlebenszeit. Aber: Selen muß sorgfältig dosiert werden (als Medikament). In *Überdosen* kann es sogar Krebs *fördern!*

> Merke: *Kein gesunder Mensch* muß Vitamin E in Pillenform nehmen! Wer reichlich Pflanzenöle, Butter, Milch, Margarine, Eier, Nüsse, Getreide, frisches Gemüse ißt, hat in jedem Fall genug davon. Der Tagesbedarf ist bereits gedeckt durch zwei Eßlöffel Vollkornhafer zum Müsli oder einen Eßlöffel Maiskeimöl oder eine Handvoll Nüsse ...

Vitamin C – unser »Schutzpatron«

Vitamin C schließlich ist unser heißumstrittener *Schutzpatron* gegen Infektionen aller Art. Die Forschung hat aber auch herausgefunden, warum: Es verstärkt die Aktivität der Freßzellen, die bei Infektionen an vorderster Front stehen. Und weil der Vitamin-C-Spiegel vor allem bei Viruserkrankungen stark abfällt, vermutet man hier eine gute Chance durch erhöhte Gaben (die kurzfristig bestimmt keinen Schaden anrichten), die Abwehrreaktion zu unterstützen. Und zwar die Immunantwort sowohl in den Zellen als auch in den Körperflüssigkeiten.

- In – vorübergehend – hohen Dosen von ein bis zwei Gramm am Tag wird Vitamin C erfolgreich zur *Vermeidung von Operationsschocks* eingesetzt.

Vollwertkost ersetzt die Vitaminpillen!

Das möchte ich hier aber unbedingt noch einmal sagen: *Jeder, der sich vollwertig ernährt,* mit viel Rohkost, vielen Früchten, Salaten, Gemüsen, mit leichtem Eiweiß (wenn möglich, einmal wöchentlich Fisch oder Meeresfrüchten) sehr bewußt dosiertem Fett (alles in allem nur 70 Gramm pro Tag), der braucht Vitaminpillen wirklich nur, wenn er mal schwer auf die Nase gefallen ist.

Gefährliche Überdosen an Fettsäuren

Das mögliche »Zuviel« an Fett habe ich übrigens nicht nur deshalb betont, weil der Verdacht besteht, daß fettes Essen an der Entstehung gewisser Krebse beteiligt ist, sondern vor allem, weil US-Forscher vor kurzem herausgefunden haben, daß exzessiver Verzehr von *mehrfach ungesättigten Fettsäuren* (englisch PUFA) – wie er zeitweise von der Margarine-Lobby empfohlen wurde – eine regelrechte *Unterdrückung der Immunabwehr* bewirken kann. PUFA kann zu einer Atrophie der Lymphgewebe führen und die T-Zellen-Bildung hemmen. Ebenso können allerdings auch *exzessive Cholesterinmengen* das gesunde Zellwachstum, auch der Lymphozyten, beeinträchtigen. (Ich berufe mich hier auf englische und amerikanische Arbeiten.)

Auch Heilpflanzen stärken die Abwehr

»Es gibt keinen Reiz auf den Organismus, der nicht zugleich auch das Immunsystem in Mitleidenschaft ziehen würde: ob es sich um eine Entzündung, um körperliches Training, um eine Fastenkur oder einen Klimawechsel handelt.«

Der prominente Berliner Professor Dr. Rudolf Hänsel untersucht seit Jahrzehnten, inwieweit man mit Naturstoffen aller Art auch die Abwehr stärken bzw. »stimulieren« kann. Im Gegensatz zu manchem Schulmediziner, der grundsätzlich nur zu den chemischen Mitteln der Pharma-Industrie greift, halten naturheilkundliche Ärzte und Pharmakologen viel von der *Abwehrsteigerung durch Heilpflanzen.*

Es hat sich nämlich in vielen Versuchen gezeigt, daß sie sehr wohl *direkt auf das Immunsystem* wirken können. Da es zu diesem Thema so viele schlaue Bücher gibt, hier nur einige wenige Details.

- *Die Echinacea,* der Rote Sonnenhut, kann offensichtlich die Freßzellen aktivieren und meßbar die Interferonbildung im Körper anregen; außerdem wahrscheinlich auch die Bildung des Streßhormons Cortison steigern, das in der richtigen Dosis eine abwehrregulierende Funktion hat.
- *Ginseng und Eleutherococcus-Präparate,* die von der Schulmedizin oft »in die Pfanne gehauen« werden, sind »Adaptogene«. Das heißt, sie helfen dem Körper, sich an veränderte Situationen anzupassen. Sie können uns also eventuell vor einer *Anfälligkeit gegen Infekte etwas schützen* – wahrscheinlich aber nicht, wenn wir schon krank sind. Dennoch gibt es hier ernst zu nehmende Untersuchungen über die immunstimulierende, die schüt-

zende Wirkung, auch gegen gefährliche Krankheitserreger, vor allem Viren.
Die Chinesen (seit über 3000 Jahren) und die Russen schwören auf die beiden Heilpflanzen, vor allem bei Erschöpfung und Überarbeitung. Allerdings – das müssen schon »saubere«, klar dosierte Drogenauszüge, Reinextrakte sein, und sie dürfen nicht, wie es vorkommt, als »Krümelchen« oder »Tröpfchen« in einem Meer von billigem Wein schwimmend, teuer als *Wundermedizin* verkauft werden.

- *Mistelpräparate* werden schon seit langer Zeit zu Injektionen bei schweren Krankheiten – von Rheuma bis Krebs – eingesetzt. Sie wirken ähnlich wie Bienengift, d. h., sie provozieren eine Entzündung, und damit werden schlagartig die Abwehrkräfte in den Zellen und in den Körperflüssigkeiten angeregt. Und ganz besonders werden noch die Makrophagen, die großen Freßzellen, stimuliert. Öfter kommt es dabei dann zur Hemmung des Tumorzellen-Wachstums.
- Außerdem hat man festgestellt, daß die Mistel, genau dosiert, die *schrumpfende Thymusdrüse* des alternden Menschen *wieder anregt.*
- Aber auch von den guten alten *Lindenblüten* und *Holunderblüten* und vom *Kamillen*-Gesichtsdampf weiß man heute, daß sie nicht nur Mittel sind, die den Schweiß treiben bzw. den »Dreck« aus der Stirnhöhle und der Nase holen, sondern daß sie auch eine immunstimulierende Wirkung haben. (Siehe die Arbeiten des Heilpflanzenexperten Professor R. F. Weiß.)

Womit Großmamas Hausrezepte wieder mal glänzend rehabilitiert werden …

Der Schutz vor Krankheiten hängt auch damit eng zusammen, wie wir Körper und Seele in Einklang bringen

Der Arzt in uns selbst

Zwei Buben, kahlköpfig durch die aggressive Chemotherapie, sitzen vor dem Bildschirm und lassen mit dem Joy-Stick, der Fernbedienung, im »Killer-T-Zellen-Spiel« die Abwehrzellen auf Krebszellen losgehen und sie »auffressen«. Sie stellen sich dabei vor, daß hier ihre eigene schwere Krankheit vom Immunsystem bekämpft wird.

Sie strahlen übers ganze Gesicht, so viel Spaß macht ihnen das Spiel. Auf ihren T-Shirts steht: »Kampf dem Krebs, jetzt sofort!«

Dieses eindrucksvolle Bild nahmen Fotografen des weltbekannten »National Geographic«-Magazins im Anderson-Hospital in Houston/Texas auf.

Die Ärzte dort haben für ihre kleinen Patienten speziell das Telespiel entwickelt. Und weil die Kinder täglich stundenlang begeistert davor sitzen, sind die Ärzte zuversichtlich, daß man auch mit der neuen Medizin »Video-Spiel« über die angeregte Phantasie das Immunsystem positiv beeinflussen kann ...

»*Psychoneuroimmunologie*« heißt die neue Wissenschaft, die faszinierende Zusammenhänge erforscht: daß es nämlich einen »heißen Draht« gibt zwischen Psyche + Gehirn + Nerven + Immunsystem.

In Übersee sind die Forschungen auf diesem Gebiet schon viel weiter fortgeschritten als bei uns, wo man immer noch nur ungern zugibt, daß Krankheit nicht eine rein organische Sache ist.

Schon vor 60 Jahren berichteten die ersten Forscher, übrigens in Japan, daß das Immunsystem tuberkulosekranker Patienten geschwächt wurde, wenn diese Patienten besonderen Ärger oder Aufregungen durchmachten. In den USA wurde eine breite Öffentlichkeit auf das Problem aufmerksam, als bekannt wurde, daß bei den Skylab-Astronauten nach den Aufregungen des Weltraumfluges und der Landung das Immunsystem in seinen Funktionen meßbar geschwächt war.

Über Jahrhunderte war die Medizin davon überzeugt, daß »Geist« und »Körper« zwei völlig verschiedene Einheiten sind und daß Krankheiten ein rein körperliches, »mechanisches« Problem darstellen.

- Erst die »ganzheitliche Medizin«, das Denken über die Grenzen reiner Naturwissenschaft hinaus hat hier erkannt, daß der Mensch eben keine Maschine aus 1000 Teilchen ist und daß Krankheitsbehandlung eben nicht nur »Reparatur« ist, sondern daß da auch noch etwas anderes bei »Fehlfunktionen« des Menschen behandelt werden muß, dem man weder mit dem Skalpell noch mit chemischen Waffen beikommen kann, sondern nur über *die Psyche.*

Heilungswunder, wie sie in Lourdes oder ähnlichen Orten immer wieder geschehen, oder auch Spontanheilungen von schweren Krankheiten wie Krebs, die fast jeder Arzt kennt, haben – das stellt sich jetzt heraus – *biochemische Ursachen.* Schon lange ist ja auch bekannt, daß z. B. »Placebos«, Scheinmedikamente, an die die Patienten »glauben«, zu einem hohen Prozentsatz helfen.

Das heißt – es läuft da etwas ab zwischen Gefühl (bzw. Glauben), Seele, Gehirn, Nerven, Hormonsystem und Immunsystem und allen inneren Organen, das niemand sehen kann, das aber manchmal stärker ist als 1000 Pillen, weil es ein ganz und gar natürlicher Vorgang ist.

Zwei Bücher gehen um die Welt

In Amerika erschienen vor einigen Jahren zwei Bücher, die inzwischen Weltbestseller geworden sind. In dem einen *Der Arzt in uns selbst* (deutsch bei Rowohlt), beschreibt der Journalist und Verleger Norman Cousins, wie er sich angesichts einer Krankheit, deren Heilungschance 1:500 stand, am eigenen Schopf aus dem tiefen Tal der Verzweiflung, des Leidens und der Schmerzen herauszog – indem er alle seine *Selbstheilungskräfte* mobilisierte und sich besonders auch im *Lachen* übte, das er heute als »die beste Medizin« ansieht.

Im anderen Buch, *Wieder gesund werden* (ebenfalls bei Rowohlt erschienen), stellen der Arzt Carl Simonton und seine Frau Stephanie Methoden der Meditation vor, mit denen sie vielen – angeblich hoffnungslos – Krebskranken geholfen haben.

Die Patienten lernten, die Zusammenhänge zwischen ihrer Lebensgeschichte und ihrer Abwehrschwäche zu erkennen, mit ihren Ängsten und Schmerzen besser umzugehen, sich eine »gesündere Umwelt« zu schaffen.

Durch Entspannungsübungen und Trainieren der Vorstellungskraft lernten sie, den Krebs in ihrem Körper »geistig« zu bekämpfen und damit den Heilungsprozeß zu verstärken. Die Kranken lebten nicht nur durchschnittlich doppelt so lange wie vergleichbare Krebspatienten in technisch sonst perfekt ausgestatteten Zentren, sondern sie hatten auch in der verbliebenen Spanne ihres Lebens eine deutlich *bessere Lebensqualität.* Auch in unserem Land hat mittlerweile die *Simonton-Methode* schon Eingang in manchen Krebskliniken gefunden.

In Simontons Klinik lernen die Patienten zu »visualisieren«, das heißt, auf einen »geistigen Bildschirm« Szenen zu projizieren, wie sie ihren Krebs vernichten. Sie zeichnen diese Szenen auf – jeder macht das anders. Der eine stellt das Immunsystem als Ritter auf weißem Pferd dar, der mit der Lanze den »Drachen Krebs« ersticht. Der andere läßt die Abwehrzellen als »Weiße Haie« den Krebs kurzerhand auffressen. Der dritte malt sich aus, wie »die Sonne als Immunsystem« den »Krebs als Eiswürfel« zum Schmelzen bringt. – Hier knüpfen nun die Ärzte in der Kinderkrebsklinik in Houston an.

Auch Körpertraining stärkt die Abwehrzellen

Der amerikanische Pionier dieser neuen Wissenschaft, Robert Ader, der die Bezeichnung »Psychoneuroimmunologie« erfand, ging von den – erforschten – Wechselwirkungen zwischen dem Nervensystem, dem Hormonsystem und dem Immunsystem aus und erkannte die vielen Zusammenhänge zwischen körperlichen und seelischen Einflüssen, wie z. B. auch zwischen Streß und dem Gehirn und dann den Krankheiten.

Nehmen wir beispielsweise die *Makrophagen,* die großen Freßzellen – längst weiß man, daß sie nicht nur »Vielfraß« sind, eine Art Müllschlucker im Immunsystem, sondern hochsensible »Vermittler« im ganzen Immunkomplex, und daß sie geheimnisvolle Chemikalien produzieren, mit denen sie auch die Kommunikation zwischen Immunsystem und Gehirn ständig in Gang halten.

Hier ist nun interessant, daß sogar *körperliches Training* nicht nur das Gehirn »beweglicher« macht, sondern auch stimulierend beteiligt ist am Funktionieren des Immunsystems: Während wir joggen, schwimmen, radfahren, flott wandern usw., bildet unser Gehirn vermehrt Endorphine und Enkephaline.

Das sind körpereigene »Morphine«, die sowohl die Schmerzschwelle herabsetzen als auch Ängste mindern, ein Gefühl des Wohlbehagens erzeugen – und nach neuesten Erkenntnissen ebenfalls in Verbindung stehen mit den T-Zellen und Makrophagen. Körpertraining *soll* zusätzlich aber noch den Spiegel der Immunstoffe Interleukin und Interferon im Blut anheben ...

»Eine Kaskade von biochemischen Wirkungen«

Zehn Jahre nach den sensationellen Veröffentlichungen von Cousins und den Simontons widmete die hochangesehene Zeitschrift »Sciences« viele Seiten dem Thema Psychoneuroimmunologie. Sie wies vor allem auf die engen Beziehungen hin, die bestehen zwischen dem Hypothalamus (der Schaltzentrale im Gehirn) und der Thymusdrüse (in der die T-Zellen reifen), und darauf, daß es eine »Kaskade von blochemischen Wechselwirkungen« zwischen beiden gäbe. Oder, anders gesagt, ganze Bündel von Fäden, die ebenso zart wie unzerreißbar sind und die das Gehirn und das Immunsystem miteinander eng verknüpfen. Die »Science«-Experten nennen den *Thymus* »ein *Streß-Barometer*« ...

Streßhormone regulieren alle unsere Organe

- Über die sogenannten Neurotransmitter, zu denen auch die Streßhormone Serotonin und Acetylcholin gehören, steht das Zentralnervensystem regulierend in ständigem Kontakt mit all unseren *großen Organen,* mit dem Herzen, dem Magen, der Lunge, dem Darm.
- Man weiß erst seit einigen Jahren, daß dieses Netzwerk gleichzeitig tief verbunden ist mit dem *lymphatischen, dem Abwehrsystem,* den Blutgefäßen und allen Hormondrüsen – und damit in einer Art Rückkopplung wiederum mit allen inneren Organen.

Jetzt ist doch bestimmt klar, liebe Leser, warum *seelische* Einflüsse *immer* auch Einflüsse auf unser *körperliches* Wohlbefinden haben.

Das alles ist ein wunderbares Ganzes! Und sicher verstehen Sie jetzt noch besser, daß alles Positive und Negative, das Sie selbst sich antun oder das Ihnen angetan wird, entscheidend für Ihr Wohlbefinden und Ihr Immunsystem ist.

Die zwei V – Verlust und Verletzung

Frau Professor Dr. Margit von Kerekjarto, die Direktorin der Abteilung für medizinische Psychologie des Universitätskrankenhauses Hamburg-Eppendorf, hat mit ihrem Team ermittelt, welche Zusammenhänge sich besonders stark auf das Immunsystem auswirken.

Auf einen einfachen Nenner gebracht:

- Die zwei großen V – *Verlust und Verletzung,* also z. B. schwere Trennungserlebnisse und seelischer Schmerz – können das Immunsystem empfindlich schwächen.

- Auch *psychosozialer Streß,* von der Examensangst bis zum Verlust des Arbeitsplatzes und Einsamkeitsgefühlen, kann die Aktivität der Abwehr herabsetzen.
- *Positive Lebensbedingungen* dagegen, wie befriedigende menschliche Beziehungen, Erfolg jeder Art, innere Harmonie etc., wirken sich auch positiv auf *das Immunsystem* aus.

In Amerika und England werden diese Erfahrungen schon lange an großen Kliniken von Ärzten und geschulten Schwestern genutzt – die ihren Patienten durch Zuwendung, Menschlichkeit, ja oft durch bewußtes »Handauflegen« Mut machen. Meditations- und Entspannungskurse, Anti-Streßprogramme aller Art, halten langsam auch bei uns Einzug. (Für »Streßbewältigungs-Training« ist übrigens das Max-Planck-Institut für Psychiatrie in München, Direktor Dr. J. D. Brengelmann, hierzulande bahnbrechend.)

Eine Brücke, die es gar nicht gibt ...

Aber ich möchte hier auch noch etwas Persönliches anmerken, liebe Leser:

- *Zuwendung* erst, wenn das Unglück schon passiert, ein lieber Mensch schwer krank geworden ist – das ist nicht der richtige Weg.
- Zuwendung sollten wir in unseren Alltag ganz selbstverständlich mit einbauen: Freundschaften, Familienbande pflegen, nicht nur an guten Tagen dasein, sondern vor allem auch andere, die uns nahestehen, auffangen, stützen, wenn *sie schlechte Zeiten haben.*

Vor uns kann sich ja ebenfalls plötzlich, unerwartet ein Abgrund auftun, in dem Einsamkeit, Verlassenheit und Verzweiflung hausen – solche Zeiten gibt es im Leben eines jeden Menschen. Und dann sind wir sehr froh, wenn *uns* einer auffängt, tröstet, stützt, uns wieder auf die schlotternden Beine stellt. Für Krisenzeiten empfehle ich Ihnen, an den schönen Vergleich des Psychoanalytikers und Schriftstellers Manès Sperber zu denken, der einmal sagte:

»Ich habe mir immer, wenn es fast hoffnungslos schien, eine Brücke vorgestellt, die es gar nicht gibt, die sich aber mit jedem Schritt, den ich vorwärts gehe, vor mir aufbaut.«

Hilfe für Operationspatienten

Einen ganz neuen, sehr beeindruckenden Ansatz zur *Heilung mit Hilfe von »Angstbewältigung«* hat das Institut für Klinische Psychologie an der Universität München (Direktor Professor William Butollo) erprobt: Die »Operations-Vorbereitung mit psychologischer Hilfe«. Dr. Siegfried Höfling, geschäftsführender Assistent am Institut, arbeitete monatelang zusammen mit Ärzten und Krankenschwestern und führte mit Dutzenden von Operationspatienten Gespräche.

- Das »POP« – sein »Psychologisches Operations-Vorbereitungsprogramm« ist gewiß geeignet für viele Krankenhäuser.

Der Patient hatte die Fäuste geballt

Höfling schildert die Geschichte eines Operierten: »Da ist ein Patient mit Magengeschwür, erst 25 Jahre alt. Am Abend vor der Operation wird er um 20 Uhr vom Anästhesisten besucht. Der klärt ihn – vorschriftsmäßig – über die Risiken und Nachteile auf, die eine Operation so mit sich bringt. Und anschließend nimmt er, weil Risiken ja irgendwie auch eine Unsicherheit erzeugen, alles, was er gesagt hat, wieder zurück ... »Das kommt bei uns nicht vor, das ist äußerst selten«, oder so ähnlich.

Wie das auf den Patienten wirken muß, kann sich jeder denken – erst die Risiko-Aufklärung, anschließend die Beschwichtigung. Der Patient signalisiert trotzdem, daß er glaubt, daß alles in Ordnung sei. Er bekommt seine pharmakologische Vorbereitung, erst abends, dann morgens noch mal.

In der Frühe: Der Patient stellt keine Fragen, er möchte narkotisiert werden. Wie er die Nacht verbrachte, kann man sich vorstellen. Ich war selbst anwesend am Morgen, sah, daß der Patient seine Fäuste geballt hatte.

Er kommt in den OP, der Chirurg kann nicht schneiden, weil die Muskeln so angespannt sind. Es wird ein ganz starker Anstieg des Blutdrucks gemessen – 200 systolisch – und 180 Herzschläge. Der Arzt kann kaum arbeiten, denn durch die schnellen Herzschläge wird das Zwerchfell immer in den Operationsraum gedrückt. Es gibt eine Auseinandersetzung mit dem Anästhesisten, der Chirurg verlangt »mehr Narkose«. Der Anästhesist ist gezwungen, die Dosis für den Patienten um das Dreifache zu erhöhen, anschließend gibt er Betablocker, um den Herzschlag herabzusetzen.

Der Operation folgen drei Tage Intensivstation; insgesamt liegt der Patient zehn Tage länger in der Klinik als normal.

Ich meine, mit einer psychologischen Operations-Vorbereitung, in der man richtig auf den Patienten und seine Ängste eingegangen wäre und auf seinen Versuch, die Angst ›mit Gewalt zu unterdrücken‹, hätte man hier viel helfen können.«

Stabiler, ausgeglichener und weniger ängstlich

In zwei Kliniken hat Dr. Höfling in vielen chirurgischen Einzelfällen erlebt, wie gut hier psychologisch in Zusammenarbeit mit den Patienten zu arbeiten ist.

»Die Kranken sind im Vorraum der Operation viel ausgeglichener, Herz und Kreislauf sind stabiler, die Patienten sind während der Operation ruhiger, weniger ängstlich, sie brauchen auch postoperativ weniger medikamentöse Hilfen, und sie verlassen ein bis drei Tage früher als normal das Krankenhaus.«

Dr. Höfling: »Ich habe ausgerechnet, daß allein in *einer großen Poliklinik* mit etwa 3000 Operationen im Jahr die psychologische Operations-Vorbereitung eine *Einsparung von etwa einer Million Mark* bringen könnte.« Im Vergleich dazu, was Klinische Psychologen in einem Jahr kosten würden, ist das eine hohe Summe. »Eigentlich«, so meint Höfling sogar, »müßte es in *jedem Allgemeinkrankenhaus* einen Klinischen Psychologen geben.«

»Die Angst als Freund ansehen«

Die primären Ziele von Dr. Höfling und Professor Butollo:

- Schon im Vorfeld könnte viel Negatives abgefangen werden, wenn Ärzte, Anästhesisten und Krankenschwestern psychologisch geschult würden, wie sie mit den Patienten richtig umgehen sollen.
- Je schwieriger die Operation, um so stärker müßten die Psychologen eingesetzt werden. Ärzte müßten lernen, wie diese oder jene Redensart beim Patienten ankommt. Ein persönliches Gespräch *vor* der Operation mit dem Patienten kann *nach* der Operation Komplikationen, Zeit und Medikamente ersparen.

- Im Vordergrund muß das Motiv stehen, *»der Angst ein freundliches Gesicht zu geben«*. Die Patienten sollten begreifen, daß die Angst weder etwas ist, dessen man sich schämen muß, noch daß man sie mit allen Mitteln niederkämpfen muß. Sie sollen lernen, daß der *Freund Angst* etwas Natürliches ist und daß sie keine zusätzlichen Energien aufwenden müssen, um die Angst »loszuwerden«, sie herunterzuspielen. Sie sollen begreifen, daß sie sich ganz ihren Empfindungen und der Situation hingeben können, weil sie bei Ärzten, die ihr Handwerk verstehen, in guten Händen sind.

Tief ausatmen ist ent-spannen

Auch dies wird den Patienten begreiflich gemacht: Durch den Versuch, »Angst abzublocken«, sich »zusammenzureißen«, verspannen sich alle Muskeln. *Der Atem* wird sehr kurz, flach und verkrampft – die Patienten atmen gerade kurz ein – aber kaum richtig aus.

Höfling: »Versuchen Sie das nur mal, ein bis zwei Minuten lang, da spüren Sie einen richtigen Reifen, einen Druck auf der Brust.

- *Die Angst ist ein Problem des Ausatmens,* deshalb lehren wir die Patienten, ›ausatmen zu üben‹. Nach der Streß-Anspannung und dem Energiestau lernen sie die Ent-Spannung.

Es gibt ja eine Herz-Atmungs-Arrhythmik. Wenn wir einatmen, beschleunigen sich der Herzschlag und der Blutstrom, beim Ausatmen verlangsamen sie sich. Und Sie können sich vorstellen, wenn da ein angsterfüllter Mensch ist, der förmlich ›nach Luft schnappt‹, daß sich sein Herzschlag noch zusätzlich beschleunigt.«

Das aber wirkt sich nicht nur auf Narkose und Operation negativ aus, sondern auch auf den ganzen späteren Heilungsprozeß nach der Operation – weil das Immunsystem nachweislich geschwächt ist ...

Wenn die Hand gehalten wird

Untersuchungen in zahlreichen Kliniken, vor allem in Amerika und England, haben das eindeutig bestätigt:

- Patienten, die psychologische Hilfe bekommen, deren »Hand gehalten wird« (bildlich gesprochen), erleiden eine weniger starke Schwächung ihres Immunsystems, erholen sich viel rascher.
- Und umgekehrt: *Depressionen* – die einhergehen mit einer Immunschwäche – sind nicht nur Auslöser von vielen Krankheiten, sondern verzögern auch den Genesungsprozeß.

Jede Krankheit, das haben Sie nun in diesem Buch erfahren, liebe Leser, ist auch abhängig von der seelischen Verfassung des Betroffenen. Sie haben – hoffentlich – auch verstanden, daß Krankheiten und die Abwehr gegen sie keine nur »organischen Sachen« sind, sondern »vom Kopf und vom Herzen« mitgesteuert werden, daß Nervenzellen, Gehirnzellen und Immunzellen »miteinander reden«. Sie haben aber auch gelernt, daß Sie selbst dieses »Gespräch« in Gang bringen müssen, weil die Zellen sonst stumm bleiben – und nichts zu Ihrem gesundheitlichen Vorteil geschieht.

Damit Ihnen das Aktivwerden in eigener Sache – und somit in der Sache Ihres Immunsystems – noch etwas leichter fällt, liebe Leser, gebe ich Ihnen hier zum Schluß einen alten Spruch mit, der auch für mich als Leitsatz oft schon sehr wertvoll war:

WER SOLL MIR DENN HELFEN, WENN NICHT ICH SELBST – UND WENN NICHT GLEICH – WANN DANN?

Ein großer Dank an Helfer, Berater, Informanten und Warner

Sehr viele großartige, bewundernswerte Menschen im In- und Ausland haben mir bei diesem Buch geholfen. Sie haben mich beraten, ebenso geduldig meine Probleme angehört wie meine bohrenden Fragen beantwortet, vor allem aber haben sie mir eine Fülle von wertvollem Arbeitsmaterial zur Verfügung gestellt (das ich fleißig studiert habe).

Neben allen Ärzten, Biochemikern, Molekularbiologen, Immunologen, Psychologen, neben Behörden, Institutionen, Forschungsanstalten, die ich in diesem Buch erwähnt habe, möchte ich einigen ganz besonders danken, weil sie mir weit über das hinaus, was man als »Gefälligkeit« erwarten darf, geholfen haben (in alphabetischer Reihenfolge):

Professor Dr. Herbert Begemann, Hämatologe, München,
Professor Dr. Christian Bode, Robert-Bosch-Krankenhaus, Stuttgart,
Professor Dr. Dr. Siegfried Borelli, Dermatologische Klinik der TU München,
Professor Dr. Georg Brubacher, Vitaminforscher, Basel,
die Bundeszentrale für Gesundheitliche Aufklärung, Köln,
Dr. Gerd Burmeister, Institut und Poliklinik für Klinische Immunologie und Rheumatologie, Universität Erlangen,
Dr. med. Veronica Carstens, »Natur- und Medizin«e.V., Bonn,
Werner Chory, Staatssekretär im Bundesministerium für Jugend, Familie, Frauen und Gesundheit, Bonn, und die Pressestelle des Ministeriums,

Professor Dr. Friedrich Deinhardt, Max-von-Pettenkofer-Institut, München,
die Deutsche Gesellschaft für Ernährung, Frankfurt ,
die Deutsche Gesellschaft für Verhaltensmedizin und Verhaltensmodifikation, DGVM, Marburg,
die Leiterin der Pressestelle im Deutschen Krebsforschungsinstitut, DKFZ, Heidelberg, Frau Hilke Stamatiades-Smidt, sowie der dortige Leiter der Abteilung Bildschirmtext, Dr. Richard Süss,
Professor Dr. Hans-Dieter Hentschel, TU München,
Professor Dr. Walter Hitzig, Kinderspital Zürich,
Dr. Siegfried Höfling, Institut für Klinische Psychologie der Universität München,
Professor Dr. Fritz Hollwich, München,
das Internationale und das Deutsche Grüne Kreuz, Genf und Marburg,
Professor Dr. Margit von Kerekjarto, Abteilung Medizinische Psychologie an der Universitätsklinik Hamburg-Eppendorf,
Dr. Felix Kieffer, Vizepräsident der Schweizerischen Gesellschaft für Ernährung,
die Abteilung Medizinische Information der Behring-Werke, Frankfurt; der Firma »immucor«, Roedermark bei Frankfurt; der Schering-Werke, Berlin; der Smith Kline Dauelsberg GmbH, München,
Professor Dr. Volker Schirrmacher, Leiter des Instituts für Immunologie und Genetik im DKFZ, Heidelberg,
Professor Dr. Helmut Stickl, Abteilung für Umwelthygiene der TU München,
Professor Dr. Rudolf-Fritz Weiß, Aitrach/Wttbg.,
Dr. Walther Zimmermann, Chefarzt des Krankenhauses für Naturheilweisen, München.

Ein Extra-Dank geht an Dr. med. Dorothee Brida-Englisch, meine junge Freundin, die mir nun schon beim dritten Buch über medizinische Unsicherheiten hinweghalf, und an den Apotheker Dr. Ralph-Eric Koch, Adler-Apotheke München, der mir in pharmakologischen Fragen immer wieder Rat und Auskunft gab und die guten Heiltee-Rezepte zusammenstellte.

Und schließlich danke ich all jenen, die mich immer wieder warnten, ich solle »die Finger von dem Buch lassen«. Sie sind eigentlich »schuld« daran, daß ich durchgehalten habe ...

Literaturhinweise und weiterführende Bücher

Bundschuh, Gerhard, »Repetitorium immunologicum«, VEB Gustav Fischer Verlag, Jena 1986

Burnett, Macfarlane, »Körpereigene und körperfremde Substanzen bei Immunprozessen«, Georg Thieme Verlag, Stuttgart 1973

Golub, E. S., »Die Immunantwort«. Einführung in die Immunologie, Springer Verlag, Berlin, Heidelberg, New York 1982

Hitzig, Walter, »Seuchen in alter und neuer Zeit«, Naturforschende Gesellschaft, Zürich 1987

»Kneipp-Therapie«, Herausgeber Wolfgang Brüggemann, zweite überarbeitete Auflage, Springer Verlag, Berlin, Heidelberg, New York 1986

Mayr/Bräuer, »Excerpta immunologica«, Behringwerke AG, Frankfurt 1985

Krauß, Herbert, »Physiotherapie zu Hause«, Hippokrates-Ratgeber, Stuttgart 1985

Rausch, Ludwig, »Mensch und Strahlenwirkung«, Piper Verlag, München 1986

Roitt, Ivan M., »Leitfaden der Immunologie«, Steinkopff Verlag, Darmstadt 1984

Schwick/Bräuer/Westphal, »Exempla immunologica, Bildatlas zu Antikörperreaktionen«, Behringwerke, Frankfurt 1980

Thompson, James, »Nukleare Bedrohung«, Psychologie Verlags-Union, München-Weinheim 1986

Sieker/Kollert, »Tschernobyl und die Folgen«, Lamuv Verlag, Bornheim-Merten 1986

Vester, Frederic, »Bilanz einer Ver(w)irrung«, Heyne Verlag, München 1986
Vester/Henschel, »Krebs – fehlgesteuertes Leben«, dtv-Sachbuch, Auflage 1984
Zimmermann, Walther (Herausgeber), »Grenzen und Möglichkeiten der Naturheilweisen«, Verlag Johannes Sonntag, Regensburg

Und ein unentbehrliches Vademecum: Das »Roche Lexikon Medizin«, Urban & Schwarzenberg, München 1984

Hier noch einige weitere Schriften von großem Wert:

»Das Immunsystem des Menschen« und »Immunologie rheumatischer Erkrankungen«, von F. R. Kalden und Gerd Burmeister, Institut und Poliklinik für klinische Immunologie und Rheumatologie der Universität Erlangen-Nürnberg, erschienen bei Smith Kline Dauelsberg, München
»Einfluß der Umwelt auf das Immunsystem des Menschen« von Prof Dr. Helmut Stickl, »Fortschritte der Medizin« 1981
»Krebs – Tumoren, Zellen, Gene«, herausgegeben von Volker Schirrmacher, Verlag Spektrum der Wissenschaft, Heidelberg 1986
»Immunsystem«, Verlag Spektrum der Wissenschaft Heidelberg 1987
»Die Moleküle des Lebens«, Verlag Spektrum der Wissenschaft, Heidelberg 1986
»Our Immune System. The War within« – Eine Titelstory des »National Geographic«-Magazins, Juni 1986, Autor Peter Jaret
»Die Schlacht in unserem Körper«, ein Titelstory aus dem »Zeit-Magazin«, November 1986, Autor Reiner Klingholz

Namenregister

Sachregister